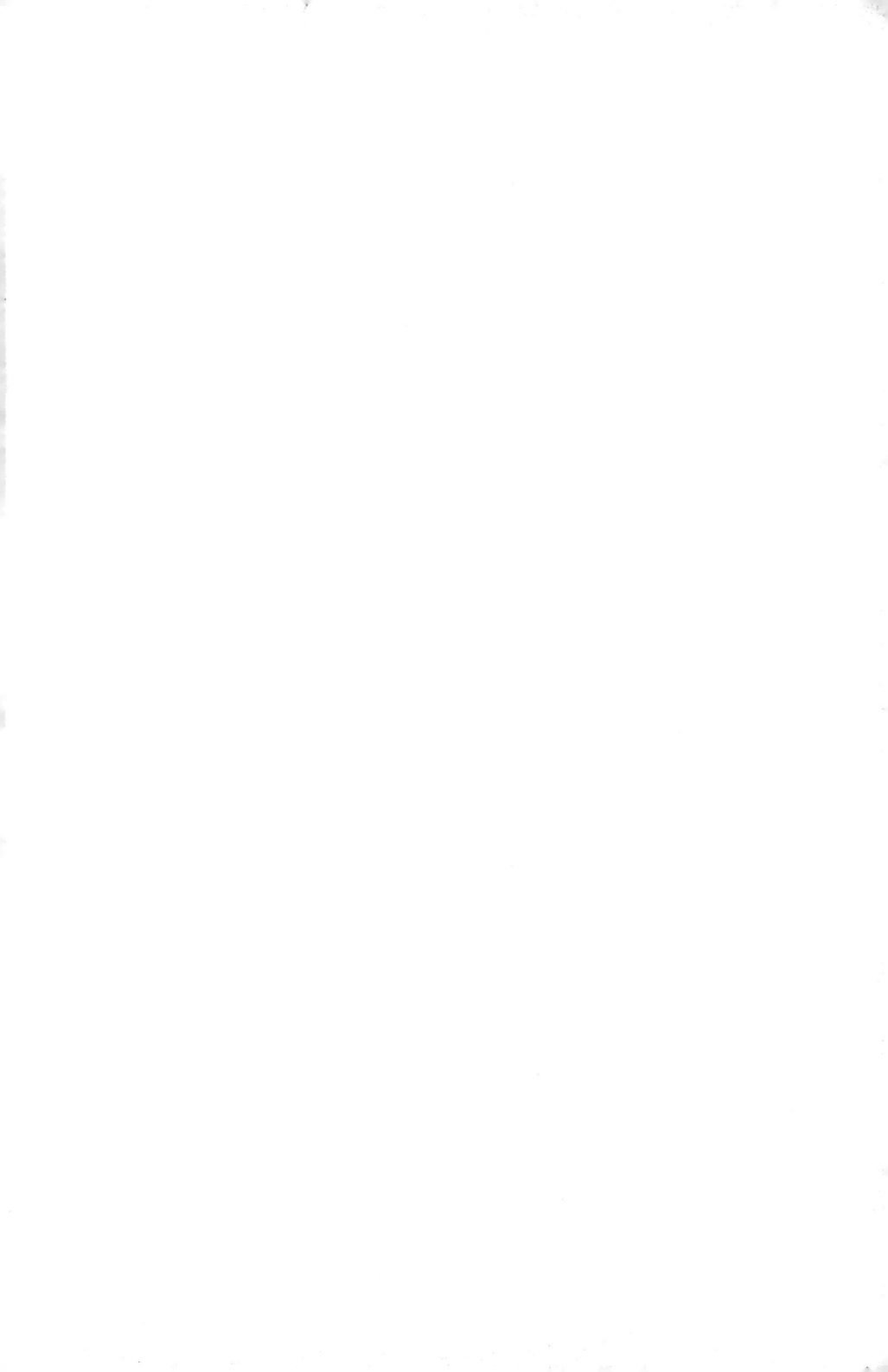

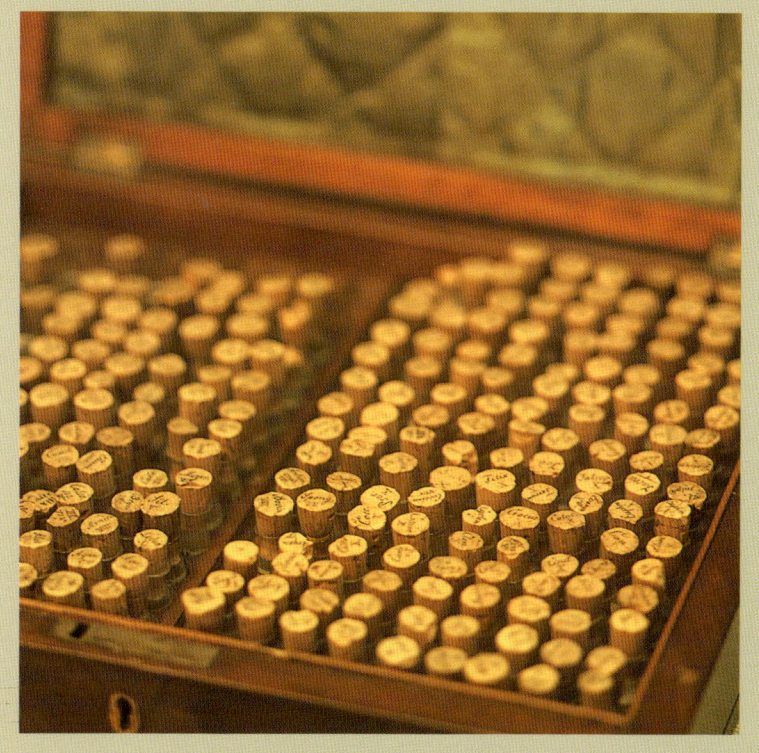

ホメオパシー
セルフケアBOOK

自然治癒力を引き出し、ココロとカラダを癒す

中村裕恵監修
新星出版社

はじめに

ホメオパシー・セルフケアの魅力

中村 裕恵

私とホメオパシーとの出会いは1996年の秋。ホリスティック医療の講演会でその名を耳にしたのが最初です。当時は、ホメオパシーという言葉さえ知る人も少なく、医師や科学者の多くは、物質性を重視する現代医療と、精神性を重視するホメオパシーとの間にギャップを感じ、ホメオパシーに魅せられつつも「信じられない」という感覚の中で葛藤していました。

1998年からは、ホームケアのための講座（LCCH）の講師を担当し、受講生にホメオパシーを教えるという幸運に恵まれました。最初の頃は、私自身まだレメディの使用経験が少なく、その効果を実感していなかったため、講義の内容も今ひとつリアリティーに欠けていたように思います。時として萎えそうになる私のホメオパシーへの情熱を支えてくれたのは、患者さんや不登校に悩んでいた中学生の男子が、カルシノシンとい

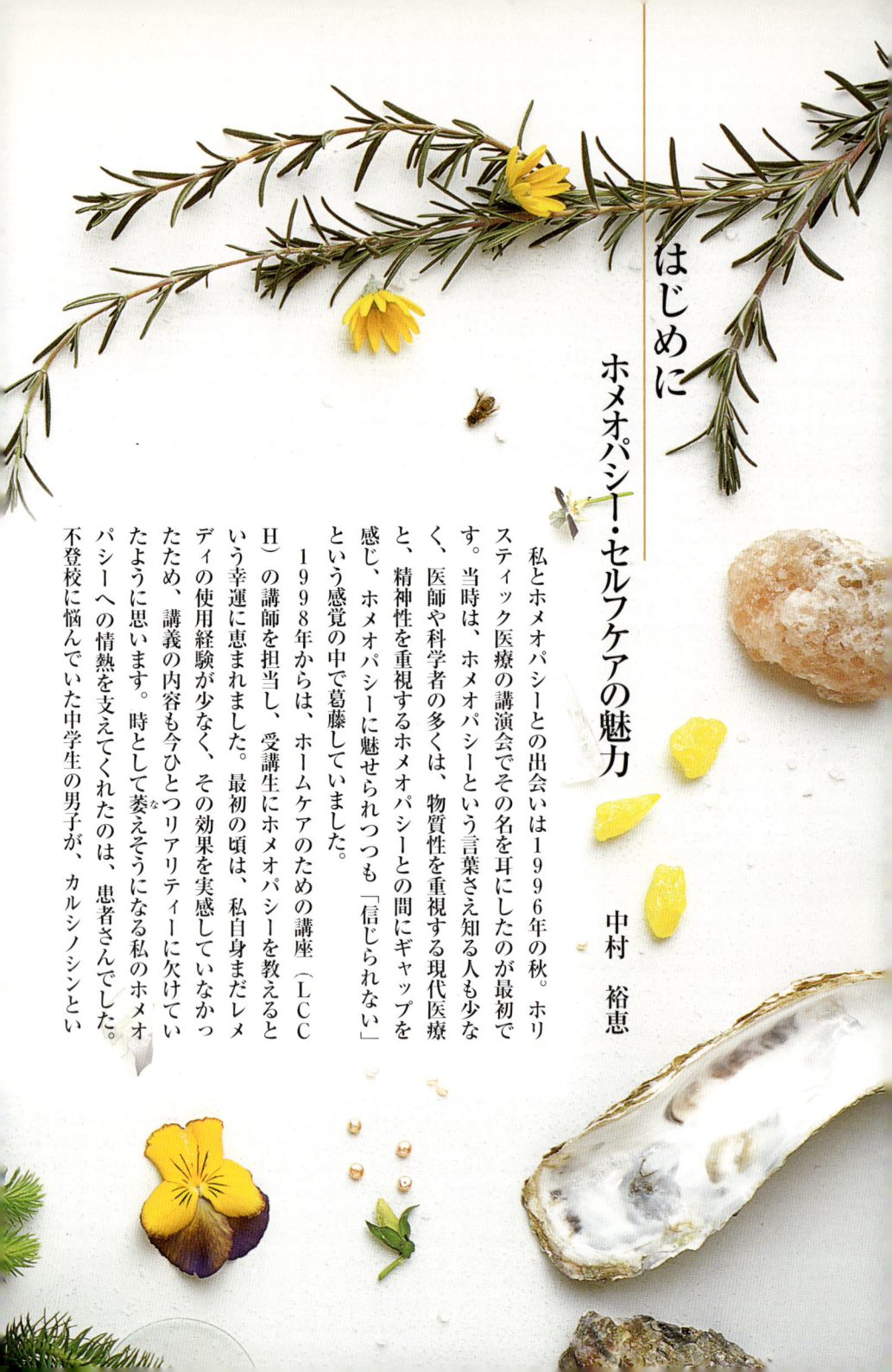

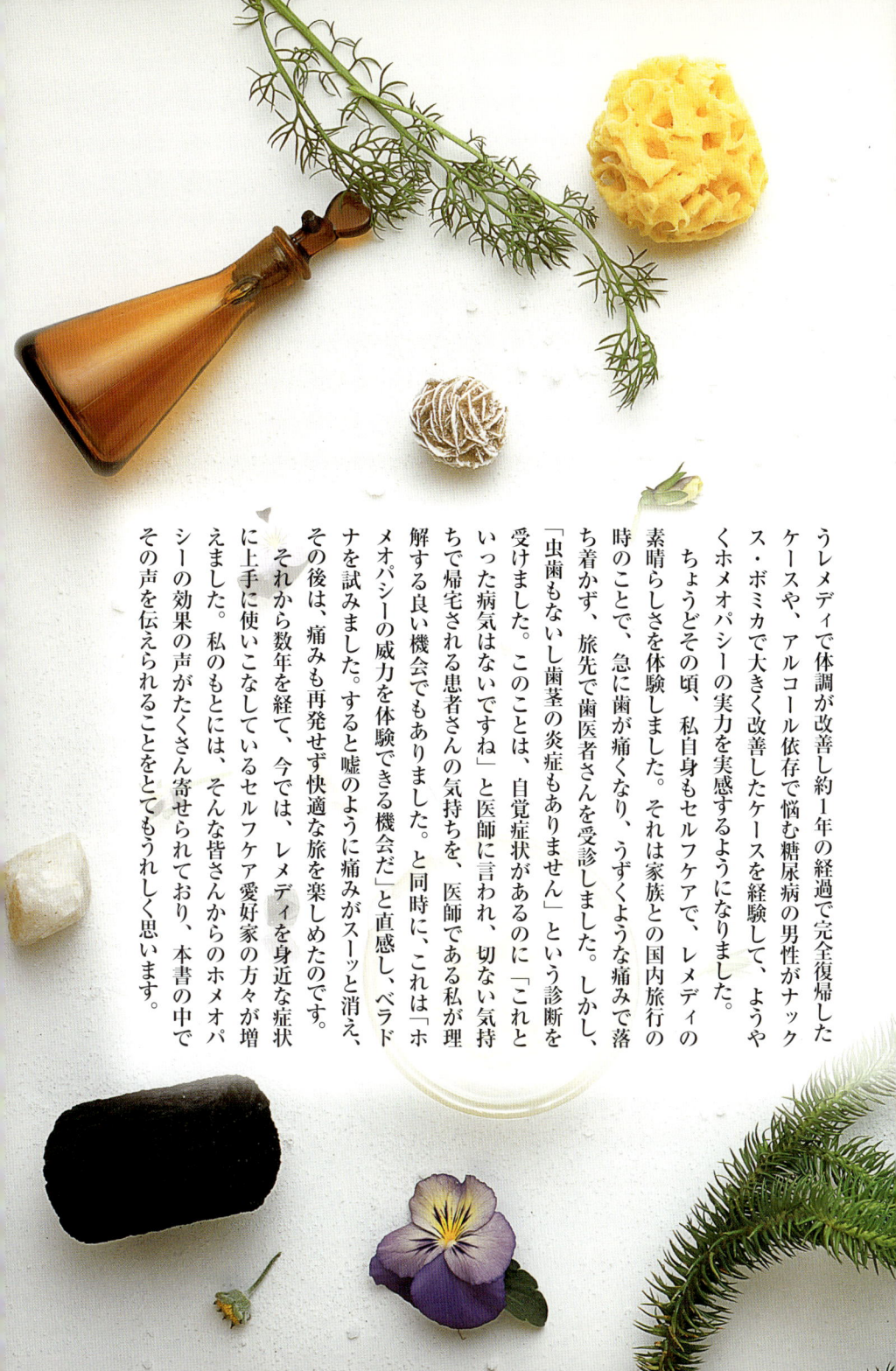

うレメディで体調が改善し約1年の経過で完全復帰したケースや、アルコール依存で悩む糖尿病の男性がナックス・ボミカで大きく改善したケースを経験して、ようやくホメオパシーの実力を実感するようになりました。

ちょうどその頃、私自身もセルフケアで、レメディの素晴らしさを体験しました。それは家族との国内旅行の時のことで、急に歯が痛くなり、うずくような痛みで落ち着かず、旅先で歯医者さんを受診しました。しかし、「虫歯もないし歯茎の炎症もありません」という診断を受けました。このことは、自覚症状があるのに「これといった病気はないですね」と医師に言われ、切ない気持ちで帰宅される患者さんの気持ちを、医師である私が理解する良い機会でもありました。と同時に、これは「ホメオパシーの威力を体験できる機会だ」と直感し、ベラドナを試みました。すると嘘のように痛みがスーッと消え、その後は、痛みも再発せず快適な旅を楽しめたのです。

それから数年を経て、今では、レメディを身近な症状に上手に使いこなしているセルフケア愛好家の方々が増えました。私のもとには、そんな皆さんからのホメオパシーの効果の声がたくさん寄せられており、本書の中でその声を伝えられることをとてもうれしく思います。

CONTENTS

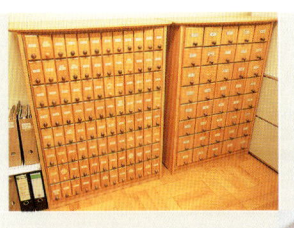
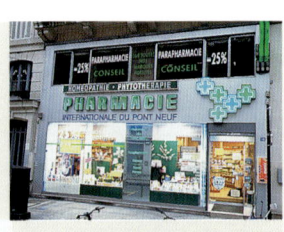
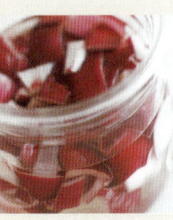

はじめに――ホメオパシー・セルフケアの魅力 2

西欧のホメオパシー最前線
ドイツ 8 ／イギリス 12 ／フランス 16 7

PART1 ホメオパシーを始めよう 21

ホメオパシーとは？ 22
ホメオパシーの歴史 24
バイタルフォースとは 26
レメディとは 28
レメディの作り方 30
ポテンタイゼーション 32
レメディ・カタログ〈形状編〉 34
レメディ・カタログ〈メーカー編〉 36
プルービング 38
マテリアメディカ 39
レパートリー 40
治癒の法則 41
家庭で使う 42
ホメオパシーの専門家 44
クラシカル派とコンプレックス派 45
世界のホメオパシー事情 46
日本のホメオパシーの歴史 48

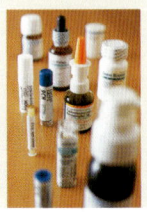
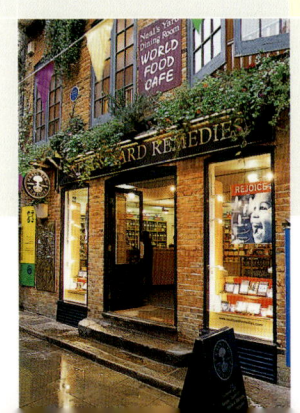

ホメオパシー セルフケアBOOK

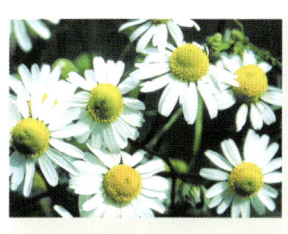
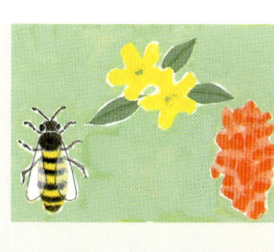

PART2 初めてのホメオパシーQ&A …… 51

現代医療との違いは？ 52／ホメオパシーは安全？ 53／どんな人に向いている？ 53／どんな病気に使える？ 54／適切でないレメディをとった時は？ 55／効果はどう現れる？ 55／症状が改善しない時は？ 56／レメディの選び方は？ 57／ポテンシーの違いは？ 57／現代医療の薬と併用できる？ 58／レメディを保管する際の注意点は？ 58／レメディ使用上の注意点は？ 59／効果を最大限に活用する秘訣は？ 60／フラワーエッセンスとは？ 61

PART3 よく使われるレメディ・ガイド …… 63

レメディの体質・気質分類 …… 64
レメディ・ガイドの見方と使い方 …… 69

アコナイト 70／アピス 71／アルグ・ニット 72／アーニカ 73／アルセン・アルブ 74／ベラドナ 75／ブライオニア 76／カル・カーブ 77／カルボ・ベジ 78／カンサリス 79／カモミラ 80／コロキンティス 81／ドロセラ 82／フェルム・フォス 83／ジェルセミウム 84／ヘパ・サルファ 85／ハイペリカム 86／イグナティア 87／イペカック 88／カリ・ビック 89／ラケシス 90／リコポディウム 91／マグ・フォス 92／マーキュリアス 93／ナト・ムール 94／ナックス・ボミカ 95／フォスフォラス 96／ブルサティラ 97／ルス・トックス 98／ルタ 99／セピア 100／シリカ 101／サルファ 102／スタフィサグリア 103／ウルティカ 103

PART4 身近な症状に使う …… 105

風邪の症状 …… 106
消化器の症状 …… 111
女性の症状 …… 116

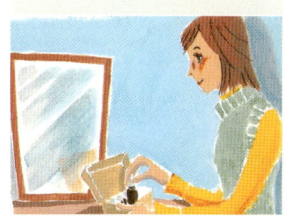

扉写真：ハーネマンのレメディ・ボックス（ドイツ・医学史研究所所蔵）

CONTENTS

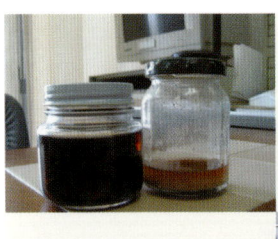
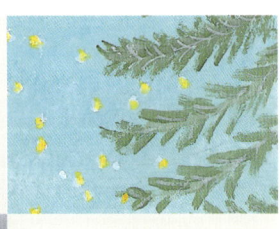
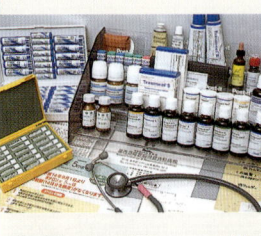

アレルギー……120
急病・応急手当……123
心の症状……134
子供の症状……138

PART5 ホメオパシー情報BOX……145

情報BOX① 日本のホメオパシー、今——……146
情報BOX② レメディを購入しよう……154
情報BOX③ ホメオパシーを学ぼう……160
　Remedy Memo① スクールで学ぶ 160
　Remedy Memo② 留学して学ぶ 162
　専門書で独学 164
知っていると便利！ その他のレメディ・ガイド 33
病気の組織から作る「ノゾ」 166
シュスラー塩「ティシュソルト」……167 169
用語解説……170
索引……174

My Homeopathy
❶「ホメオパシーで見直す生活習慣」……20
❷「ロンドンでのホメオパシー研修」……50
❸「ドイツでのホメオパシー研修」……62
❹「ハーネマンの願い」……104
❺「左近さくら先生に師事して」……144

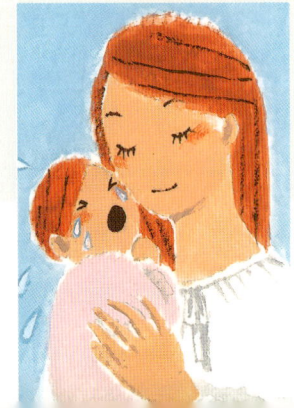

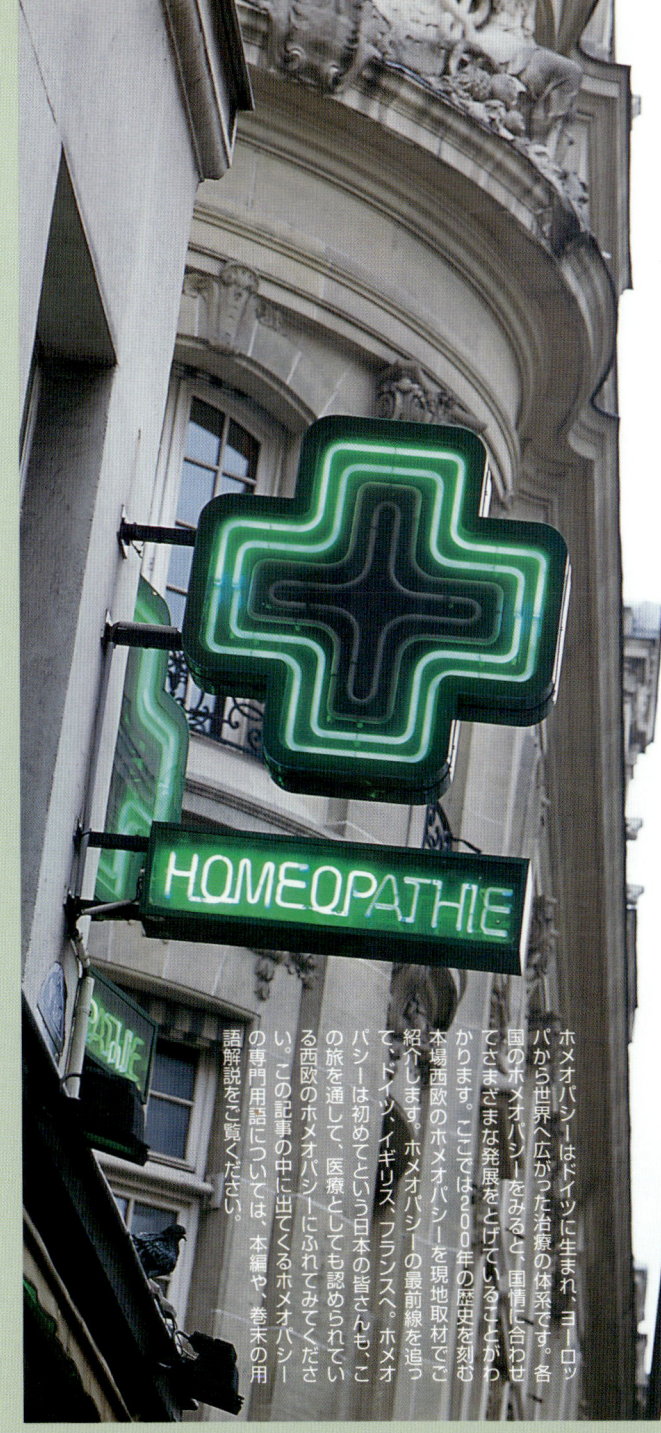

西欧のホメオパシー最前線
ドイツ・イギリス・フランスを訪ねて…

ホメオパシーはドイツに生まれ、ヨーロッパから世界へ広がった治療の体系です。各国のホメオパシーをみると、国情に合わせてさまざまな発展をとげていることがわかります。ここでは200年の歴史を刻む本場西欧のホメオパシーを現地取材でご紹介します。ホメオパシーの最前線を追って、ドイツ、イギリス、フランスへ。ホメオパシーは初めてという日本の皆さんも、この旅を通して、医療としても認められている西欧のホメオパシーにふれてみてください。この記事の中に出てくるホメオパシーの専門用語については、本編や、巻末の用語解説をご覧ください。

パリの薬局

ドイツのホメオパシー

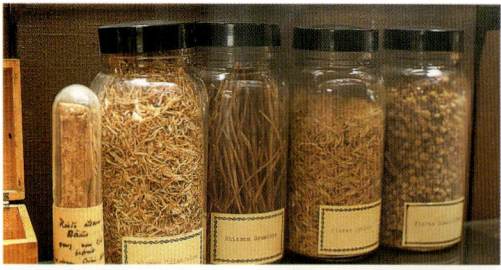
研究所に保存されている昔の原材料

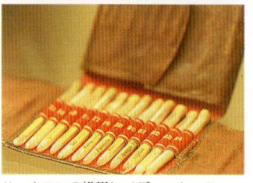
ハーネマンの携帯レメディ・ケース

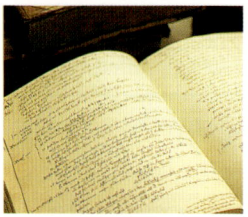
ハーネマンの自筆の著書。研究所は、ハーネマン自筆のレパートリー、患者のカルテ、患者からの手紙などの文献を多数所蔵

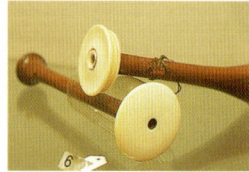
パリ時代のハーネマンの聴診器

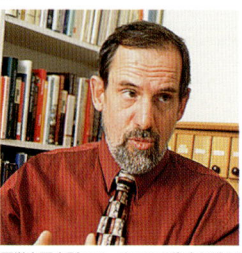
医学史研究所でハーネマンの膨大な遺品を管理、研究するディングス博士

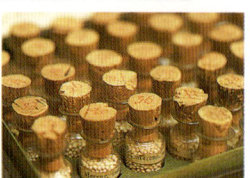
ハーネマン所有の家庭用キット

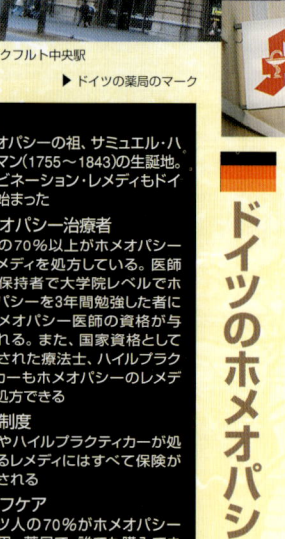
▲フランクフルト中央駅
▶ドイツの薬局のマーク

歴史
ホメオパシーの祖、サミュエル・ハーネマン(1755〜1843)の生誕地。コンビネーション・レメディもドイツで始まった

ホメオパシー治療者
医師の70%以上がホメオパシーのレメディを処方している。医師資格保持者で大学院レベルでホメオパシーを3年間勉強した者にはホメオパシー医師の資格が与えられる。また、国家資格として認定された療法士、ハイルプラクティカーもホメオパシーのレメディを処方できる

保険制度
医師やハイルプラクティカーが処方するレメディにはすべて保険が適用される

セルフケア
ドイツ人の70%がホメオパシーを使用。薬局で、誰でも購入できる

ホメオパシーの製薬会社
ヘール(Heel)、ドイツ・ホメオパシー・ユニオン(DHU)、ワラ(Wala)、パスコーエ(Pascoe)など

ハーネマンの遺品を訪ねて、ドイツの産業都市、シュトゥットガルトへ

フランクフルトからICE(ドイツの超特急)に乗って1時間25分、ヴュルテンベルク州の州都、シュトゥットガルトは、ベンツのダイムラー・クライスラーやロベルト・ボッシュといった大企業が本拠地を置くドイツ産業の中核都市です。シュトゥットガルト中央駅からタクシーで医学史研究所へ。研究所は、市街地のはずれの小高い丘に広がるロベルト・ボッシュ財団施設群の一角にありました。

笑顔で出迎えてくれた研究所のマーチン・ディングス博士(古文書保管責任者)が握手をかわしながら、冗談めかしてこう言います。

「ロベルト・ボッシュ財団はドイツ最大の産業財団ですが、この研究所はその中でいちばん小さな施設。少々わかりづらい場所にあるので初めて訪問する人はよく迷うんです」

1980年に、ロベルト・ボッシュ財団によって創設された医学史研究所は、「ホメオパシーの歴史」と、「医学の社会史」という二大分野の研究を行っています。ホメオパシー関係者には、ホメオパシーの創始者、サミュエル・ハーネマンの世界最大の遺品コレクションを所蔵することで有名です。ドイツのマイセンで生まれ、国内のあちこ

HOMEOPATHIC INTERVIEW

ドイツのセルフケア
マルチナ・ブルスさん

ホメオパシーを始めて3年のブルスさんはフランクフルト在住の主婦。11歳、15歳、17歳の3人の子供を持つ。抗生物質で治癒せず慢性化していた膀胱の病気が、ホメオパシーの専門医にかかって治癒したことから、子供の急性症状を中心にセルフケアも始めた。

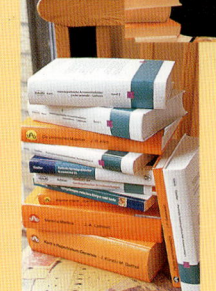

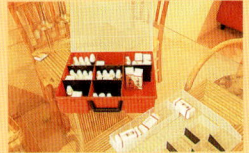

工具店で買ったケースをレメディ・ケースに応用。現在20種類のレメディをセルフケアで使用している

ブルスさんが読破したホメオパシーの専門書の数々

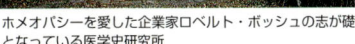

ホメオパシーを愛した企業家ロベルト・ボッシュの志が礎となっている医学史研究所

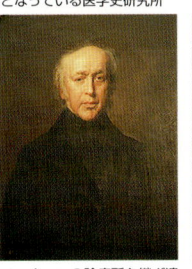

ハーネマンの診療所を継ぎ遺品を保管していたベニング・ハウゼンは、ドイツの療法士、ハイルプラクティカーの基礎を築いた人としても知られている

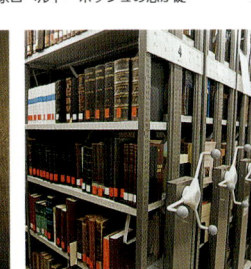

図書館にはホメオパシーの歴史を語る世界各国の本が所蔵されており、館内で閲覧もできる

私は、ホメオパシーの専門医を主治医にして定期的にレメディを処方してもらっています。ホメオパシーのレメディは体を根本から治そうと働きかけるためか、最近は体全体の調子が良くなりました。セルフケアについては専門書を何冊も読んで勉強しました。家庭では子供の熱や、風邪などの急性症状だけに20種類ほどのレメディを揃えています。ドイツのセルフケアで使われるレメディのポテンシーは4X～30Xで、私は12Xのシングル・レメディをよく使います。11歳の娘は、カーボニック体質で、ベラドナがよく効きますが、たとえば急な熱では、12Xを3～5粒、熱がおさまるまで3時間おきに飲ませ、症状が引いたらもうそのレメディは与えません。ドイツでは、特に知識階級の人々にホメオパシーが人気です。私の周囲にも、経験のあるホメオパシー専門医にかかりながら、身近な症状にはセルフケアで対処している友人がたくさんいます。

ロベルト・ボッシュ財団　医学史研究所
Institute for the History of Medicine of The Robert Bosch Foundation
Straußweg 17　D-70184 Stuttgart
Tel:0711-46084-171
Fax:0711-46084-181
http://www.igm-bosch.de
開館時間：月曜～金曜の9:00～16:00
所蔵コレクション見学希望者は要予約

ちを転居しながらホメオパシー理論を立ち上げたハーネマンですが、晩年はフランスに渡って診療を続け、愛妻メラニーのもとで亡くなりました。パリにあったハーネマンの遺品が、なぜこの研究所に……。不思議に思って尋ねると、ディングス博士の答えはこうでした。

「パリで亡くなったハーネマンの遺品は、妻メラニーの死後、その養女と結婚して診療所を続けていたベニング・ハウゼンが管理していました。1870年、独仏戦争を機にドイツに戻ったハウゼンは、シュトゥットガルトの友人、リチャード・ヘールにハーネマンの遺品を贈りました。ヘールは、ホメオパシーの医師であり『ハーネマン伝』の著者です。しかし1926年、ヘールがインフレで財産を失った時、生活費を得るために遺品を売らなければならなくなりました。その時、シュトゥットガルトの企業家ロベルト・ボッシュは、ヘールから遺品を買い取り、後にそれがこの研究所で保管されるようになったのです」

ロベルト・ボッシュは、生涯、ホメオパシー医を主治医に健康管理を実践し、シュトゥットガルトにホメオパシー専門病院を作るなど、ホメオパシーの保護にも力を注ぎました。ハーネマンの遺品は、今もボッシュの志によって大切に守られています。

温泉保養地、バーデンバーデンへ
ドイツ大手のホメオパシー製薬会社を訪問

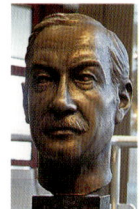

ホモトキシコロジーの創始者レッグヴェグ博士の銅像

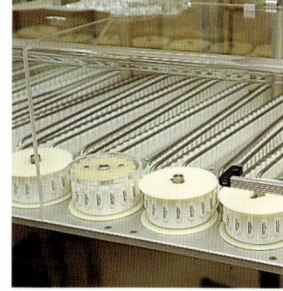

坐薬の製造ライン

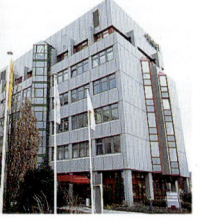

ドイツ最大のホメオパシー製薬会社ヘールの本社屋

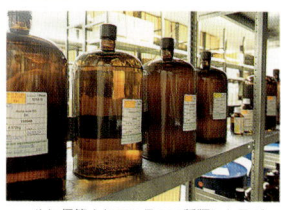

ヘールに保管されている800種類にも及ぶマザーティンクチャー

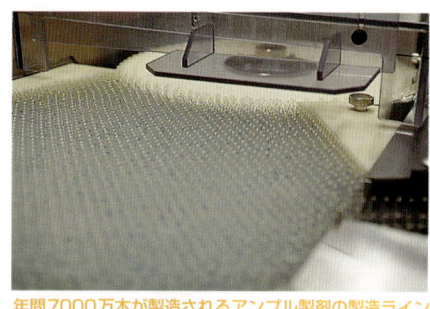

年間7000万本が製造されるアンプル製剤の製造ライン

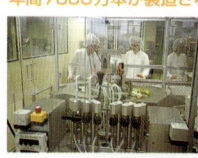

1 無菌室の中で、低ポテンシーの製剤に蒸留水を加え、アンプル液を調合する

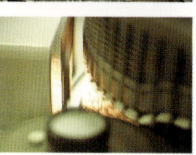

2 ガラスに炎で穴を開けて、瞬間的にアンプル液を流込む

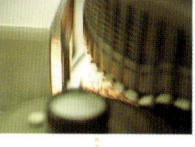

3 アンプルの中身とガラスの状態を調べ、ラベルを貼る

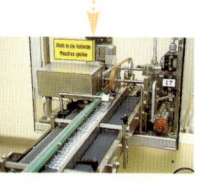

4 アンプルの箱詰め作業

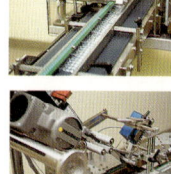

ヘール
Biologische Heilmittel Heel GmbH
Dr.Reckeweg-Straße
Baden-Baden
http://www.heel.de

1936年創業。創業者のドイツ人内科医ハンス・ハインリヒ・レッグヴェグ博士が1952年に提唱したホモトキシコロジー理論によるコンビネーション・レメディを生産する。年商112億円、ホメオパシーの製薬会社では、ドイツ最大、世界2位の売上。特にアンプル製剤の生産個数は世界最大。世界10カ国に子会社を持ち、50カ国に製品を輸出する。

温泉保養地、バーデンバーデンへ、カラカラ大浴場で知られるバーデンバーデンに、ドイツホメオパシーの新しい潮流に乗って躍進する製薬会社、ヘールを訪ねました。

「我が社のレメディは、その効果が現代医療の薬と同じように、臨床実験によって科学的に裏付けられています。そこが従来のシングル・レメディとは違います。ヘールのコンビネーションは、ホメオパシーと現代医学の架け橋になり得ると自負しています」（ヘール海外担当マネジャー、プロブスト氏）

ドイツはコンビネーション・レメディ（複合製剤）を世界に先駆けて開発した国。ドイツの保険医の70％以上がホメオパシーのレメディを処方していますが、ハーネマンのホメオパシー理論によるクラシカルな方法でシングル・レメディを処方する医師は今では少なく、ほとんどの医師がシングルとコンビネーションの両方を使い分けているそうです。

たとえば、ヘールの「ベルティゴヘール」（主症状はめまい）は、低ポテンシーのシングル・レメディを複合した製剤ですが、化学薬品も含めたドイツ製薬業界で1位の売上個数を誇ります。ドイツのコンビネーション・レメディ需要は増加の一途をたどっています。

西欧のホメオパシー最前線

HOMEOPATHIC INTERVIEW

進化するドイツホメオパシー

クラウス・クスターマン医師

ボン大学、ケルン大学で医学を学び、麻酔科、内科、外科医の経験を経て、数多くの自然療法を学び、1993年からバーデンバーデンでクリニックを開業。ヘール顧問医。国際サッカー連盟医療顧問。

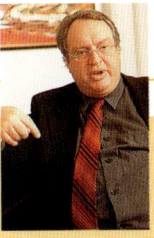

私は、3年間のホメオパシーの専門教育を受けたホメオパシー専門医です。最初はクラシカルな方法でシングル・レメディを処方していたのですが、ある時ヘールのホモトキシコロジーを試して非常に満足のいく効果が得られ、以来ホモトキシコロジーを実践しています。ハーネマンの200年前と比べると、現代の病気は、公害、環境汚染、ストレス、心理的問題などの今にしかない要因が加わって起こるので、治療法も変わらなければなりません。1952年にレッグヴェグ医師が確立したホモトキシコロジーの考え方は、病気とは、体の防御システムが病気を発するホモトキシン（同種毒物）と闘っている状態だから、ホモトキシンに対抗するホメオパシー理論に従ったあらゆる種類の活性成分を複合した薬を摂取することにより、体の自然なバランスを取り戻すというものです。

ホモトキシコロジーでは、レメディは、手や金属で触れてもいい、食事と一緒に服用してもいい、刺激の強い食物の摂取もOKとほとんど規制がありません。症状によってレメディを選ぶので、一般医でも簡単に処方できます。ホモトキシコロジーは進化した現代ホメオパシーなのです。

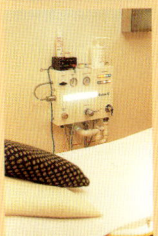
体の浄化、解毒に用いるコロン療法の機械

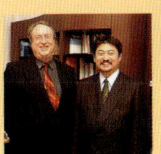
ヤーパンヘールの工藤代表と

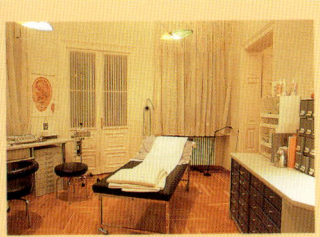
広々としたクスターマン医師の診察室

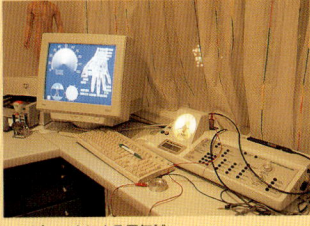
コンピュータによる電気鍼

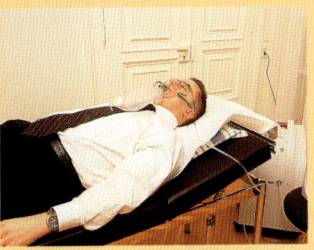
酸素療法・オゾン療法を受けている患者

薬局訪問 ドイツ編

ドイツではたいていの薬局にホメオパシー製剤が置かれています。セルフケアでは6X、12Xなどの低いポテンシーのレメディが使われることが多く、シングル・レメディで1本700円程度。高いポテンシーになるほど価格は上がります。ホメオパシーの購入者は圧倒的に女性で、子供をホメオパシーで育てる若い母親も増えています。抗生物質全盛期の10年前に比べると、ホメオパシーの認知度は上がり、どこの薬局もホメオパシーの売上は伸びているようです。

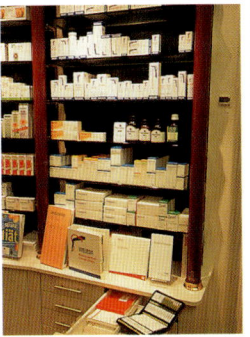
店頭に置かれているレメディはほとんどがコンビネーション・レメディ。シングルは、別の薬棚に保管する薬局が多い

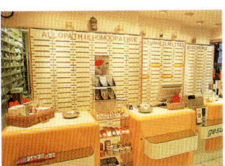
アロパシーと並んでホメオパシーと大きく書かれた薬棚が印象的な薬局

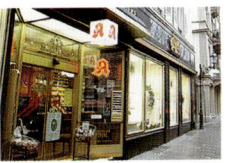
ドイツの薬局は、白地に赤のこのマークが目印。誰でも見つけられる

イギリスのホメオパシー

伝統的な製造手法が息づく ロンドンの王室御用達薬局へ

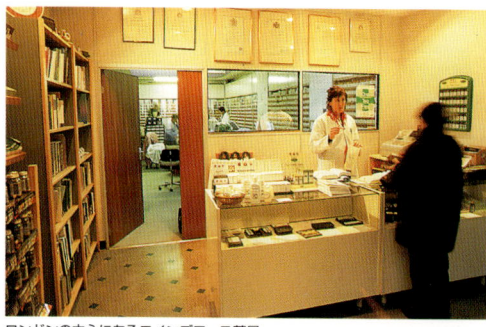

ロンドンの中心にあるエインズワース薬局

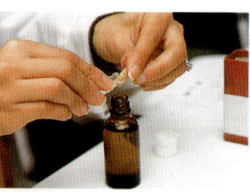

1 アルコールと蒸留水の混合液にマザーティンクチャーを1滴入れる

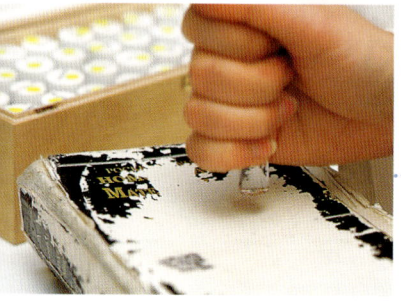

2 液を、聖書に強く叩きつけてサーカッション(振とう)する。聖書の表紙は擦り切れていた

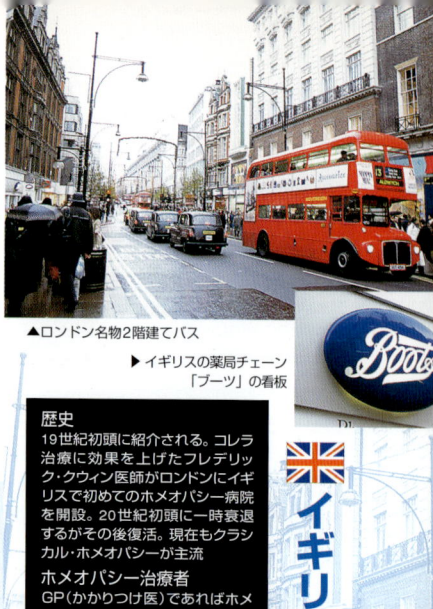

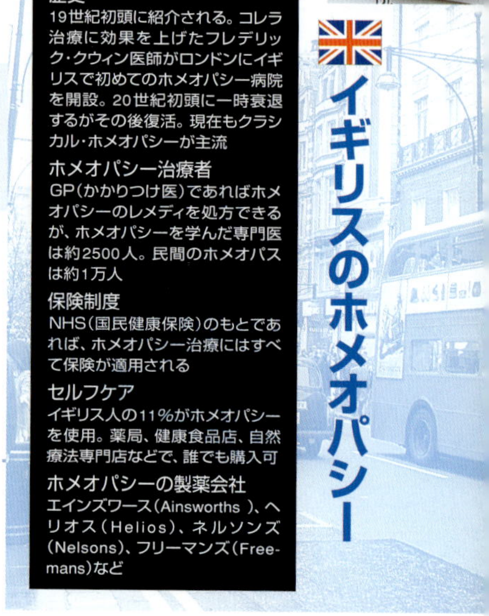

▲ロンドン名物2階建てバス
▶イギリスの薬局チェーン「ブーツ」の看板

歴史
19世紀初頭に紹介される。コレラ治療に効果を上げたフレデリック・クウィン医師がロンドンにイギリスで初めてのホメオパシー病院を開設。20世紀初頭に一時衰退するがその後復活。現在もクラシカル・ホメオパシーが主流

ホメオパシー治療者
GP(かかりつけ医)であればホメオパシーのレメディを処方できるが、ホメオパシーを学んだ専門医は約2500人。民間のホメオパスは約1万人

保険制度
NHS(国民健康保険)のもとであれば、ホメオパシー治療にはすべて保険が適用される

セルフケア
イギリス人の11%がホメオパシーを使用。薬局、健康食品店、自然療法専門店などで、誰でも購入可

ホメオパシーの製薬会社
エインズワース(Ainsworths)、ヘリオス(Helios)、ネルソンズ(Nelsons)、フリーマンズ(Freemans)など

イギリスのホメオパシーといえば、王室が取り入れていることでも有名です。即位50周年を迎えたエリザベス女王の健康の秘訣はホメオパシーだともいわれています。エインズワースは、創立時から王室の人々が使うレメディを納めている王室御用達薬局。現在、イギリス国内では売上でも品質でもトップのホメオパシー製薬会社です。ロンドン市街にあるエインズワースの薬局を訪ねました。

「王室がホメオパシーを使い始めたのは、19世紀初め、ウィリアム4世とアデレイド王妃の時代にさかのぼります。ナポリでホメオパシー治療を知ったフレデリック・クウィン医師が王室にホメオパシーを紹介し、以来、王室の侍医のうち必ず一人はホメオパシーの専門医を入れるというシステムができたんですよ」

エインズワースのトニー・ピンカス社長が忙しい仕事の合間をぬって、私たちのインタビューに気軽に応じてくれました。

「エインズワースの創始者であるジョン・エインズワースは、薬局に勤めて40年近く女王や女王の母君にレメディを作る仕事をしていたのですが、彼が1978年に自分の薬局を

西欧のホメオパシー最前線

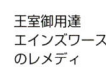
王室御用達
エインズワース
のレメディ

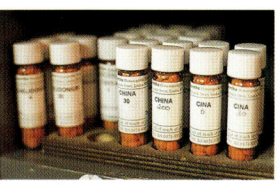

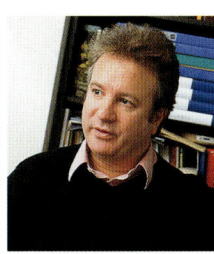

エインズワース
Ainsworths
36 New Cavendish
Street, London
Tel:020-7935-5330
Fax:020-7486-4313
http://www.ainsworths
.com/
営業時間：
月〜金曜9:00〜17:30
土曜は16:00まで
電話やインターネットで
日本からの注文もOK

エインズワース社長、トニー・ピンカスさん。薬剤師へのホメオパシー教育に力を注ぎ、国内、海外の薬剤師に教育カリキュラムを提供している

王室御用達を示す王冠の許可マーク
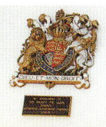 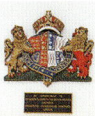 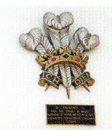

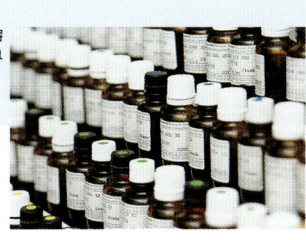
各ポテンシーの溶液がストックされている

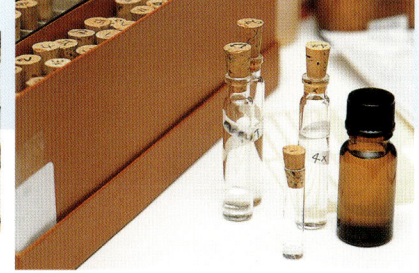

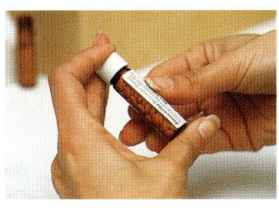 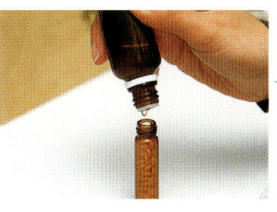

3 必要なポテンシーに応じてサーカッションを繰り返す

4 右：ラクトース（乳糖）に、必要なポテンシーの液を数滴たらしてしみ込ませる
左：ガラスびんにラベルを貼ってレメディが完成

作る時に王室の医師から王室御用達薬局を依頼されたのが、この薬局の始まりです」

ロンドン郊外にある工場で作られたマザーティンクチャー（母液）を、希釈・振とうして必要なポテンシーの溶液にし、ラクトースの錠剤にしみ込ませてガラス瓶に入れるまでが、伝統的な製造手法によって行われています。ハーネマンの時代と同じく人の手を介したそのシングル・レメディ作りは、ドイツ・ヘールの近代的な生産ラインとは対極にありました。今もクラシカル・ホメオパシーが主流のイギリスでは、製薬においてもクラシカルな方法が重視されているようです。この方法では、量産は難しいかもしれませんが、ホメオパスからのどんな注文にもきめ細かに応じられます。

「エインズワースでは3500種類のレメディが作られ、毎日新しいレメディが生まれています。たとえば、精神的に閉じ込められた人に効果があるベルリンの壁から作ったレメディなど、ホメオパスからの注文によってユニークなレメディもいろいろ生まれてますよ」動物ではペットのハムスターから牛や馬まで、有名人ではベッカム、マドンナも。エインズワースのレメディは今日もイギリスのすみずみで使われています。

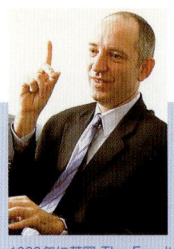

1983年に英国 The Faculty of Homeopathy で6カ月の全日コースを修得しホメオパシー専門医の道へ。現在はスペシャリスト・レジスターとFFHomの資格を持つ。ロンドンで12年以上もプライベートクリニックを開業するかたわら、王立ロンドンホメオパシー病院のホメオパシー教育コースも教えている。

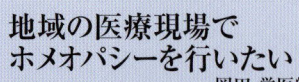

地域の医療現場でホメオパシーを行いたい

岡田 学医師

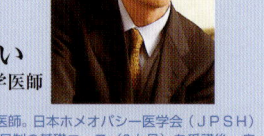

愛知医科大学卒。神戸大学医学部老年内科医師。日本ホメオパシー医学会（JPSH）会員。王立ロンドンホメオパシー病院の全日制の基礎コース（3カ月）を受講後、病院内で臨床実習を重ねている。帰国前に、現地試験でLFHomの資格を取得する予定。

2002年にイギリスのファカルティーと日本のJPSHが提携し、JPSHの研修を積めば、日本でファカルティーの資格が取得できるシステムがスタートしました。僕もJPSHの会員ですが、日本でホメオパシーを行うにはやはり本場の治療を実際に見て経験することが必要だと思いましたし、昔から好きなことを海外で勉強するのが夢でしたので、留学を決心しました。王立病院に来て最も感銘を受けたのは、ホメオパシーが現場で完全に医療として行われていることです。帰国後の課題も、医療としてのホメオパシーを日本でどのように実現させていくかです。

ホメオパシーを含めて、代替医療を行う場合、僕は3つのステップが必要だと考えています。第一は、正確で精密なケーステイキング（患者の状態の把握）を行うこと。第二は、現代医療、代替医療の数多くの治療法から最も適切な治療法を選択すること。そして第三は、選んだ治療をどのように行うかを決めること。ホメオパシーを治療法として選んだのなら、レメディの選定などの具体的な方法選択に入っていくわけです。歴史的にみても、この3つのステップを経ずに行われた治療は、医療として根付きません。

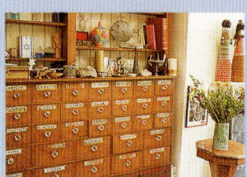

カプラン医師がレメディを保存するアンティークの薬棚

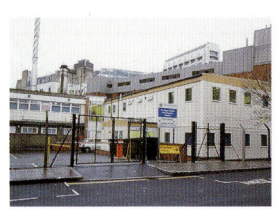

王立ロンドンホメオパシー病院

現在本院が改築中で、2004年まではグリーンウェルストリートのこの仮設建物で開業。150年前に王室からその名を賜って王立とあるが、現在の経営母体はロンドン大学付属病院グループ（Universal College of London Hospital）。ホメオパシーを中心に、鍼、マッサージ、などの代替医療も行われている

ホメオパシー専門医とホメオパスを育成する個性的な教育システム

ロンドンでは、ホメオパスとホメオパシー専門医へのインタビューを通して、イギリスのホメオパシー教育の現状が把握できました。

まずホメオパスになるには、大学のホメオパシー学科やホメオパシー専門学校で3年間学んだ後に、各教育機関が所属する民間のホメオパシー組織が発行するホメオパスの資格が得られます。次に医師、歯科医師、獣医師、薬剤師への教育は、1950年に国会制定法によって組織されたファカルティー・オブ・ホメオパシー（The Faculty of Homeopathy）という団体が管轄していて、実際は国内の5つのホメオパシー専門病院とリバプールで、一貫したカリキュラムに沿って行われています。この教育を受けるためには、6年以上の医師経験を必要とします。ファカルティーは、医師におよそ次の4つの資格を与えています。

● LFHom　基礎コース終了後の試験に合格した医師に与えられる初歩的な資格。
● MFHom　ホメオパシー専門医としての本格的な資格。
● スペシャリスト・レジスター　論文発表、症例報告や口頭試験を経て与えられる専門資格。
● FFHom　長年の経験を積み著書も発表した医師に与えられる最高位の資格。

西欧のホメオパシー最前線

OMEOPATHIC INTERVIEW

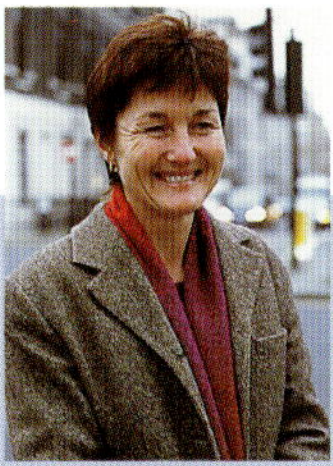

セルフケアで子供の病院薬を減らせます
スーザン・カーティスさん

イギリスには、クラシカルとプラクティカルという2つのホメオパシーの流れはありますが、別にグループになっているわけではなく、ほとんどのホメオパスは、どちらの考え方にも対応し臨機応変に使っています。私の診察料は、初診が1時間15分で60£（約1万2000円）、再診が45分で40£（約8000円）です。

昔は医師とホメオパスの間に対立もあったようですが、今はずいぶん緩和されています。GPの中には、クリニックの中にホメオパスを招き治療をしてもらう人もいますよ。

自分や家族に対しては、急性症状は私が治療しますが、それ以外は他のホメオパスに治療してもらいます。私の2人の子供はアロパシーの医師にかかったことはありません。これから始める人は、まずお子さんが熱を出した時にベラドナを使ってみてください。そういった経験を一つ一つ積んでいけば、セルフでの使い方にも自信がでてきますよ。

大学生の時に受けたホメオパシー治療に感銘し、卒業後、ソサイエティー・オブ・ホメオパス（The Society of Homoeopaths）に所属するカレッジで学びホメオパスに。ロンドンの自然療法専門店、ニールズヤード レメディーズを経て、現在は自宅で治療を行っている。ホメオパシーの著書多数。

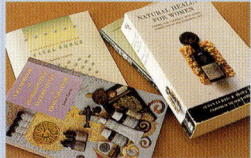

スーザンさんが執筆したホメオパシーと自然療法の本。日本人に向けて書き下ろした『Homoeopathic Remedies—Vital Force—』も好評だ

ホメオパシーは医療の一環です
ブライアン・カプラン医師

1964年の法改正により、イギリス国民の誰もが、NHS（国民健康保険）でホメオパシーを受けられるようになりました。しかし、イギリスではまずGP（かかりつけ医）の診察を受けることが義務づけられているので、ホメオパシーを受けたかったら、それに合うGPを見つけなければなりません。これがGP制度の問題点です。私のように、プライベート保険でホメオパシーを使える医師は、MFHomであること、6年以上クリニックを開業していること、という厳しい基準があります。

私は患者さんに90％以上の割合でホメオパシーを使いますが、ホメオパシーはあくまでも医療の一環だと思っています。ホメオパシーを現代医療よりも優れた独自の完璧な医療だと考える人もいますが、それは違います。1本のペニシリンが危険な病気を治すこともあるわけで、それをしないということは犯罪です。必要であれば抗生物質も処方します。

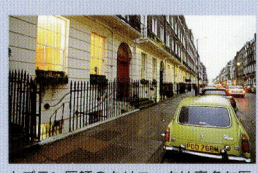

カプラン医師のクリニックは高名な医師が集まるハーレイストリートにある

薬局訪問 イギリス編

イギリスでは、薬局だけでなく、自然療法専門店、健康食品専門店などでもレメディが販売されています。店頭のレメディは主に6C～30Cのポテンシーで、シングル・レメディで1本800～1000円程度。物価高を反映してか、今回訪れた三カ国の中では最も高めでした。大手薬局チェーンのブーツには、ネルソンズのレメディが置かれていました。ホメオパスや医師は、製薬会社に処方箋を送って患者に郵送してもらうことが多く、店頭で売られているレメディのほとんどがセルフケア用。イギリスのセルフユースの高さがうかがわれます。

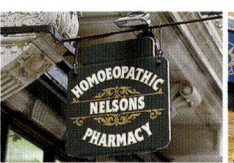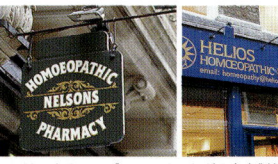

ロンドンには、ネルソンズ、ヘリオスなどの有名製薬会社が薬局を構える

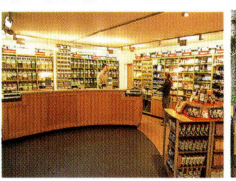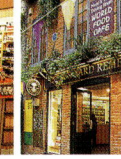

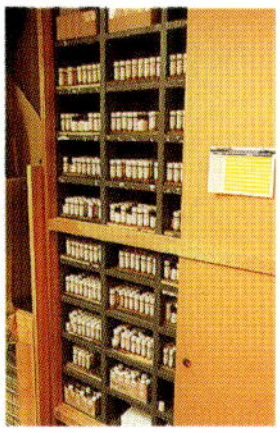

コベントガーデンの自然療法専門店、ニールズヤード レメディーズには、豊富な種類のレメディが揃う

レメディは光にさらされる店頭を避け、奥の薬棚に保管されている

ニールズヤード
レメディーズ
Tel:020-7379-7222

フランスのホメオパシー

高品質のシングル・レメディ作り 科学者が経営するパリの製薬会社へ

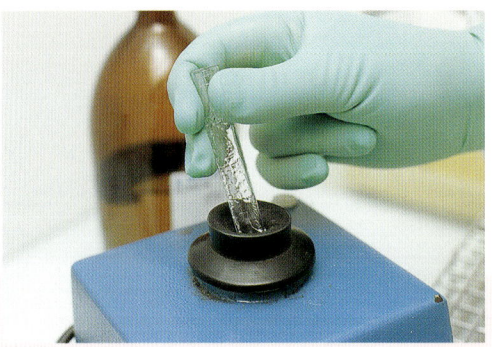

ガラス管を入れてサーカッション（振とう）する機械。マザーティンクチャーから希釈、サーカッションの過程は、無菌状態に保たれたガラス張りの空間に、手だけを挿入して行われる

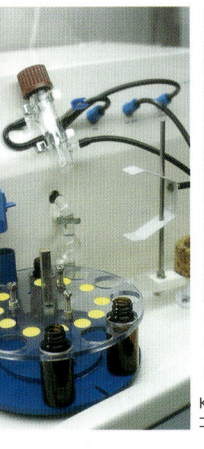

Kというポテンシー単位で知られるコルサコフィアン希釈の機械

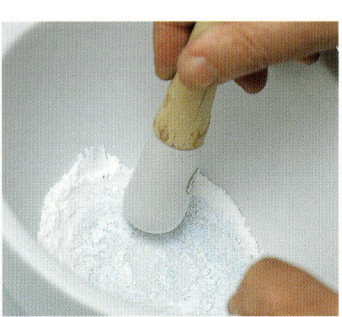

鉱物など水に溶けない原材料は、粉末にし、粉末の乳糖と、1：99の割合で混ぜて擦りつぶす。これを繰り返してポテンシーをあげていく（この操作はトリチュレーション、粉砕とよばれる）

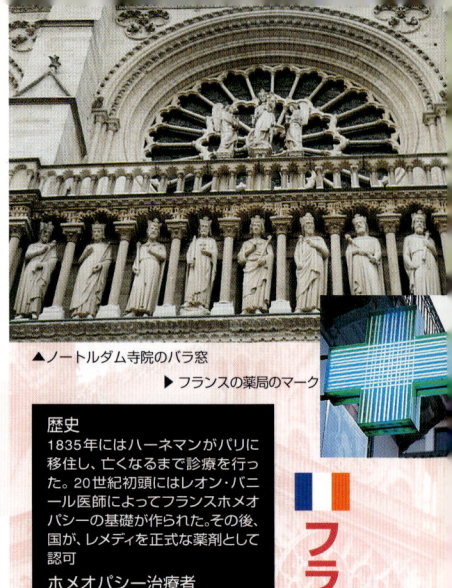

▲ノートルダム寺院のバラ窓
▶フランスの薬局のマーク

歴史
1835年にはハーネマンがパリに移住し、亡くなるまで診療を行った。20世紀初頭にはレオン・バニール医師によってフランスホメオパシーの基礎が作られた。その後、国が、レメディを正式な薬剤として認可

ホメオパシー治療者
フランスでは、医師だけがホメオパシーのレメディを処方できる。医師の50％以上がレメディを処方している。医師のホメオパシー教育は、卒業後に、大学や、私立の専門教育機関で行われ、修了者にはフランス医師会のホメオパシー医の資格が与えられる。現在、ホメオパシー医は1万1000人

保険制度
医師処方のレメディには保険適用

セルフケア
フランス人の約40％がホメオパシーを使用。薬局で誰でも購入可

ホメオパシーの製薬会社
ボワロン（Boiron）、ドリソス（Dolisos）、ロカール（Rocal）、レーニン（Lehning）など

フランスは、世界最大のホメオパシー製剤生産国です。世界第一位のボワロン、二位のドリソス、七位のレーニンなどの規模の大きなホメオパシー製薬会社があり、シングル、コンビネーションを問わずさまざまなレメディが生産されています。そんな中でパリに本社・工場を持つロカールは、小規模ながらシングルにこだわった個性的な製造技術を持つ製薬会社です。ケムーン社長の案内で、ロカールの工場内を見学することができました。工場の入り口で、見学者が細菌を持ち込まないように、見学用の白衣、帽子、足カバーを着けます。ロカールでは、工場内の空気の浄化と滅菌には細心の注意が払われています。

「工場では細菌を透さない細かいフィルターで空気を常に浄化しています。製造中のレメディが細菌に触れないようにすることが何よりも重要で、そのためにアルコールを使用しています。水に触れると細菌がすぐに繁殖するので、注意が必要です」（ケムーン社長）

こうした徹底した品質管理のもとで製造されたロカールの製剤は、高い効果が評価され、専門家に愛用者が多いといいます。希釈法も、希釈するごとに新しい容器を使う通常のハー

16

西欧のホメオパシー最前線

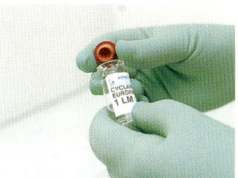
1 マザーティンクチャーを用意する

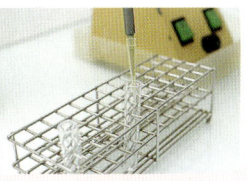

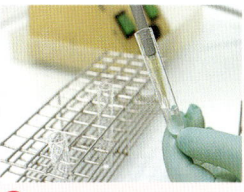

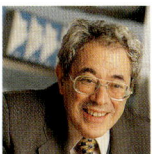
4 機械で必要なポテンシーの溶液をむらなくしみ込ませて乾燥させたラクトース(乳糖)を、レメディの容器に詰める

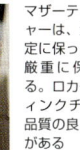
3 スポイトの液1に対してアルコール99の割合で希釈する。この1回の希釈でサーカッションしたものが1Cのポテンシー

2 スポイトで1滴を取り出す

ロカール
Homeopathie ROCAL 15rue Jean-Baptiste Berlier 75013 Paris
Tel: 01-45838802
Fax: 01-45835544

1980年に、ホメオパシー研究者のアルバート・ケムーン博士が創業。1995年にホメオパシー製薬会社のレーニンと株を持ち合い、ロカールがシングル・レメディ、レーニンがコンビネーション・レメディを中心に生産して、製薬の役割を分担している。同経営のホメオパシー科学研究所では、ホメオパシーの研究と教育を行っている。

アルバート・ケムーン社長。医師となった後に、科学、生物学、ホメオパシー、フィトセラピーも修めた研究者。多忙な社長業のかたわら科学としてのホメオパシー研究に情熱を傾ける。ホメオパシー専門学校のホメオパシー科学研究所を経営。パリの医科大学と薬科大学にあるホメオパシーコースも教える

マザーティンクチャーは、温度を一定に保った暗室で厳重に保存される。ロカールのティンクチャーは、品質の良さで定評がある

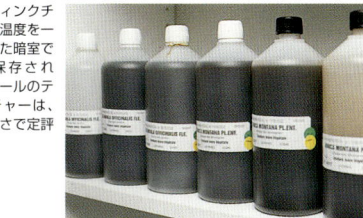

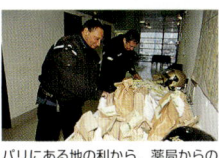
パリにある地の利から、薬局からの注文に対応して、1日3回のバイク便でスピーディーに配達される

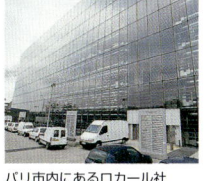
パリ市内にあるロカール社

ネマニアン希釈と、同じ容器で希釈を行うコルサコフィアン希釈（K）が行われ、プロ対応のポテンシーも豊富に揃えています。

「どんなポテンシーでも作れますが、一つのレメディならマザーティンクチャーから3X、6X、4C、5C、7C、9C、12C、15C、30C、200K、MK、5MK、XMKのポテンシーを作ります。約3000種類のレメディを作っていますが、ポテンシーを数えると3万6000種類も作っています」

ケムーン社長は、併設する研究所で日夜ホメオパシー研究に携わる有能な科学者でもあります。ホメオパシーの超希釈液の有効性を実証した研究で世界的に有名な科学者、ジャック・ベンベニスト博士とは、これまでにもいくたびか共同で研究を行っています。

「私がまだ医大の学生の時、ぜん息だった父が、ペニシリン注射でアレルギー反応を起こし救急車で病院に運ばれました。父は病院でステロイドなどの薬を大量に投与され、家に戻ってきたその日に私の腕の中で亡くなってしまいました。私はその時、人の体に安全でより良い薬を探そうと決心しました。それがホメオパシーだったのです」

ホメオパシーという科学の世界で、ケムーン博士の薬探しの旅は今も続いています。

薬局訪問 フランス編

フランスのすべての薬局にホメオパシー製剤が置かれています。薬局で扱っているレメディは、箱入りのコンビネーション製剤と、4C〜30Cのシングル・レメディです。シングルは1本230〜520円程度と、今回訪れた三カ国では最も安価。セルフケアには、シングルの7Cと9Cが多く、1回に3粒の服用が普通です。リップクリームや歯磨きなどのホメオパシー用品も一般的です。フランス薬局の目印は、緑のネオンに点滅する十字マークです。日曜・祝日は、地区ごとに開店する薬局が設けられます。

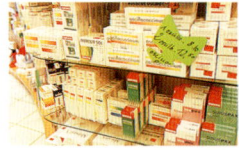
店頭にはボワロン、レーニンなどのコンビネーション製剤の箱が置かれていることが多い

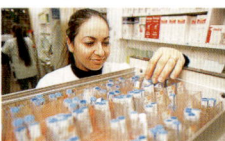
100種類ものシングル・レメディが、種類ごとにポテンシーを揃え、奥の薬棚に整然と収納されている

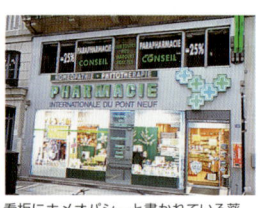
看板にホメオパシーと書かれている薬局もよく見かけられる

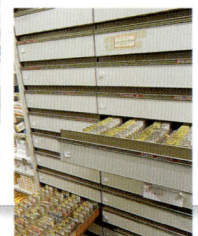
ロッカーの引き出しを開けると、シングルレ・メディがずらりと並んでいる

HOMEOPATHIC INTERVIEW
柔らかい医療を求める人が増えています
シャンタル・シェムラ医師

パリ市内で健康保険適用のホメオパシー専門クリニックを開業している。患者の体全体を診て一つのレメディを処方するユニシスト。フランス国立ホメオパシー学校の校長でもある。

フランスでは、医師になってから3年間ホメオパシーを勉強し、公式な試験に受かってはじめて医師会からホメオパシー専門医の資格を与えられます。この資格を持つ医師だけが、クリニックの看板や処方箋に、ホメオパシー専門医をうたうことができます。

西洋医学の治療を受けて失望し、もっと柔らかで新しい治療を探して受診する患者さんが性別年齢を問わず増えています。最近は、特に子供の患者が多く、抗生物質をはじめどんな薬を使っても反応がない子供に、ホメオパシーはとても有効です。

私はユニシストですから、診察の目的は、患者さんの症状の全体像に最も類似した一つのレメディ、シミリマムを見つけることです。

診察時間は初診で1時間。基本は問診です。私は保険医として国から認められているので、このクリニックでの診察料の一部は健康保険から支払われます。フランスでは保険適用のホメオパシー医も少なくありません。

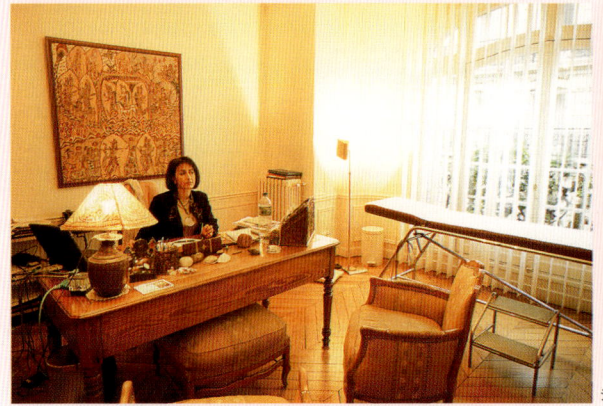

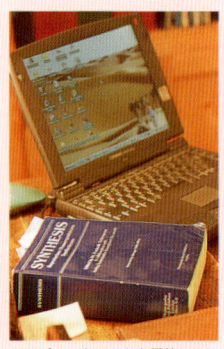
コンピュータソフトを駆使してレメディを選択する

シェムラ医師の診察室

西欧のホメオパシー最前線

HOMEOPATHIC INTERVIEW
フランスのセルフケア
高橋信子さん

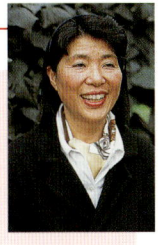

東京芸大声楽科卒業。声楽家。ヨーロッパでオペラや演奏会を中心に活躍し、フランスの音楽大学で声楽を教えている。1988年からフランスに住み、フランス人の夫からホメオパシーを教わり、ホメオパシー医にかかりながらセルフケアも実践。ミシェル・ザラ医師が著した『ホメオパシー療法入門』の訳者でもある。

私は体が楽器で、調子を崩すと歌えなくなりますので、昔から健康管理には気をつけていました。以前は医者から抗生物質ばかり処方され免疫力が低下していたのですが、ホメオパシーを続けているうちに抵抗力を取り戻して、レメディの効果が出やすい体になりました。今は風邪をひいても、レメディを飲めばたいていはすぐ回復します。家には100本以上のレメディを持っていて、日曜大工の釘を整理する大きな箱にABC順に入れて、寝室に置いています。

フランスでは、セルフケアでは、だいたい5C、7C、9Cが使われ、30Cは医師が処方することが多いです。たとえば湿気のある風にあたって寒気がする風邪なら、症状が出て、最初に7Cのベラドナ12粒を1回飲み、次に3粒を1日3回、次に1日2回にして症状がなくなるまで飲みます。この方法で飲むと、3日ぐらいでよくなりますよ。それでも治らない時には、ホメオパシー医の所に行きます。日本でもどんどん、優秀な専門家の方たちが育ってくるとよいですね。

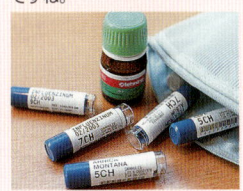

高橋さんの携帯用のレメディ。「外でけがした時のためのアーニカ、コンサート前のあがり止めのためのジェルセミウムなどは、欠かせません」

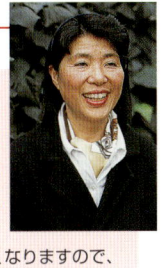

19区にあるクリスチャン・フリードリッヒ・サミュエル・ハーネマンの墓

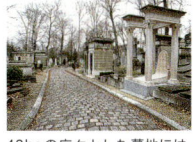

43haの広々とした墓地には小道が縦横に走り、格好の散歩道になっている

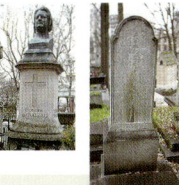

ショパンの墓（11区）

左：バルザックの墓（48区）
右：パリで死んだ最初の日本人、野中元右衛門の墓（5区）

ペール・ラシェーズ墓地
Cimetière du Père-Lachaise
パリ最大規模の墓地。著名人の墓が多数。入口で墓地の地図を求められる。
地下鉄2,3号線PÉRE LACHAISE 駅から徒歩3分。
開園時間：8:00〜18:00
休園日：なし

パリで過ごした幸せな晩年 ハーネマンが眠る墓地へ

さて、三カ国を駆け足で巡ったホメオパシーの旅も終わりに近づいてきました。旅のエンディングの舞台はパリのペール・ラシェーズ墓地。ここには、ホメオパシーの祖、サミュエル・ハーネマンが眠っているのです。

ハーネマンは、80歳の時に、45歳年下のフランス人女性メラニーと恋に落ち、1835年に結婚して、ドイツのケーテンからパリに移り診療を再開しました。パリの診療所は大成功を収め、ハーネマンは巨額の富を蓄えます。ドイツでは多くの敵を作り治療を禁じられていたハーネマンが、パリでは皆から尊敬され、心ゆくまでホメオパシー治療に専念しました。愛する妻とのパリの生活は、ハーネマンの生涯でも幸せな歳月でした。そして1843年7月2日、ハーネマンは風邪を悪化させ、88年の波乱に富んだ一生を終えました。

ハーネマンの墓は、居並ぶ墓の中でもひときわ目をひく茶色の石造り、風格のある堂々とした墓です。

墓石には、「ホメオパシーの創始者。同類の物質を使った治療法で病気を治す」とフランス語で刻まれていました。

My Homeopathy ①

ホメオパシーで見直す生活習慣

市役所で開催した自然療法勉強会（2002年）

　医師となって間もなく、私は、現代医療には、患者の心の不調を、気持ちよく改善させていく手段がないと感じるようになりました。薬で症状は抑えられても、体全体がスッキリと治って体調が良くなり、明るい気持ちになったと言ってくれる患者さんが少なかったのです。

　患者さんの心の不調を解決しない限りは何も変わらないのに、医師としてどうすることもできない。そんな不満がつのり悶々としていた時期に出会ったのが、ホメオパシー療法でした。

　バイタルフォースという生命エネルギーに働きかけて体を根本から癒すホメオパシーは、私が感じていたホリスティックな問題、人を部分でなく全体的に診るということにも対処できる治療手段だと直感しました。現代医療の薬物とまったく違う体系で私たちに働きかけてくるレメディの癒しの力を体験されて、それは、しばしば「ホメオパシーの魔法」と表現されるほどの実感として語られます。

　しかし、こんな例もあります。ペットの犬の不調がレメディで劇的に改善したのがきっかけで、ホームケアでレメディを使うようになった人がいました。ところが、「レメディさえあれば、たいていの不調は改善できる」と感じ始めた矢先に、レメディを使っても、病院で診てもらっても、犬の不調が改善しない事態が起こったのです。ですが、理由は明白でした。

愛犬の生活環境に気を配ることを怠ってしまい、犬小屋の掃除をほとんどしていなかったのです！　掃除を丹念に行い、愛犬の生活環境を整えてまもなく、その不調は見事に改善しました。

　あるホメオパスが「健康の基礎は自然と調和して生きることで、ホメオパシーはその助けになるのです」と語りました。レメディの効果を体感し、レメディ像を客観的に眺めると、そこには自分が作ってしまった不調和の原因が浮き彫りにされてきます。ホメオパシーのレメディを上手に使いこなす一方では、レメディを使わなくてすむ調和のとれた身体づくりを心がけていくことが必要なのです。

中村裕恵

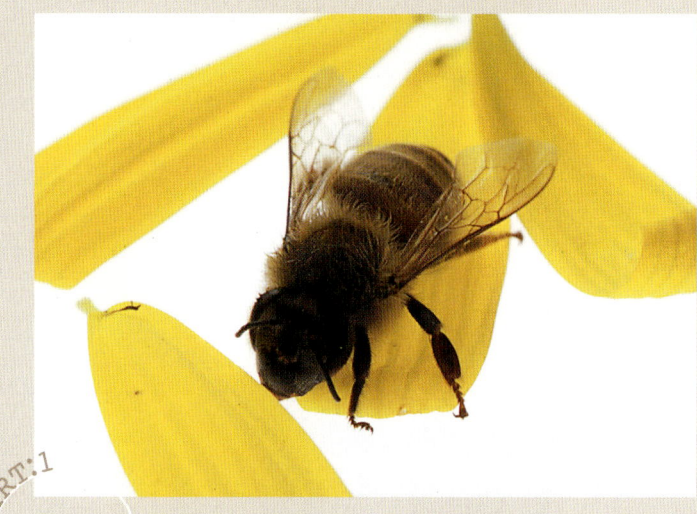

PART:1 ホメオパシーを始めよう

ホメオパシーっていったいどんなセラピーなの？
セルフケアで始めてみたいけどどうしたらいい？
まずは、ビギナーのために、
これだけは知っておきたいホメオパシーの基礎知識です。

※日本でホメオパシーは、代替療法として認知され始めていますが、まだ正式な医療としては認可されていません。セルフケアではご自身でよく理解したうえでレメディを使用し、健康維持に役立ててください。

Photo│APIS│ミツバチ

ホメオパシーとは？

ホメオパシーは、1796年に、ドイツ人医師のサミュエル・ハーネマン（1755〜1843年）によって編み出され、世に紹介された治療法です。レメディと呼ばれる薬を使って、心身のさまざまな病気や不調に対応します。

ホメオパシーとは何かを物語る3つの基本原理をご紹介しましょう。第一は「類似の法則」、第二は「極微量投与の法則」、第三は「ホリスティック医療」です。

まず、第一の「類似の法則」は、ホメオパシーの最も重要な原理です。これは健康な人に特定の症状を引き起こす物質は、病人の同じ症状を治すことができる、すなわち「類をもって類を癒す」という考え方を表しています。ホメオパシーという言葉も、ギリシャ語で「同じようなもの」を意味するhomeoと、

「病気、苦しみ」を意味するpathosを組み合わせて名付けられたものです。

類似の法則を身近な例にとれば、たとえば、手が冷たい時に、雪や氷をこすりつけると手が温まる。電灯の光は、太陽の光の中では消えてしまう、といったことがあげられます。

ホメオパシーのレメディも同じで、たとえばアリウム・ケパというタマネギを原材料にしたレメディは、タマネギを刻む時に鼻水や涙が出るのと同じような症状を起こす花粉症、風邪などの治療に使います。ホメオパシーでは、個々の患者を治す可能性の最も高いレメディをシミリマム（similimum・最も類似した、の意）と呼びます。

第二の「極微量投与の法則」に従って、ホメオパシーのレメディは、非常に薄く希釈された物質から作られています。ハーネマンは、実験によって、希釈しない物質を投与すると薬剤の副作用が起こることを発見しました。そこで振とう（サーカッション）と希釈（ダイルーション）によって同じ比率で薬を薄めていき、ついには元の物質が全く残らないまで希釈しました。そして希釈度（ポテンシー）が高いほど、より高い効果が得られることを発見したのです。ポテンシーが低いレメディはごく微量の原物質を含んでいますが、12C以上のレメディ（33ページ参照）になると物質の分子は存在しません。まさに、地球の上空から、海に向かってスポイトで物質成分を一滴垂らすような薄さといっていいでしょう。

第三の原理「ホリスティック医療」は、ホメオパシーが、一人の人間を全人的（ホリスティック）に治療することを表します。ハーネマンは、ホメオパシーの視点から、現代医療をアロパシー（対症療法の意）と呼びました。これは病気の症状と逆の効果を持つ薬を投与して治す治療法を意味します。たとえば、熱が出た時は解熱剤を、頭が痛い時は鎮痛剤をというように、病気の症状を治療する一般的な治療法です。

しかし、ホメオパシーでは、症状を治療するのではなく、病気になっている患者自身を診て人間全体（魂と心と体）を治療します。ホメオパシーでは病気とは、魂と心と体のアンバランスであると考えます。このバランスを整えて、その人全体を健康な状態に戻すことがホメオパシーの治療の体系なのです。

ホメオパシーの歴史

ホメオパシーの根底となる「類似の法則」の考え方は、実はハーネマンより以前から存在していました。

紀元前400年、古代ギリシャの時代に、医学の父と呼ばれたヒポクラテスは、「同種の物によって病気は作られ、同種の物を用いる事で病気は癒される」と書き記しています。

またスイスの医師パラケルスス（1493〜1541年）は、錬金術師としても知られていますが、ヒポクラテスの考えをさらに発展させ、ハーネマンに引き継がれるホメオパシー的理論を展開しています。

さて、ホメオパシーの創始者、サミュエル・ハーネマンは、ドイツ・ライプチヒとウィーンで医学を学び、1789年にライプチヒで開業しました。しかしその時代は、瀉血や強力な下剤など、場合によっては病人をかえって衰弱させてしまうような治療法が主流で行われていたため、ハーネマンは医療に幻滅を感じ医師をやめてしまいます。10数カ国語も話せる語学の達人だったハーネマンは、勉強も兼ねて医薬本の翻訳に精を出すようになりました。ある時イギリス人、ウィリアム・カレンの『薬物書』を読んでいると、チャイナ（キナ皮・キニーネの原料）がマラリアに効くという記述を見つけました。そこで自分でキナ皮を飲んでその効果を試してみたところ、発熱、悪寒、ふるえ、虚脱といったマラリアと同じ症状が現れることがわかりました。同じ実験を7回繰り返し、7回とも同じ結果になることを確かめ、ハーネマンは、ホメオパシーの原理となる類似の法則を確信したのでした。

そこでハーネマンは、医業に戻り、彼自身や友人の体にさまざまな薬の働きを試すプルービング（実証）を行うなかで、「類似の法則」を確認し、希釈

ハーネマンより以前に類似の法則を唱えていたパラケルスス（ドイツ／医学史研究所）

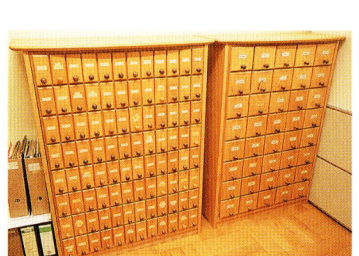

ドイツの薬局で使われていたレメディを収納する薬棚（ドイツ／医学史研究所）

24

PART-1 ホメオパシーを始めよう

による極微量投与の法則も加えて、ホメオパシー理論を確立したのでした。

ハーネマンはその後の人生すべてをかけてホメオパシーの精緻な理論を集大成させました。彼の理論が著された『オルガノン』は、今でもホメオパシー治療のバイブルです。

ハーネマンは75歳で最初の妻を失った後、80歳でメラニーという45歳年下のフランス人女性と恋に落ち、彼女とともにパリに移り住みます。パリのハーネマンは多くの人の賞賛と尊敬を得て過ごし、1843年7月2日、88歳で亡くなりました。

ハーネマンの存命中にもホメオパシーは、ヨーロッパからアジア、アメリカへと急速に広まり、その理論は他の研究者によってさらに発展をとげました。

米国のコンスタンチン・ヘリング医師（1800〜1880年）は治癒の法則（41ページ参照）を提唱し、ホメオパシーでどのような段階を経て病気が治癒していくかをまとめ、同じく米国のジェームス・タイラー・ケント医師（1849〜1916年）は、現在も世界中で使用されているマテリアメディカ（39ページ参照）の著書やレパートリー（40ページ参照）を著しました。

ホメオパシーが確立されて200年、この間に、現代医学から批判され衰退していた時期もありましたが、ホリスティック医療への関心の高まりとともに人気を取り戻し、現在は世界中で実践され、さらに発展し続けています。

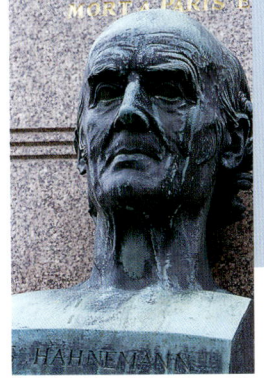

19世紀のドイツで、村単位で共同購入されていたセルフケア用のレメディ（ドイツ／医学史研究所）

墓に刻まれたハーネマンの顔（フランス／ペール・ラシェーズ）

バイタルフォースとは

なぜ病気になるのか

ハーネマンは、その著書『オルガノン』の中で次のように述べています。

「生物体は、バイタルフォースを持たなければ、感覚も機能の感覚をもたらし、すべての生命の機能を働かせているのは、ただ一つの無形の存在（バイタルフォース）だけであり、それが健康な時にも、病気の時にも、形ある生物体に命を与えている」《『オルガノン』10章》

ホメオパシーでは、生命と健康を支配しているダイナミックなエネルギーを、バイタルフォース（Vital Force・生命力）と呼んでいます。バイタルフォースは、東洋では「気」、インドでは「プラーナ」、ギリシャでは「プネウマ」と呼ばれている生命エネルギーの概念と、相通じるものだと考えられます。

バイタルフォースは、常に外部からの影響（ストレス）に対応して健康を保とうとしていますが、ストレスが大きすぎてバイタルフォースがバランスをくずすと、ストレスに反応しやすくなり（感受性が高まり）、症状（病気）が現れ始めます。そこでバイタルフォースは、個々の内部の最も奥深い重要な部分を守るため、症状を体の外側へ発散させます（41ページ「治癒の法則」参照）。つまり病気のさまざまな症状は、バイタルフォースが体を守ろうと働いている証なのです。

アロパシー（対症療法、主に現代医療）では、この外に出てきた症状を薬で抑え込んでしまう場合があります。すると病気は中心に押し戻され、バイタルフォースは働けなくなってしまいます。しかしホメオパシーのレメディは、乱れているバイタルフォースに働いて自然な治癒力を促します。

病気の感受性

ハーネマンは「精神に類似したバイタルフォースには、レメディが持つ精神に類似したダイナミックなエネルギーが働きかけなければ、病気を取り除くことはできない」(『オルガノン』16章)と言っています。

症状をかかえている人は、バイタルフォースが弱いために、外からの影響への感受性が高まっていると考えられます。また、突然の出来事などによる多大なストレスでバイタルフォースが弱められると、感受性が高まって病気になりやすくなります。

ホメオパシーは、バイタルフォースを刺激して強め、病気への抵抗力を高め、より良い健康状態を維持させるための治療体系なのです。

ホメオパシーでは、人が病気になるかどうかは外からの影響に対する感受性によって決まると考えます。人は同じ刺激に対して、それぞれ違う反応をしにかかりやすかったり、慢性の

各自の反応には、置かれている環境の違いや、祖先から受け継いだ遺伝的なものが影響していると考えられます。ホメオパシーではこれらをあわせて感受性と呼びます。ですから、病気の感受性は一人一人異なるものなのです。

丈夫で健康な人は、強力な病原菌を体に直接取り込んでも病気になりません。バイタルフォースが強いので、外からの攻撃に速く反応しバランスを保つことができるからです。逆に病気

マヤズム

　ハーネマンは、正しいレメディを選んで施術しても治癒しなかったり、再び元の状態に戻ってしまう患者がいることから、病気の根本原因は、家族の祖先から受け継いだ遺伝的な弱さにあると考えました。これをマヤズム（Miasm）と呼び、語源はギリシャ語のマイアズマ（けがれ、汚染、有毒な放散物）にあります。ハーネマンは慢性疾患や根本体質を治療するためには、祖先から受け継いだマヤズムを治療しなくてはならないと考え、その方法を編み出しました（P169コラム参照）。現代のホメオパシーの専門家は、代表的なマヤズムとして、疥癬（かいせん）、淋病、梅毒、結核、癌の5つをあげています。これらは、病気そのものを指すのではなく、人類の歴史をつらぬいて伝えられた心や体の弱さを、ホメオパシーの専門家が、病気の名前に当てはめて分類したものです。

レメディとは

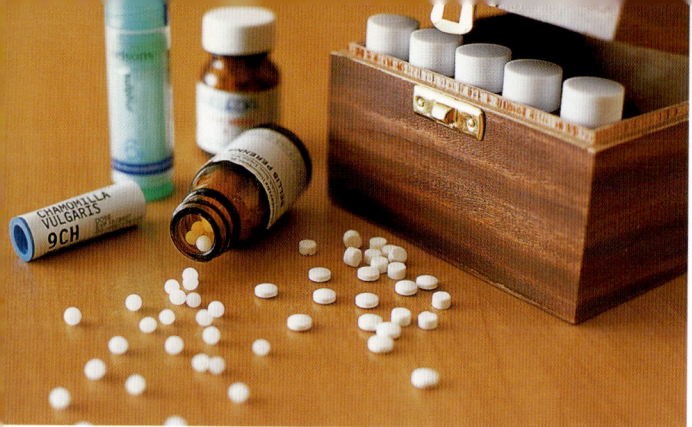

レメディは乳糖の粒にしみ込ませた錠剤やチンキなどの形で使われる

水が伝える物質情報

ハーネマンが編み出したホメオパシーの薬は、レメディと呼ばれています。原材料から抽出した母液（マザーティンクチャー）を、アルコールと水の混合液を使って、希釈（薄めること）と・ダイルーション・dilution）と振とう（振ること・サーカッション・succussion）を繰り返し、極微量にまで薄めた超希釈物質がレメディになります。

その成分を解析しても原材料の分子はほとんど、あるいは全く存在しない超ウルトラ級の薄さです。物理的に見れば、ただの水または砂糖粒（乳糖）でしか

ないこの超微量の薬が、なぜさまざまな病気を癒すのでしょう。

その答えは、希釈して振とうする「ポテンタイゼーション（強化・potentisation）」という過程に隠されています。ハーネマンは、希釈しない物質の副作用に悩まされる場合があることから、このポテンタイゼーションを考案しました。希釈と振とうを行うほど物質の毒性は消され、また、心身を癒し回復させる効果が高くなることを発見しました。ハーネマンは、ポテンタイゼーションについて「天然物質の中にあるそれまで眠るように隠されていた潜在的な、ダイナミックな力を発展させる」（『オルガノン』269章）と言っています。

実際、レメディに効果があることは科学的にも証明されています。フランスの科学者・ベンベニスト博士が、1980年代に、超希釈されたレメディの溶

PART-1 ホメオパシーを始めよう

液が元の分子の作用を伝えることを実験で明らかにしています。また、レメディはなぜ効くかを説明するのに、「水が記憶する」という仮説は、ホメオパシーの世界でも広く支持されています。原液の分子の特性が、薄める溶液の水の分子により記憶され、伝えられるというのです。

自然界の物質すべてが材料に

ホメオパシーは、一人の人間全体に働きかけるホリスティック医療であることは、先にも述べた通りです。ホメオパシーのレメディは、個々の症状ではなく患者全体を改善するためのものです。そこで投与されるレメディは、患者の症状の全体像に最も類似したただ一種類(シミリマム・23ページ参照)だと考えられました。ハーネマンは次のように言い切っています。

「単純かつ自然な真の治療法であるホメオパシーでは、患者に一度に2種類のレメディを投与することは絶対に許されない」(『オルガノン』273章)

200年たった現在もハーネマンのシミリマムの考え方はホメオパシーの大原則として継承されています。しかし一方では、複雑な生活環境におかれた現代人に対応して、現代のホメオパシーでは、一度に複数のレメディを投与したり、シングルを混合したコンビネーション・レメディ(45ページ参照)を使う方法も広く行われるようになっています。

ハーネマンが『オルガノン』で記載したレメディは100種類でしかありませんでしたが、現在その数は約3000種類ともいわれます。植物、鉱物、動物、細菌など、自然界にあるすべての物がレメディの原材料になり得ます。その製剤の形状は、ラクトース(乳糖)の粒を中心に、液体、坐薬、クリーム、注射液なども製造されています。

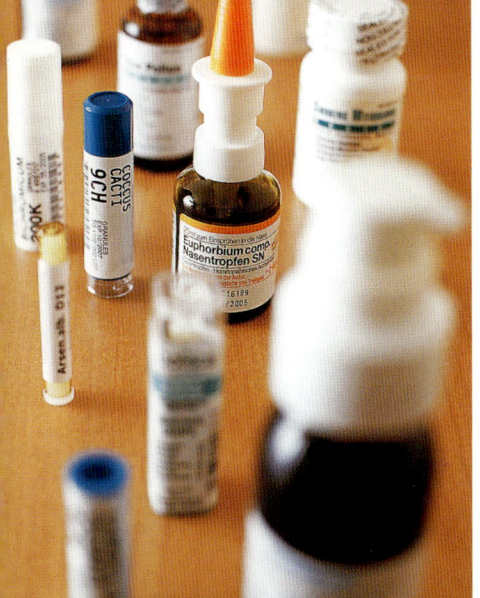

■生物
植物
　植物の組織(果実、花粉、葉、根、球根、地下茎など)
　植物の抽出物(樹脂、サポニン、アルカロイド、タンニン、フラボノイドなど)
動物
　動物の組織、体液(セピア=イカ墨など)
　病理組織、膿
　動物の毒(昆虫、蛇、さそり、両生類、魚の毒など)
微生物(細菌、ウイルス、リケッチア、胞子、病原菌など)

■無機物
分子
　自然の形(鉱物のままの硫黄、黄鉱石など)
　精製・精錬・抽出された形(銅、ヨウ素など)
化合物
　自然の鉱物や塩(単独で自然に化合された物)
　人造物(化学薬品、麻薬、無機毒)

レメディに使われている物質

レメディの作り方

パリの製薬会社、ロカールの工場を見学した時、ケムーン社長は「レメディは、ホメオパシー専門の製薬会社の厳密に管理された環境でなければ高品質の物は作り得ません」と胸を張って語ってくれました。高品質、イコール「誰もが納得する効果」を維持するために、レメディの製造は、まさに細菌が入り込む隙のないほど浄化された空間で、非常に精密な行程を踏んで行われています。

ハーブ薬などは家庭で作られることもよくありますが、行程が複雑なホメオパシーのレメディは、私たちが家庭で作れるものではありません。

レメディの製造工程は原材料が水に溶けるか溶けないかで2つの方法に大別されます。

植物や動物等の水に溶ける物質の場合は、細かく刻む、擦りつぶすなどして、アルコールと蒸留水で作った溶液に入れてしばらくおき、それを濾過してマザーティンクチャーと呼ばれる母液を作ります。この母液をアルコールと蒸留水の混合液で、1:99の割合で繰り返し希釈、振とうし、必要なポテンシーの混合液を作り出します。

水に溶けない鉱物などの原材料は、まず擦りつぶして粉にします。この処理は粉砕（トリチュレーション・trituration・16ページ参照）と呼びます。粉砕した粉を、粉末ラクトース（乳糖）と、1:99の割合で混ぜ擦りつぶし、この行程をさらに2度繰り返します。これ以降は粉が水に溶けるので、水溶性の原材料と同様の行程で行われます。

下に写真で紹介したレメディの作り方は、レメディを自分で作るためのものではなく、あくまでもレメディ製造の行程をわかりやすく写真で紹介したものです。家庭で使用するレメディは、必ずホメオパシーの製薬会社で製造された製品を購入してください。

レメディ製造の行程

赤タマネギのレメディ、アリウム・ケパを例にとって、レメディ作りを紹介しましょう。

原材料の赤タマネギを細かく刻み、大きな密閉容器に入れます。そこへアルコールと蒸留水で作った混合液（混合比率は原料によって異なります）を入れます。

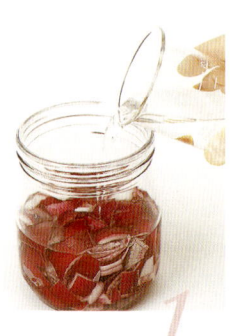

1

この混合液の入った容器を密閉し、ときどき攪拌し、しばらくおき、原料を柔らかくします。液を浸出させる時間は、原料によって違います。

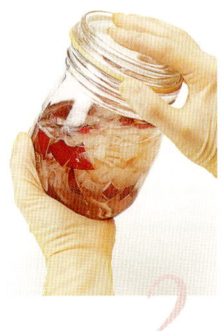

2

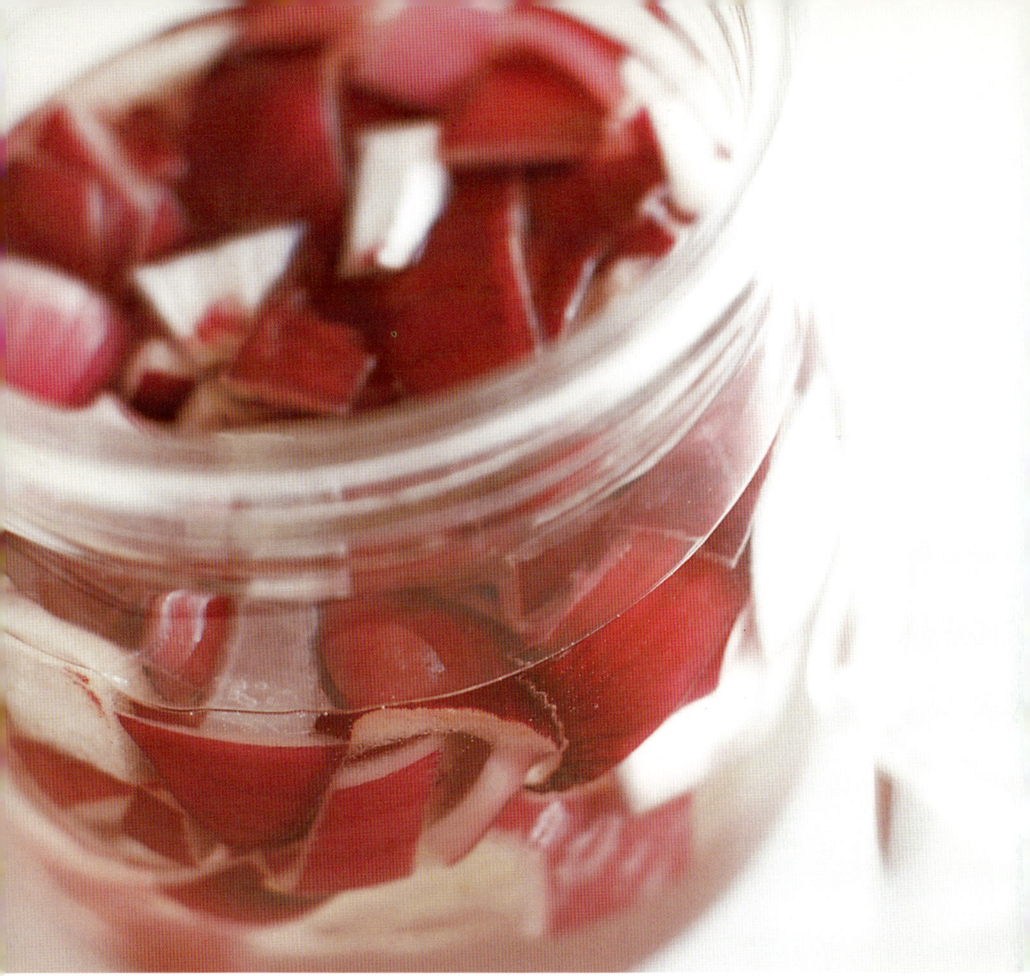

※レメディの作り方は、『ホメオパシー大百科事典』(アンドルー・ロッキー著／産調出版)を参考にしました

一定時間おいた混合液を、絞るまたはフィルターで濾過するなどして液を抽出します。これがレメディの母液、マザーティンクチャーです。

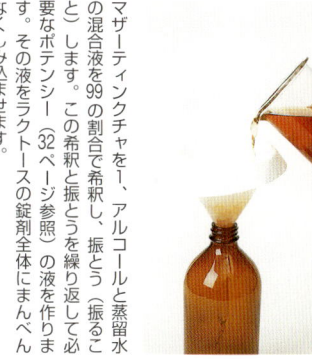

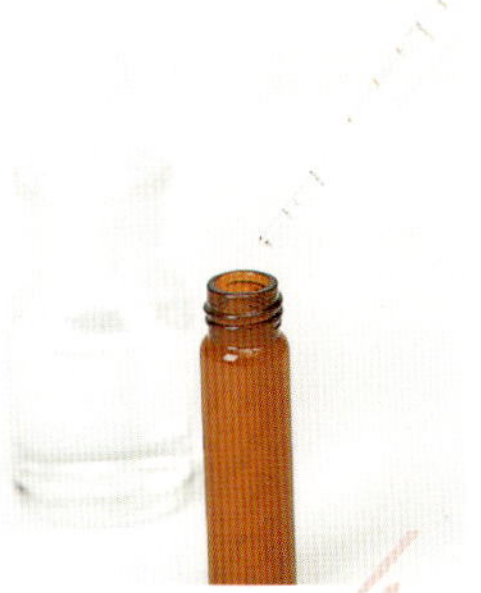

マザーティンクチャーを1、アルコールと蒸留水の混合液を99の割合で希釈し、振とう(振ること)します。この希釈と振とうを繰り返して必要なポテンシー(32ページ参照)の液を作ります。その液をラクトースの錠剤全体にまんべんなくしみ込ませます。

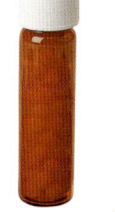

レメディがしみ込んだラクトースの錠剤を、遮光びんに入れて保存。レメディの完成です。

ポテンタイゼーション

希釈と振とう

薄める（希釈＝ダイルーション）と、強く振る（振とう＝サーカッション）を繰り返すポテンタイゼーション（強化）と呼ばれる方法が、レメディの持つ大きな治癒力を引き出すことはすでに説明した通りです。

ハーネマンは、薬の副作用をなくすために、できる限り希釈して使用する方法に、1回の希釈ごとに強く振るという操作も加えました。ハーネマンがこの「振とう」という操作を思いついたのは、往診時に鞄の中に入れ揺さぶられて持って行った薬のほうが、診療所に静かに置かれている薬より効果が高いことに気がついたからだという説があります。ハーネマンの時代には、聖書の上に一定のリズムでガラス管を強く叩きつける方法で振とうが行われていました。

前ページのレメディの作り方でも紹介した希釈と振とうの操作をさらに詳しく説明しましょう。まずマザーティンクチャー（物質を浸して作った母液）1に対して、99のアルコールと蒸留水の混合液を加えて希釈し、強く振ります（振とう）。ここまでできた溶液が1Cのポテンシー（希釈度数）です。この

溶液1に対して99のアルコールと蒸留水の混合液で希釈し、さらに振とうすると、この溶液は2Cになります。

この希釈と振とうの一連の操作を何回繰り返したかによってレメディのポテンシーが決まってきます。希釈・振とうの回数が多い高ポテンシーのレメディほど、その効力は高くなるといわれています。なぜそうなるかは、現在もわかっていません。セルフケアで使用できるのは30Cまでで、それより高いポテンシーのレメディは、ホメオパシーの専門家によって処方されなければなりません。

ポテンシー

12Cのポテンシーは、100分の1の希釈・振とうの回数が12回ですから、含まれる物質成分は100の12乗分の1、つまり10の24乗分の1ということになります。

超微粒子の単位として知られるアボガドロ数は6・02×10の23乗分の1ですから、12Cの物質成分の数字はアボガドロ数を上回る超微粒量を示しています。つまり12C以上のポテンシーのレメディには、原子を構成する超微粒子ですら含まれていないというわけです。

ポテンシーの単位は、希釈する水の量や、希釈方法によって異なります。現在、英語圏で主に使われているポテンシーの単位は以下の通りです。

● X（10倍希釈法、Dとも表示される）
マザーティンクチャー1に対して9のアルコールと蒸留水を加える、1：10の希釈単位。レメディの中にまだ物質成分が残る低ポテンシー。3X、6X、12Xなど。

● C（100倍希釈法）
1：100の希釈単位。最も一般的に使われている。6C、9C、12C、15C、30C、200Cなど。

● M（1000倍希釈法）
1：1000の希釈法。1M、10M、50Mなど。

● LM（5万倍希釈法）
1：5万の希釈法。LMは製造工程が違う特殊なもので、専門家が慢性病に使うことが多い。

● K（コルサコフィアン希釈法）
ロシア人医師、シモン・ニコライエヴィッチ・コルサコフが開発した希釈法。Cをはじめとする前述の希釈法は、図で示したように1回1回違う容器に移し変えて行われるのに対し、すべて同じ容器の中で行われる希釈法。35K、100Kなど。

◆ ポテンシーとレメディの効力

レメディの効力が高くなる →

3C　6C　12C　30C

希釈度が高くなる →

◆ 6Cのポテンシーができるまで

マザーティンクチャーを1滴加える

アルコール＋蒸留水 99滴　1C
99滴　振とう　2C
99滴　振とう　3C
99滴　振とう　4C
99滴　振とう　5C
99滴　振とう　6C

ラクトースに1滴落とす

──レメディ・カタログ〈形状編〉

レメディの最も一般的な形状は、ラクトース(乳糖)の粒です。
その他にも、チンキ、クリームなどさまざまな形状のレメディが製造され、
用途に合わせて使用されています。主な形状をご紹介しましょう。

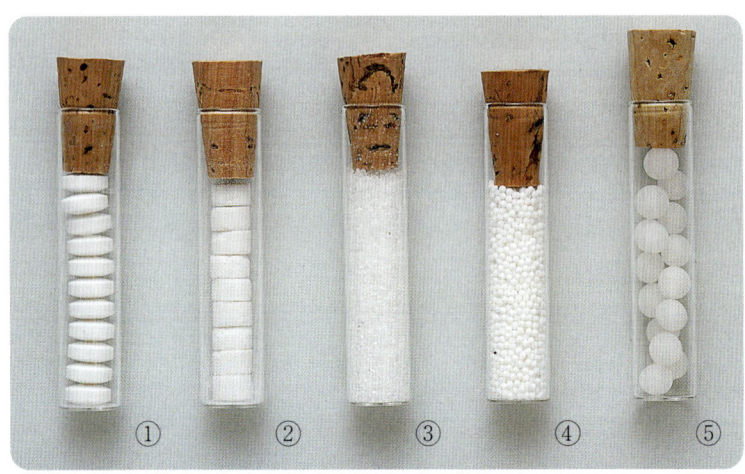

◆ラクトース(乳糖)

各ポテンシーに希釈されたレメディの溶液を、粒または顆粒状の乳糖にむらなくかけて浸透させ、乾燥させたもの。主にシングル・レメディ。写真はラクトースの形状例。大きさは実物大です。

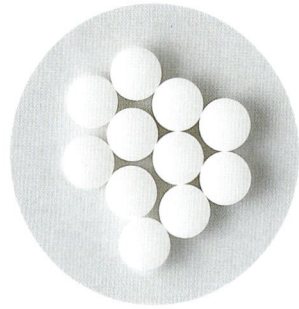

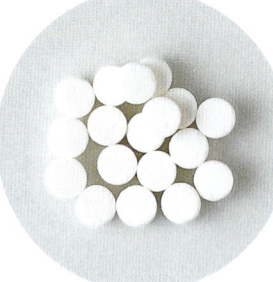

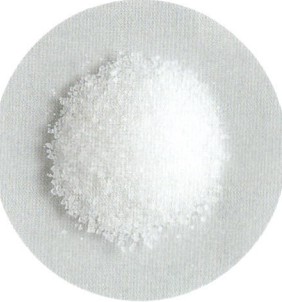

① 平たいタブレット状。
直径約6.6㎜

② タブレット状で①より
やや小さめ

③ 顆粒状。1回で1びんを飲み
きるタイプ

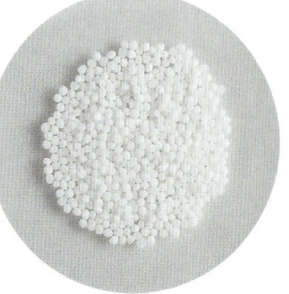

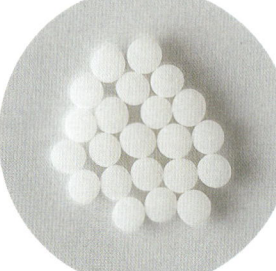

④ ③よりやや
大粒の顆粒

⑤ 直径約4㎜の
球状の
ラクトース

34

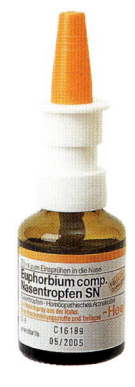

PART-1 ホメオパシーを始めよう

◆スプレー
鼻炎用のスプレータイプ。写真はヘール「イウフォルビウム」

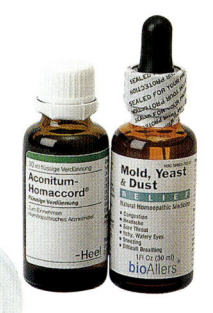

◆チンキ
各ポテンシーに希釈された液状タイプ。コンビネーション・レメディに多い。数滴ずつそのまま飲むタイプや、薄めて使用するタイプがある。写真はヘール「アコニタム」（左）とナトラバイオ「モールド、イースト&ダスト」（右）

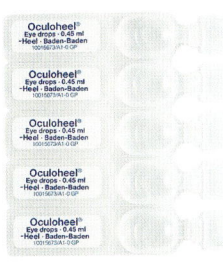

◆目薬
目に点眼するタイプ。主に目の症状に効くレメディの目薬。写真はヘール「オクロヘール」

◆クリーム・ジェル
皮膚に塗布して使用するクリームやジェルのタイプ。皮膚症状や関節痛などに効果がある製剤が製造されている。写真はヘール「ジール軟膏」（上）とボワロン「アーニカ・ジェル」（下）

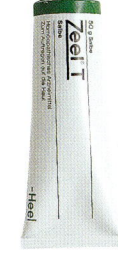

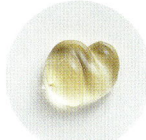

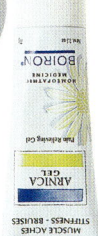

◆アンプル
そのまま飲むか、海外では医師によって注射で使用されるタイプ。写真はヘール「エキナセア」

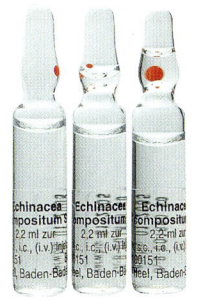

ホメオパシーを使った製品

歯磨き
歯と歯茎に良いレメディが練り込まれた歯磨き。ミント未使用。写真はボワロン「オメオダン」

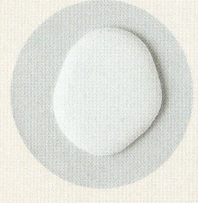

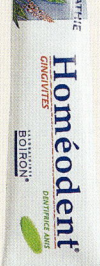

キャンディ
キャンディにレメディを混合した製品。喉の炎症を和らげるためなどに。写真はレーニン「パテ・ア・スセ・スイス」

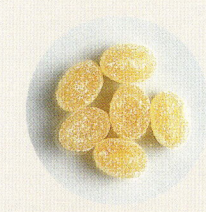

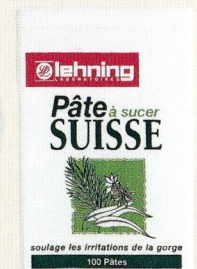

レメディ・カタログ 〈メーカー編〉

ホメオパシー先進国のレメディ・メーカーをピックアップしてみました。
各メーカーのレメディ購入方法は、P154～159で紹介しています。

ヘリオス Helios イギリス

1986年創業。伝統的な製法で、すべてのポテンシーのシングル・レメディを生産する。ケントが本拠地でロンドンにも薬局がある。18種の救急キットなどキット類が豊富に揃う。

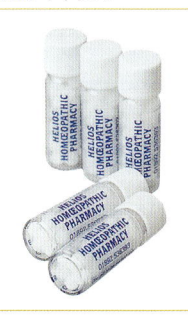

ヘール Heel ドイツ

ホモトキシコロジー理論に基づいたコンビネーション・レメディが特徴的。ホメオパシーの製薬会社では、ドイツ最大、世界2位の売上。アンプル製剤の生産個数は世界最大。

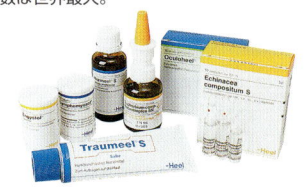

ネルソンズ Nelsons イギリス

ロンドン市内に薬局を持つシングル・レメディを中心にしたホメオパシー製薬会社。イギリスの薬局チェーン、ブーツ(Boots)には、ネルソンズのレメディのコーナーがある。

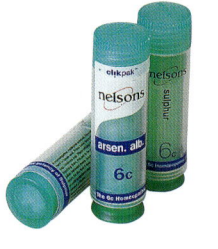

マリエン薬局 Marien Apotheke ドイツ

南ドイツにある製薬所から、日本人向けメールオーダーで12Xの低ポテンシーのレメディや、コンビネーションの「レメディウム」を注文できる。キットやハーブティーの種類も豊富。

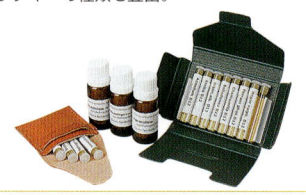

ボワロン Boiron フランス

1932年に双子のボワロン兄弟がパリで創業。世界40カ国で販売されている売上高世界第1位のホメオパシー製薬会社。シングル、コンビネーションとも豊富な種類を誇っている。

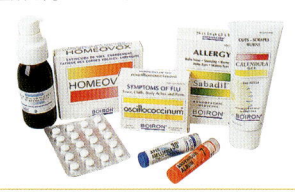

エインズワース Ainsworths イギリス

1978年創業。英国王室御用達のホメオパシー製薬会社。伝統的な製法でシングルを中心に約3500種類のレメディを生産する。ロンドン郊外に工場を持ち、市内に薬局がある。

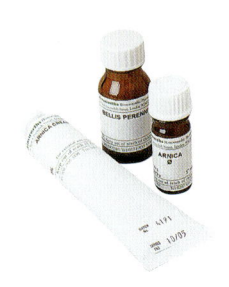

PART-1 ホメオパシーを始めよう

ヴェレーダ Weleda スイス

ホメオパシーに基づく医薬品、化粧品、健康食品を製造するヴェレーダのシングル・レメディは種類も豊富。有機栽培植物を使い化学合成物質を一切使わない製法が特徴。

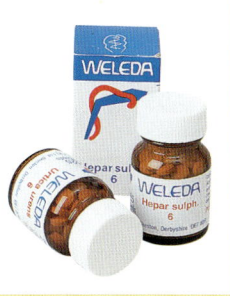

ロカール Rocal フランス

1980年に、ホメオパシー研究者のアルバート・ケムーン博士が創業。パリ市内に工場がある。レーニン（下記）の兄弟会社で、主にシングルを中心に3000種類ものレメディを生産。

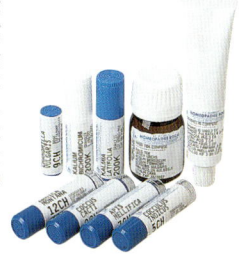

ナトラバイオ NATRA-BIO アメリカ

20年の歴史を持つホメオパシー製薬会社。FDAの許可のもとに製造している。花粉症、ペット等のアレルギー、禁煙、解毒などに対応したコンビネーションを生産。錠剤とチンキの形状がある。

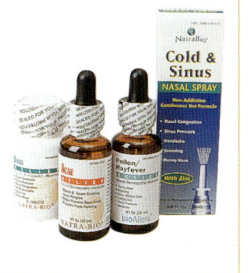

レーニン Lehning フランス

メッツ市が本拠地。コンビネーションを主に生産し、兄弟会社であるロカール（上記）と役割を分担している。疲労回復レメディの「BIOMAG」は世界的な人気商品。チンキ剤の種類が多い。

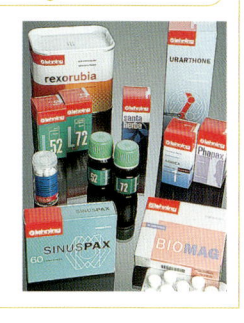

サイエンティフィック・ホメオパシー Scientific Homeopathy イタリア

世界的に有名なホメオパス、ジョージ・ヴィソルカス教授推奨のレメディを製造。教授主宰のインターナショナル・アカデミー・オブ・クラシカル・ホメオパシー日本校を通じて個人輸入できる。

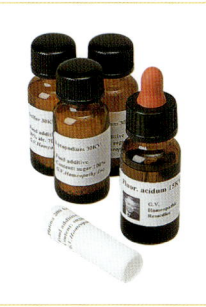

ドリソス Dolisos フランス

1935年創業。シングル・レメディの種類が多い。ストレスキットやトラベルキットなど目的別に、シングルを厳選したキットに人気がある。動物用レメディも生産している。

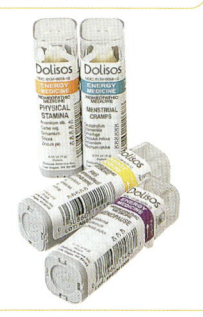

ハーネマンは、類似の法則を確実に検証するためには、健康な人々に対して物質を投与して、物質がどのように働くか、その作用を観察する以外に方法はないと考えました。この実験方法がプルービング(proving)です。

1791年に、ハーネマンがマラリアの特効薬として知られるキナ皮を刻んで自分で服用し、マラリアそっくりの症状を自覚した体験は、ホメオパシー理論の原点であるとともに、彼が行ったまさに最初のプルービングでもありました。以来、彼は自分や同僚、友人を実験台にして、生涯に100以上もの物質をプルービングし、結果を詳細に記録して、それらの物質のレメディを作ったのです。

ハーネマン以降も、さまざまな物質に対してプルービングが行われており、その数は300以上にも上っています。

プルービングには、治療に使われるポテンシーより低いポテンシーのレメディが使われ、すべて二重盲検法によって行われます。これは、プルービングの参加者が偽薬(プラシーボ)を飲んでいるかレメディを飲んでいるかも、予想されるレメディの効果も知らされずに行われる方法です。また参加者は、男女両方で異なる人種を含むこと、できる限り病気にかかっていないこと、現れる症状を認識して記録できる人、紅茶やコーヒー、酒を飲む習慣や喫煙の習慣をもたないことなどの条件を満たさなければなりません。レメディをとった人々に現れる症状を、偽薬をとった人々と比べて明確に観察することができます。

レメディの作用はこうしたプルービング以外にも、事故による毒物中毒などの症状や、体験談や記録、実際の臨床で使用して起こった新しい症状などによっても知ることができます。

プルービングは、レメディの効果を検証するための実験方法ですが、実際にレメディ使用時にも、それが適切ではなかったレメディの場合、まれに敏感な人がプルービングを体験してしまうことがあります(55ページ参照)。また適切ではないレメディを繰り返しとり続けた場合や、適切であっても必要以上に長くとり続けた場合にもプルービングを起こすことがあるので注意しましょう(43、53ページ参照)。

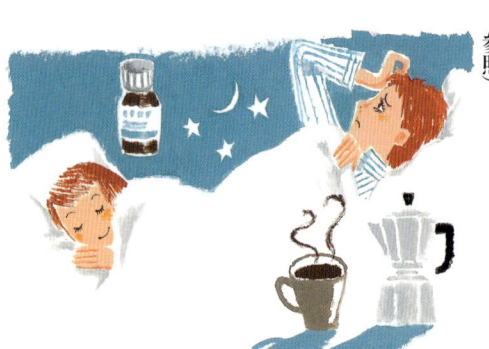

健康な人がコーヒーを飲んだ時に眠れないことがある。
コーヒーから作ったレメディは不眠を改善できる

プルービング

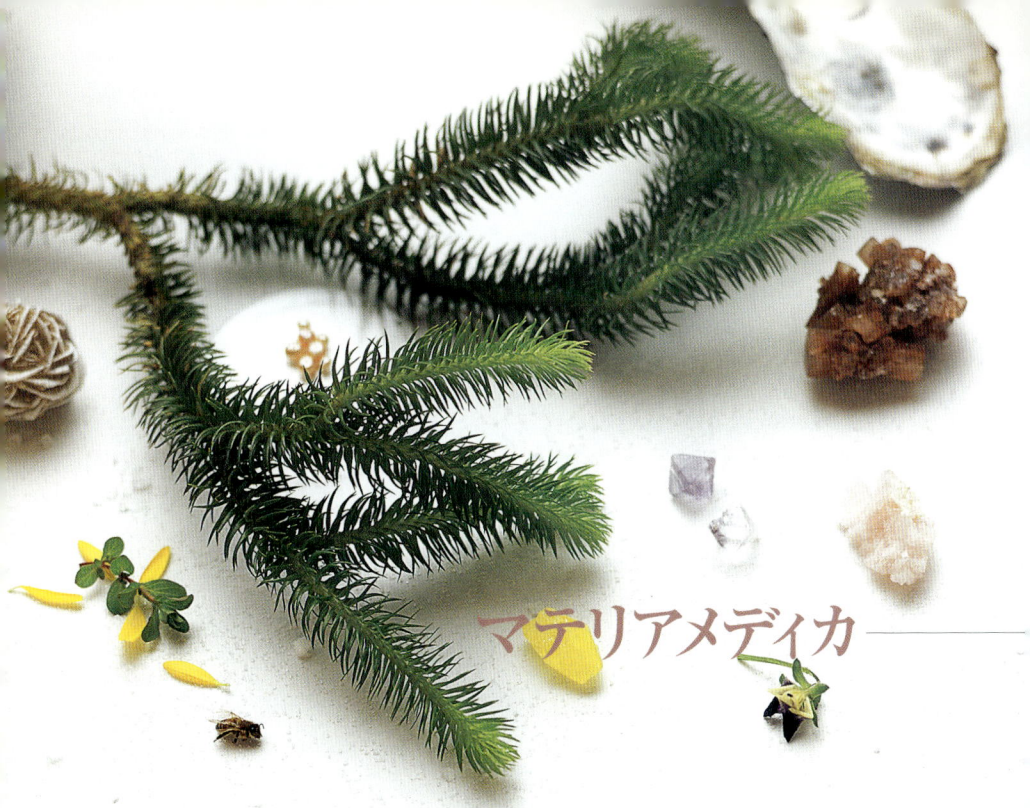

マテリアメディカ

プルービングによってわかった各レメディの症状のすべては、マテリアメディカと呼ばれる薬物辞典に詳細に記載されています。現代医療の薬物辞典もマテリアメディカと呼ばれていますが、ホメオパシーのそれとはまったく内容が異なります。

マテリアメディカには約2000種類ものレメディが紹介されています。レメディは、この世にあるあらゆる植物、動物、無機物から作られています（29ページ表参照）。植物ではその抽出成分が使われることもありますし、動物では体の毒や病理組織、病原菌、微生物も対象になっています。無機物も自然界の物質だけでなく、合成された化学薬品から作られることもあります。

マテリアメディカに記載されているそれぞれのレメディの情報は、物質の概要、プルービングして得られた精神的症状、肉体的症状、患者の具合をよくする要素と悪くする要素（モダリティ）、効果が期待される症状などで構成されています。

現在、専門家によく使われているマテリアメディカは、ハーネマンの弟子だったアメリカ人医師、ジェームス・タイラー・ケントによる『マテリアメディカ講義』をはじめとする古典的形式のものや、マーガレット・タイラーの『ドラッグ・ピクチャーズ』に代表されるホメオパシー医師の知識と経験に基づいたエッセイ形式のものなど、多数におよんでいます。私たちがセルフケアで使用する場合は、これらのマテリアメディカは使いこなせませんし、必要もありません。

この本では、PART3「よく使われるレメディ・ガイド」で、家庭で使うための37レメディのマテリアメディカを掲載しています。

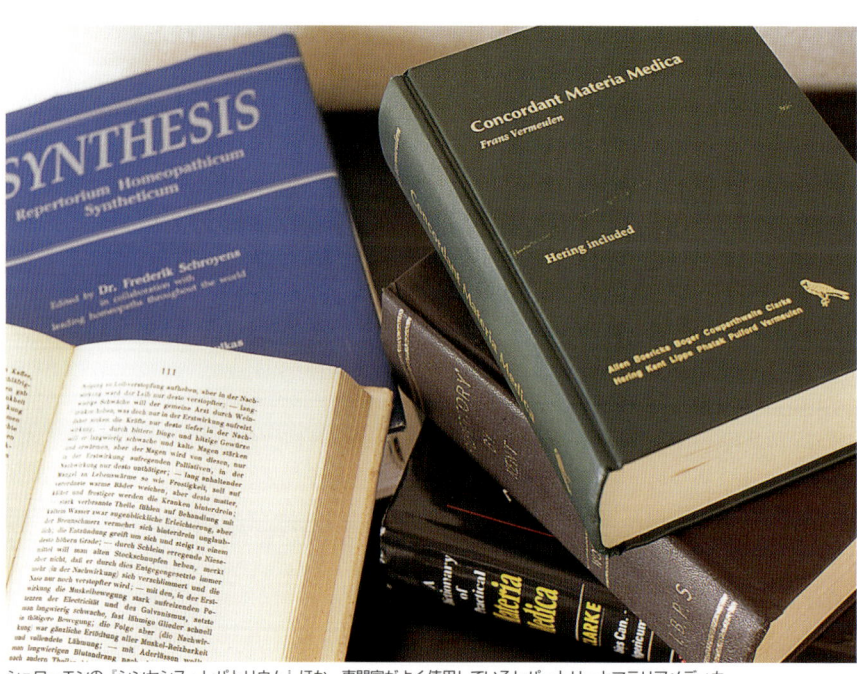

シュローエンの『シンセシス・レパトリウム』ほか、専門家がよく使用しているレパートリーとマテリアメディカ

レパートリー

レパートリーは、症状ごとにレメディを分類した辞典です。

これは、その人の症状の全体像に最も似ているシミリマム（23ページ参照）のレメディを探すために使われる本です。

症状に対して細かく症状が記載され、各症状に対して該当するレメディが数個あげられています。症状の一部をあげてみると、「見捨てられた感覚」「音に対する過敏さ」「会話中の頭の重さ」「お腹のつまったような感覚」「歩行中の手足の冷感」など。大変細かく、そしてユニークな症状表記です。治療者は、患者の症状の全体像をレパートリーと照らし合わせ、レメディをしぼり込みます。それからマテリアメディカを確認して、しぼり込んだレメディを決定します。一つのレメディを決定します。専門家にとって、マテリアメディカはなくてはならない大切なものです。

現在、専門家によく使用されているレパートリーは、ケントの『レパートリー』、フレデリック・シュローエンの『シンセシス・レパトリウム』、ロジャー・ヴァン・ザンドブートの『コンプリート・レパートリー』などです。最近はレパートリーのコンピュータ・ソフトも作られており、診察机にパソコンを置いて使いこなしている治療者も多いようです。

ここでは、シュローエンのレパートリーの「咽頭痛」の項を見てみましょう。そこには、咽頭痛が原因別、随伴症状別、時間帯別などの項目別に分類されています。

この本では、PART4「身近な症状に使う」で、セルフケアのためのレパートリーを紹介

40

治癒の法則

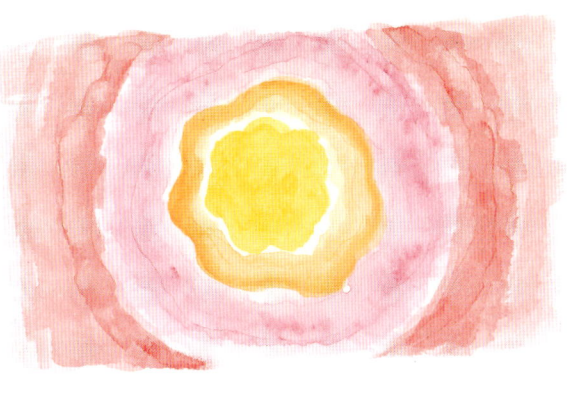

米国のコンスタンチン・ヘリング医師は、ハーネマンの父ともいわれる人です。ヘリングは、慢性の長期にわたる症状に悩まされている患者が、治癒する時に何が起こるかを注意深く観察し、次のような治癒の方向性を発見しました。

- 症状は心から体へと移動する
- 症状は上から下へと移動する
- 症状は内側から外側へと移動する
- 症状は大切な臓器からより大切ではない臓器へと移動する
- 症状が逆行するように昔の病気が出てくる

たとえば、「顔に出ていた湿疹が治癒する時に、湿疹が腕や脚の下へ向かって移動する」「不安や悲しみなどの症状が薄れ、心が元気を取り戻してきた時に、胃腸の不調が起こる」といった現象です。

バイタルフォースの項で述べたように、バイタルフォースは体の中心を守るために、外へ向かって遠心的に症状を押し出します。レメディを使用した後に、症状が、心から体へ、上から下へ、内側から外側へと移動するのは、バイタルフォースが働いて治癒へと向かっている証拠でもあるのです。このような変化が現れていれば、レメディが効果を発揮していると考えられます。

ただ、慢性的な症状に使用する場合、レメディによるバイタルフォースの正常な反応は、時には症状を一時的に表出させたり、古い症状を再発させたりすることもあります。これは「好転反応」（アグラベーション）と呼ばれるもので、心配することはありません。この反応は間もなくおさまるので、あせって別の治療を加えたりしないほうが賢明です。専門家を信頼してアドバイスを受けましょう。けっして短気にならないことが大切です。

治癒が遅かったり、別の箇所に症状が出たとしても、治癒の方向性が正しければ良い結果が得られるはずです。

治癒の法則は、慢性の症状にホメオパシーを使った場合、専門家が治癒の判断材料にされるものです。セルフケアでは急性症状のみにレメディを使うので、この法則はあまり考える必要はないでしょう。

PART-1 ホメオパシーを始めよう

家庭で使う

私たちがセルフケアでレメディを使えるのは、「PART4身近な症状に使う」で紹介したような急性症状や軽い病気に限ります。家庭でレメディを使う場合の使用法といくつかの注意点を以下にあげましょう。

レメディの選び方

自分や家族の症状を注意深く観察し、その症状がPART4であげた症状のどれに当てはまるかを探します。そして当てはまる症状に記されたレメディを、今度はPART3「よく使われるレメディ・ガイド」で見て、その症状を照合してレメディを決めます。

の場合、たとえば突然の風邪、発熱、腹痛、けがや事故の直後などでは、レメディは頻繁に使います。

最も普及しているラクトースの小さな砂糖粒状のシングル・レメディでは、そのような急性症状の場合20分～3時間おきに使用します。ゆるやかに持続する症状では、4～8時間おきに繰り返します。

イギリスでは1回に1粒の服用が原則ですが、ドイツ、フランスでは、Xや4C～9Cの低ポテンシーのレメディでは1回に3粒以上とることが多いようです。製薬会社により使用量は異なりますので、各レメディに沿った使用法の確認をしてください。

レメディのとり方

セルフケアで使用するレメディは、基本的にはXや、4C～30Cまでのポテンシーのものを使いましょう。症状がとても急性

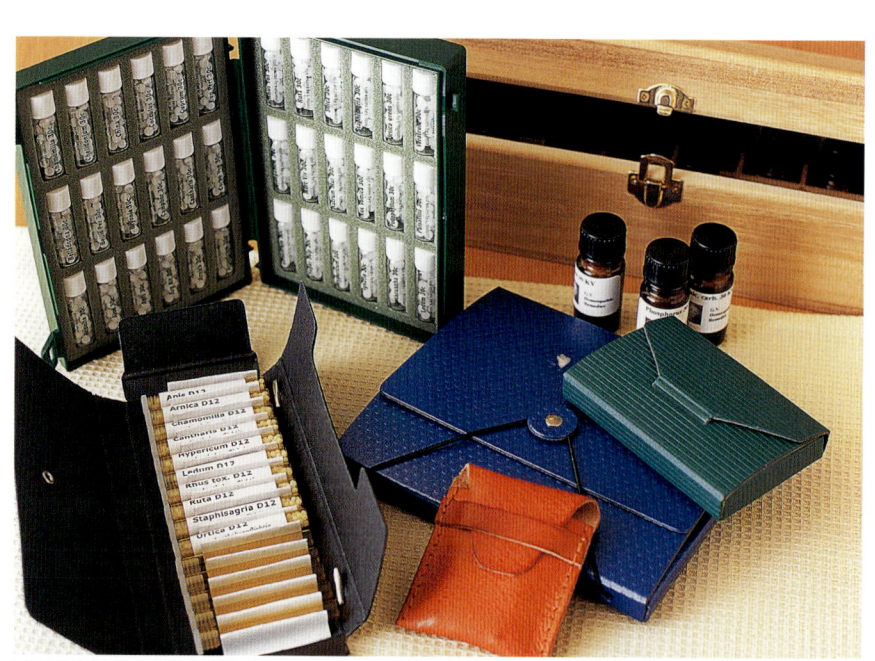

各製薬会社のセルフケア用レメディキット。左上はヘリオスのトラベルキット、右上はサイエンティフィック・ホメオパシーのレメディキット、手前はマリエン薬局の4種類のキット

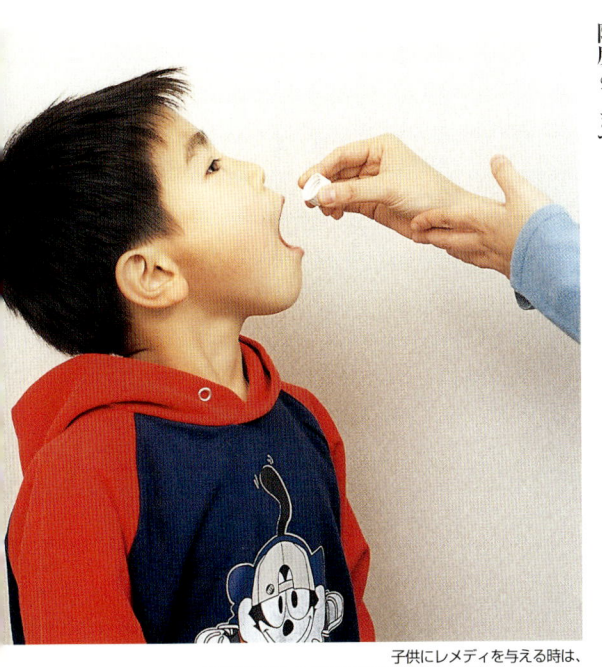

子供にレメディを与える時は、きれいなスプーンや容器のふたで口の中に入れ、なめさせる

症状が変われば、レメディも変えます。完全に症状が消えるまでに数種類レメディを必要とする場合があります。

改善している感覚が持続する場合は、レメディの再投与を控えて経過を観察し、症状が戻ってきた感覚のある場合は、同じレメディを再使用することを考えましょう。

レメディを使用しても症状が改善しない場合は、おそらく合っていないレメディだと判断して、他のレメディを考えましょう。合っていないレメディを繰り返し使うと「プルービング」が起こって、症状がより複雑になってしまうことがあります。レメディの再投与は7～10回を限度とします。

レメディをとる時の注意

ホメオパシーのレメディはとても敏感です。ラクトースの粒状のシングル・レメディを使用する時には、効果を最大限に得るために、次のことに注意しましょう。

まずレメディを容器から取り出す時は、直接、手で触らないようにし、容器のふたまたはプラスチックのスプーンにとって、舌下に入れ、かまずになめて自然に溶かします。乳幼児に与える場合は、細かくつぶして与えるか、ミネラルウォーターに溶かしたものを使用してもよいでしょう。

また服用の前後30分は、食事、歯磨き、喫煙は避けるようにしましょう。

レメディの使用中には、レメディの効果を中和してしまうといわれているコーヒー、刺激の強いハーブやエッセンシャルオイル（特にユーカリ、ミント、メンソール、カンファー）などは避けましょう。チョコレート、食塩、酢、唐辛子、お茶も控えめにしましょう。

現代医療の薬を長い期間にわたって内服している場合は、ホメオパシーの専門家やかかりつけの医師との連携のもとでレメディを使用してください。

また、急性の症状に対して、現代医薬とレメディを併用する場合は、それぞれを使用する間隔などでも問題になることがありますので、ホメオパシーの専門家に相談のうえで決定してください。

妊娠・出産時も、セルフケアでの使用は、ホメオパシーの専門家との協力のもとで行いましょう。

レメディの保管についても注意が必要です。直射日光、熱、電気、香りの強い物の影響を受ける場所に置くことは避けましょう。

ホメオパシーの専門家

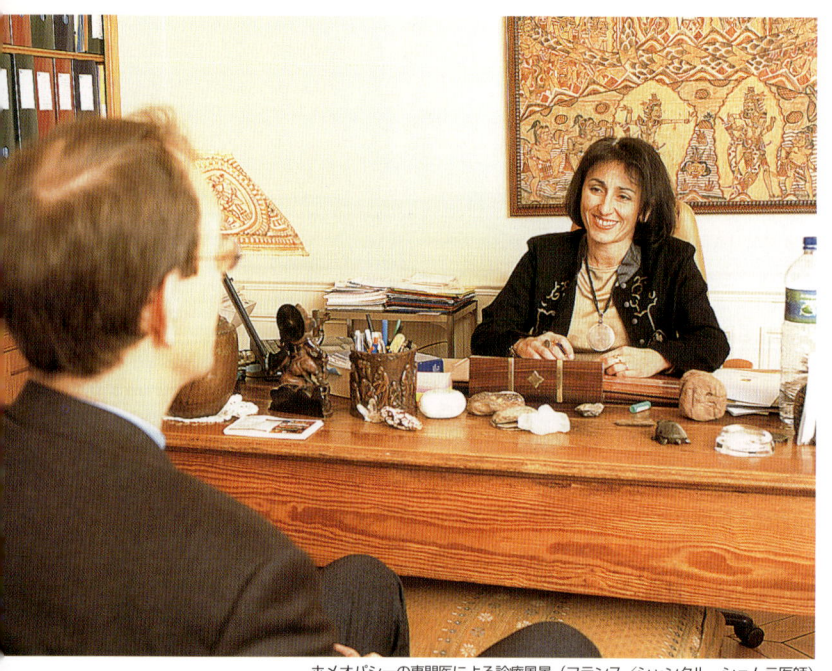

ホメオパシーの専門医による診療風景（フランス／シャンタル・シェムラ医師）

慢性病や深刻な症状の時、または急性症状でもセルフケアで効果がない場合などには専門家に相談しましょう。

専門家とは、ホメオパシーを専門的に勉強して、さまざまな不調に対してホメオパシー療法を施す人のことです。現在、海外における専門家は、ホメオパシーの教育をうけ、医療の一環としてレメディを処方する医師と、医療従事者としての資格を持たない民間のホメオパスに大きく分けられます。いずれの場合も、専門の教育機関に在籍して膨大な知識と経験を修め、一定の資格を取得することが必要です。

ホメオパシーの資格および位置づけは、国によってさまざまです。フランスやベルギーのように、専門家になれるのは医師のみという国もあれば、イギリスやアメリカのように医師も民間の人も勉強して資格の取得が可能な国もあります。ただホメオパシーが普及しているほとんどの国では、すでに国家がホメオパシーを医療として認め、レメディの処方に健康保険が適用されています。

日本では1997年に初のホメオパシーの専門学校が設立されて以来、次々に新しい学校も設立されています。また海外の教育機関に在籍し、外国で資格を取得する日本人もいるようです。現在、日本の政府はレメディを薬として認可していません。今後、日本でも、ホメオパシーの位置づけは、国民の健康に対する意識の変化にともなって変わってくる可能性があります。

44

クラシカル派とコンプレックス派

PART-1 ホメオパシーを始めよう

現在、ホメオパシーを提供する専門家は、レメディの使い方によって、クラシカル・ホメオパシー派とコンプレックス・ホメオパシー派に大きく分けられます。クラシカル派は、ハーネマン以来の伝統的な方法で患者の症状の全体像に最も類似したひとつのシミリマムのレメディをシングルで処方します。一方、コンプレックス派は、低ポテンシーのレメディを数種類複合して1剤にしたコンビネーション・レメディを使用します。症状に合わせて一度に複数のレメディを提供する複数ちゅう派も、コンプレックス派の範ちゅうに入ります。フランスでは、クラシカル派をユニシスト、複数派をプルラリスト、コンプレックス派をコンプレクシストと呼びます。

クラシカル派は、「コンビネーション・レメディでは症状の全体像が見えてこない。対症療法と同じで根本治療にはならない」と言いますし、コンプレックス派は「現代の複雑になった心身と病気にはシングルだけでは対応できないし、一つのシミリマムを見つけるのはとても難しいし時間がかかりすぎる」と、相互に意見があるようです。ただ最近は、両派を分ける明確な境界線と論争は減り、ある時はクラシカル、ある時はコンプレックスと、ケースによって使い分け、両方を併用している専門家が増えています。

コンビネーション・レメディは風邪、花粉症、打撲傷といった身近な症状に向けて作られているため、レメディ選びに自信がないホメオパシー初心者や忙しい人でも簡単に使えるという便利さがあります。この本では、ション・レメディと同じです。シングル・レメディによるセルフケアを紹介していますが、場合によってはコンビネーション・レメディを使用してみるのも良いでしょう。

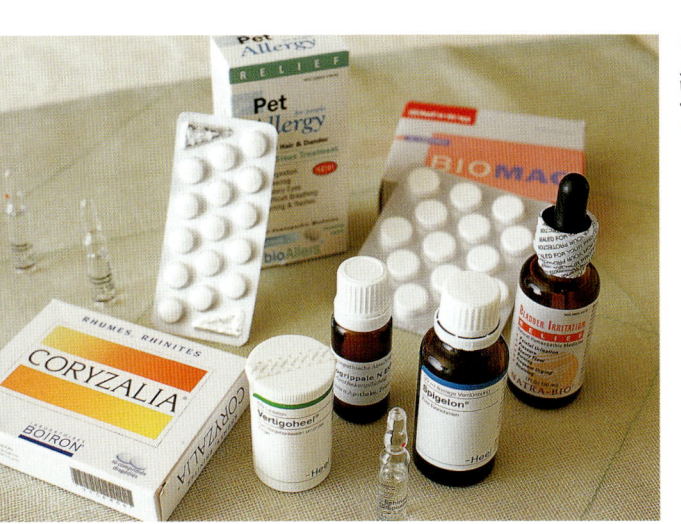

ヨーロッパの薬局の店頭には、風邪用、花粉症用、疲労回復用といったコンビネーション・レメディの箱がよく見かけられ、市場でもコンビネーション・レメディの販売量はシングル・レメディを上回っている

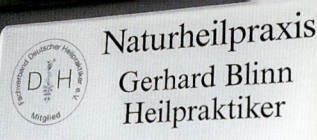

ホメオパシーの治療が認められている自然療法治療師ハイルプラクティカーの看板（ドイツ／バーデンバーデン）

世界のホメオパシー事情

巻頭の特集「西欧のホメオパシー最前線」で紹介したように、ヨーロッパ諸国では、ホメオパシーが代替医療の一つとして広く一般に浸透しています。ただドイツ、イギリス、フランスの三国だけを見てもわかるように、ホメオパシーは国の歴史や医療事情を反映しその国独自の発展をとげているようです。たとえばホメオパシー治療資格にしても、ドイツでは、すべての医師とハイルプラクティカー（国家資格の治療師）が治療資格を持ち、イギリスではすべての医師とホメオパス（民間のホメオパシー治療家の資格）、フランスでは医師のみ、と三国三様です。

とはいえEU（ヨーロッパ連合）によってヨーロッパ統一が進むなか、ホメオパシーに関しても諸国間の組織化がはかられています。

「ホメオパシーの教育カリキュラムや、製薬会社のレメディ製造方法は、ヨーロッパではすでにマニュアルができていて、法のもとに統一される日は近いでしょう」（フランス・ロカール社のケムーン社長）。

今回取材したホメオパシー製薬会社にレメディの輸出状況を聞いてみると、ヘール（ドイツ）が世界50カ国へ、エインズワース（イギリス）が世界各国へ、ロカール（フランス）が16カ国という返答でした。どの国も、輸出国はヨーロッパにとどまらず、アメリカ、アフリカ、アジア、オセアニアと世界中に広がっています。ホメオパシーは今や世界中の国々で使われているのです。

ヨーロッパでは、ドイツ、イギリス、フランスのほかには、

ホメオパシーのレメディ製造は複雑な工程が多く、各製薬会社とも品質管理に力を注いでいる（ドイツ／ヘール）

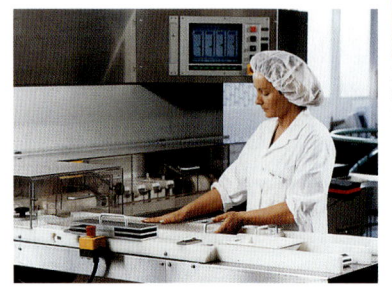

PART-1 ホメオパシーを始めよう

インド、パキスタン、スリランカでは、国がアーユルヴェーダと同じくホメオパシーを医療として認めています。インドには多数のホメオパシー専門の医科大学があり、ホメオパスの数は十万人を越え、ホメオパシーの治療を受けている人は人口の10％以上にのぼるといいます。現代医療に比べるとずっと安価なホメオパシーは、国民の所得水準が低いインドなどの国では医療費削減にも役立っているのです。

南米では、アルゼンチン、エクアドル、チリ、ブラジルなどが盛んで、主にクラシカル・ホメオパシーが行われています。有名なホメオパスも多く輩出しており、特にアルゼンチンのフランシスコ・アイザヤガ医師（1921〜2002年）は、国際ホメオパシー医学機関の会長を務め、重要なホメオパシー書を多く著しました。

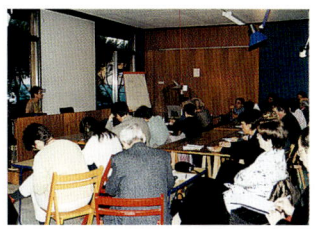

オランダ、オーストリア、ギリシャ、イタリア、スペインなどが盛んです。ギリシャには、多大な研究を残したホメオパス、ジョージ・ヴィソルカス氏がいます。ロシア、チェコ、ポーランドなどの東欧諸国でも需要は増えています。イギリスではクラシカル・ホメオパシーが盛んですが、その他の諸国ではユニシスト（クラシカル・ホメオパシーを扱う流派）の数は少なく、同時に複数のレメディを使ったりコンビネーション・レメディを使う流れが主流のようです。

アメリカでは、19世紀中頃に米国ホメオパシー学会が設立されかなり普及していたのですが、アメリカ医学会の反対にあい、一時衰退していました。その後ホリスティック医療が認められ、さまざまな代替療法が行われるようになると、ホメオパシーも復活をとげ、最近ではアメリカでも使用者が急増しています。

ホメオパシー専門学校の授業風景（フランス／ホメオパシー科学研究所）。ホメオパスを目指す受講生はすべて医師。年齢層も幅広い

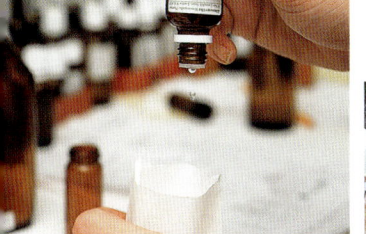

イギリスでは、今も伝統的なクラシカル・ホメオパシーが主流。製薬会社も昔ながらの伝統的な製法を守っている（イギリス／エインズワース）

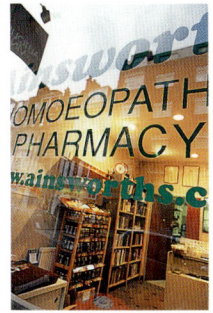

エインズワース薬局のショーウインドー（イギリス）

日本のホメオパシーの歴史

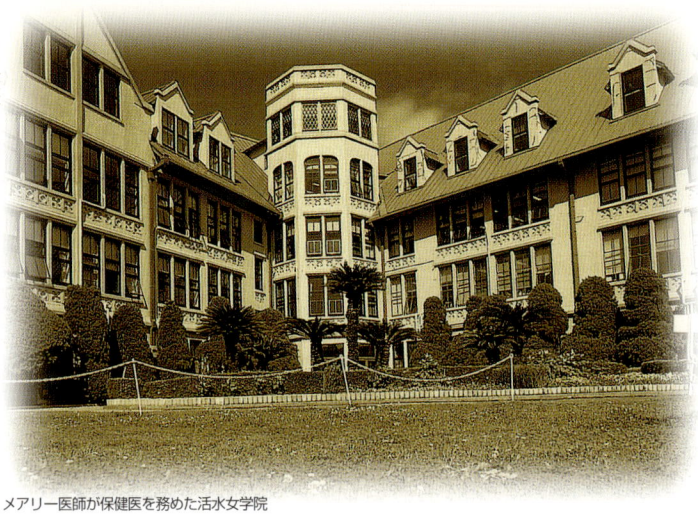

メアリー医師が保健医を務めた活水女学院

ドイツ・シュトゥットガルトにある医学史研究所で、世界のホメオパシーに関する古文書を管理しているディングス博士が、「おそらく日本のホメオパシーに関する最も古い文献です」といって渡してくれたのは、1911～1912年版の国際ホメオパシー医学要覧283ページ、日本の記述の英文コピーでした。その内容を要約してみましょう。

「長崎のメアリー・スガヌマ医師（アメリカ・クリーブランド出身、アメリカホメオパシー協会会員）と、横浜のシュワルツ・ハーベルト・ウッドワース医師（アメリカホメオパシー協会会員、仙台医学協会会員）の2人の外国人医師が、現在（1911年頃）、日本のホメオパシーの普及につくしています。1911年2月の手紙による

と、シュワルツ医師は横浜に自費負担患者のための小さな病院を開設し、横浜の文系大学と共同で日本人向けのホメオパシー教育施設の設立に取り組んでいます」

なんと明治末期から大正にかけての日本で、すでにホメオパシーが行われていたというのです。調べてみると、メアリー・スガヌマ医師については次のようなことがわかりました。

「メアリー・スガヌマ医師は1891年にメソジスト教会の医療宣教師として来日し、1893年に日本人の夫（スガヌマ・モトノスケ）とともに長崎に来て30年近く婦人病院を運営していました。年間2000人もの患者を診察し、お金のない人も治療し、処方薬も無料で配りました。また活水女学校の診察室（保健室）の医師でもあり

PART-1 ホメオパシーを始めよう

ました」（長崎の歴史を紹介する英文誌『クロスローズ』1997年版より）。

実際、明治12年に米人女性宣教師によって創立された長崎の活水女学院に残るその時代の卒業生の回顧録には、「ドクタースガヌマのスプーン一杯一杯」という記述があります。メアリー医師が、女学生たちにスプーンでホメオパシーのレメディを処方していたという微笑ましいエピソードです。

一方、横浜のシュワルツ氏の活動は、教会関係者を通じて少しずつ浸透し、大正時代には、銀座にホメオパシーのレメディを販売する薬局もできたほどでした。

その薬局を通じてホメオパシーの効果に魅せられた慈恵医大出身の産婦人科医、津田享氏は、その後渡米してシカゴのホメオパシー専門医のもとでホメオパシーを学び、帰国後は1970年に亡くなるまで熱心にホメオパシーの施療に取り組みました。津田医師は、ホメオパシーの普及に努めた最初の日本人です。

彼の従姉妹であり、東京女子医科大学に学んだ左近さくら氏（144ページ参照）は第二次世界大戦終戦直後、アメリカにホメオパシーを学ぶために留学しました。ジュリア・ミネルバ・グリーンから高名なホメオパシー医のもとで3年間、その後王立ロンドンホメオパシー病院の3年間の実地研修を終え、帰国後、都下でホメオパシー医師として開業。30年以上にわたり診療を続けました。

日本でも、1997年にホメオパシーのスクールが立ち上ったのを皮切りに、ホメオパシーを広めるための動きが復活しています。最近はホメオパシーのセルフケア講座が各地で開かれ、2002年には、ホメオパシーの専門家を育成する教育機関が5校を数えるまでになっています。

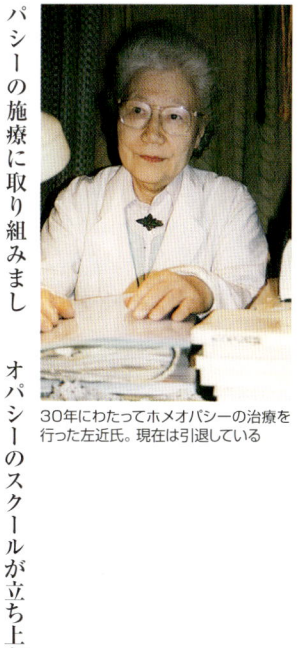

30年にわたってホメオパシーの治療を行った左近氏。現在は引退している

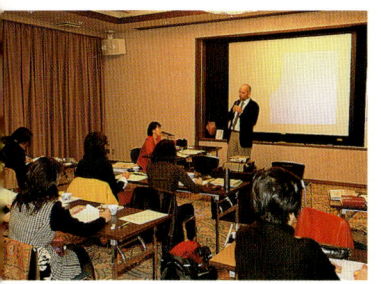

2002年に開校したインターナショナル・アカデミー・オブ・クラシカル・ホメオパシー日本校

My Homeopathy ②

ロンドンでのホメオパシー研修

ロンドンにある
エインズワース薬局の店頭

　2000年夏、ロンドンに2週間滞在し、医師向けの王立ロンドンホメオパシー病院主催のサマー・スクールを受講しました。第一線で活躍するイギリスのホメオパシー専門医によるレクチャーは、とても実りのある内容でした。

　ホメオパシー病院は大英博物館の近くにあり、現代医療の治療・研究を行っている大病院に囲まれています。ここに来院される患者さんは、GP（かかりつけ医）といわれる地域の診療所の医師から紹介されてくる場合がほとんどです。イギリスではホメオパシーがかなり普及しているとはいえ、患者に、専門の病院やクリニックでのホメオパシー治療を積極的にすすめるGPはそれほど多くはありません。

　ホメオパシー病院の医師は、「これまで隣にある大病院から患者さんが紹介されてきたことはありません」と話していました。患者さんがホメオパシー治療を受けたくても、GPがホメオパシー専門医であるか、またはホメオパシー専門医を紹介してくれなければ治療を受けられないという点は、イギリスのGP制度の問題点でもあるようです。

　病院の医師たちが口を揃えて話していたのは、ホメオパシー病院に来院する患者さんは、免疫が複雑に乱れていて、シングル・レメディだけで十分な効果が得られる場合は少ないということでした。私の滞在中に来院された患者さんには、LMというポテンシーでレメディの処方を受ける人、コンビネーション・レメディでの処方箋を院内薬局に持参する人などがいました。クラシカル・ホメオパシーだけでは難しい現代人の病気の複雑さを実感したものです。

　とはいえ、イギリスのホメオパシーは基本的には今でもクラシカル・ホメオパシーが主流です。薬局、健康食品店ならどこでもシングル・レメディが何種類も置かれ、一般の人がセルフケアで気軽に購入していきます。

　日本では現在、東京を中心に、イギリス式のホメオパシーが最も普及してきています。今後、日本でもホメオパシーの恩恵を受けられる機会が増えてくることを願いつつ、私も活動していきます。

中村裕恵

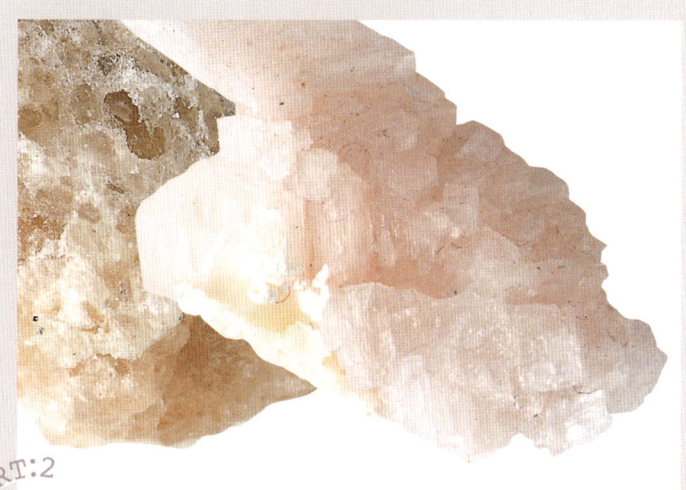

PART:2
初めてのホメオパシーQ&A

セルフケアでホメオパシーを使い始めた当初は、
誰でも、この使い方でいいのかしらと心配になるものです。
そこで初心者の方々からよく聞かれる質問を選んで、
本書の監修者・中村裕恵医師にお答えいただきました。

Photo｜NAT．MUR｜岩塩

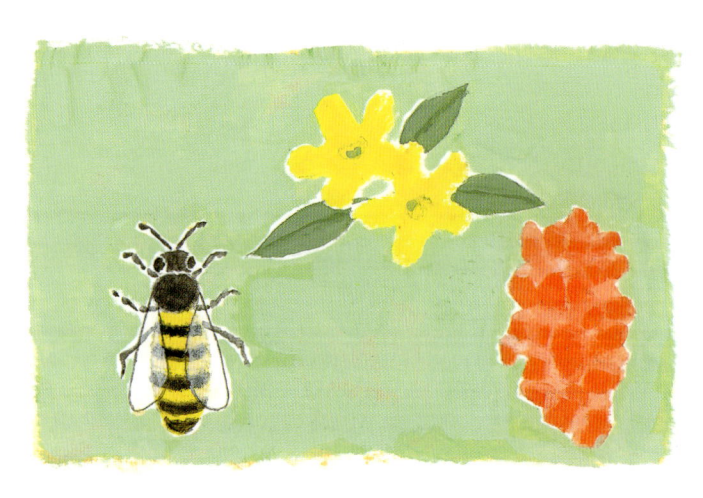

ホメオパシーのレメディは植物、動物、鉱物などを原材料にした極微量の物質から作られます

Q 従来の現代医療とホメオパシーの違いを教えてください。

A ホメオパシーは約200年前にドイツで体系化され、ヨーロッパ、アメリカ大陸、インドを中心に世界中に広がり、抗生物質発見前のアメリカでは、医療の中心的地位を占めていたともいわれています。

私たちが通常の診療所、または病院で受診することのできる医療の中心は、西洋医学に基づく対症療法です。ホメオパシーに対して「アロパシー」（23ページ参照）と呼ばれることもあります。

アロパシーは、病気の症状や、傷害を受けた細胞の病理所見に着目しますが、ホメオパシーは病気にかかっている人間全体に注目します。それゆえにホメオパシーは、ホリスティック医療（22ページ参照）の中心的存在といわれています。

ホメオパシーでは「健康」と「病気」の概念が確立されており、病気とは心と体を含めた人間全体のアンバランスであると考えているので

す。個人そのものを重視し、副作用を避けるために、極微量の物質をレメディという形で使用して、私たちの健康の回復と増進に役立てていく療法です。

ホメオパシー療法は、私たちの身体をめぐる「バイタルフォース」（26ページ参照）の乱れをレメディによって調整し、再び調和のとれた健全な状態に戻ることを助けます。レメディが正しく身体に働きかけた時、私たちは、比較的短期間での改善を自覚します。風邪の初期など軽い不調の時には、使用後数分以内に効果を感じることもあります。そして、肉体的な健康状態だけではなく、「物事に対して明るい見方ができるようになった」「体だけでなく心も軽くなった」「睡眠の質がよくなった」などという精神の健康状態の改善の報告もよく聞かれます。体だけではなく、心の改善も図れることは、ホメオパシーの大きな魅力です。

52

Q ホメオパシーは安全ですか？

A ホメオパシーは安全性の高い療法です。レメディの原材料は、もともとの状態では有害な物であっても、まったく毒性のない状態にまで希釈されています。副作用の心配もありません。

また、レメディ製造会社や薬局の衛生、品質の管理は非常に厳格です。そうした点からみても安全な療法といえます。

しかし、必要以上に長くレメディをとりつづけると、一時的に「プルービング」という症状が現れることもあるため注意が必要です（38、43ページ参照）。プルービングは、レメディの摂取をやめれば、現れた症状も早期に消えてしまいます。また、レメディが効かない場合でも、けっして害にはなりません。

Q ホメオパシーはどんな人に向いていますか？

A ホメオパシーは、ホリスティック医療の中でも特に人気があり、ヨーロッパ、インド、アメリカ大陸を中心に広く使用されています。赤ちゃんからお年寄りまで幅広い年齢層で使うことができます。また、妊婦さんでも、ホメオパシーの専門家と相談しながら安全に使うことができます。不快な症状が存在する時、ホメオパシーはその素晴らしい効能を発揮するでしょう。

どのような人でも、常に完全な健康状態を保ち続けることは難しいので、すべての人にホメオパシーが役立つことは間違いありません。

健康の基礎は、自然や環境と調和して生きることです。ホメオパシーはその助けになります。

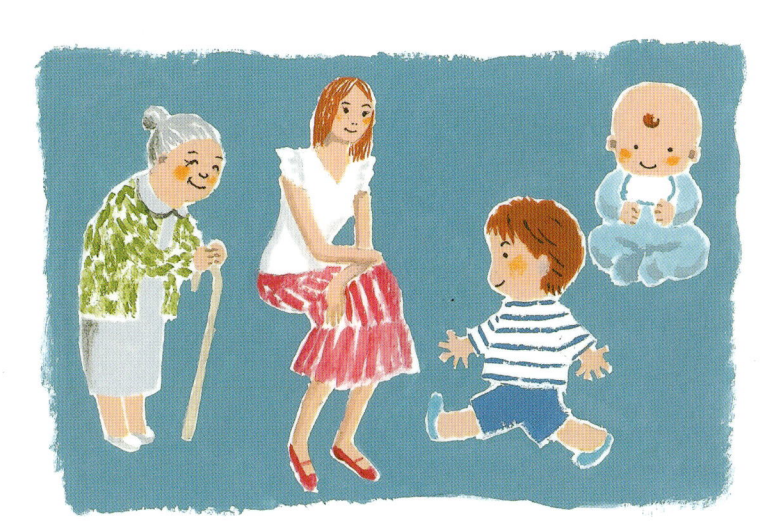

レメディには副作用がなく、赤ちゃんからお年寄りまで幅広く使えます

Q ホメオパシーはどんな病気に使えますか?

A

事故やけが、日常でよく遭遇する急性の症状、従来の現代医療では治癒しにくい慢性病や精神的な問題までと適応範囲が広いのが、ホメオパシーの特徴です。適切なレメディを選択することができれば、あらゆる問題を援護できる可能性を持っています。

軽いけがや急性の病気、すなわち急に現れて短期間だけ持続するインフルエンザや風邪、咳、胃腸の不調などに、セルフケアでの使い方を覚え、積極的に使いこなしていきたいものです。きっと、私たちの身体に備わる偉大な自然治癒力を大きな力で助けてくれることでしょう。

ただし、レメディの効能を過信して、急性の病気の経過を長びかせ、体力を消耗することも危険です。症状に改善が見られない場合は、必ず医師を受診しましょう。

大けがなどで生命に関わる危険な状況では、緊急な救命処置が必要です。しかし、救急車が到着するまでにファーストエイド（応急手当）のレメディを使用することで、危機的な状況から早く回復できる可能性があります。たとえば、アーニカは、救急時のナンバーワン・レメディといわれ、どのような事故やけがの後でもまずこれを使用します。アーニカはショックを和らげ、打撲の痛みを減らし、出血を抑えるという大きな可能性を秘めているのです。

慢性的な症状は、おそらく長い時間をかけて「バイタルフォース」（26ページ参照）が乱れた結果であり、もしかしたら私たちの身体の奥深くに存在し、先祖から受け継いできたものから発生しているのかもしれません。これを「マヤズム」（27ページ参照）といいます。このような問題には、けっして自己判断でレメディを取り扱ってはいけません。慢性的な症状に関しては、ホメオパシーの専門家に相談してください。

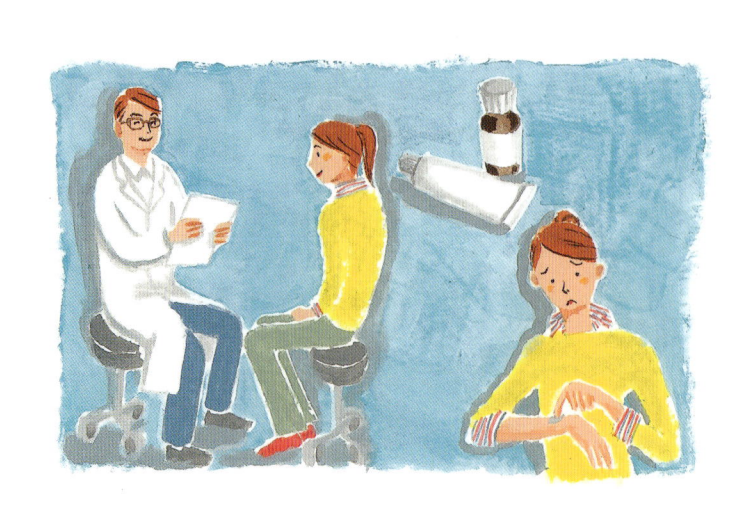

急性の症状にはセルフケアで、慢性的な症状には専門家に相談して使いましょう

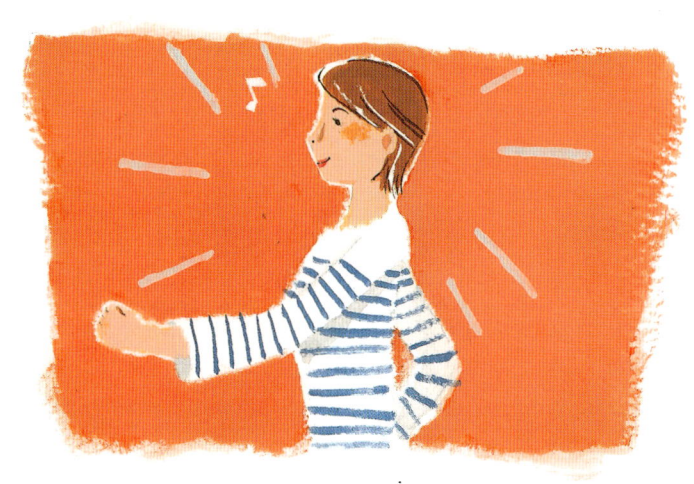

急性症状にレメディを使用した場合は、早ければ数分以内に効果を自覚できます

Q 適切ではないレメディをとった場合はどうなるのですか？

A 症状に合わないレメディをとっても、害はありません。おそらく、何も起こらないでしょう。まれなケースですが、敏感な人が合わないレメディをとった場合に、レメディが効く症状を再現する「プルービング」（38ページ参照）を体験してしまうことがあります。この場合、レメディをとるのをやめれば、間もなく元に戻り、プルービングの症状も落ち着きます。

レメディは原材料の分子が存在しないほどに薄められていますから、赤ちゃんや虚弱なお年寄りの不調にも、安全に使用されています。現代医療の薬剤が持っているような副作用の心配もありません。

Q レメディの効果はどのように現れますか？

A ホメオパシーは、現代医療とは違った体系で、身体の自然治癒力を支援します。レメディには副作用の心配もありません。

レメディの持つ効能は、「バイタルフォース」という私たちのエネルギーに働きかけ、比較的短期間で効果が現れ始めます。複雑化していない急性症状にレメディを使用した場合は、早ければ数分以内に、熱が下がる、腹痛がおさまるなどの症状の改善を自覚することもあります。

急性症状ではなく、専門家のもとで慢性的な症状にレメディを使用した場合は、ホメオパシーの「悪化」という状態が一時的に起こることがありますが、これはレメディに対するバイタルフォースの健全な反応です（56ページ参照）。

Q ホメオパシーで症状が改善しない場合はどうしたらよいでしょう。

A セルフケアでレメディを使用した後、症状の改善感がなく、むしろ悪くなっているような感じがあったなら、レメディはまったく効果を発揮せず、状態そのものが悪化しているのでしょう。不調が深刻でなければ、再度、適切なレメディを選択してみるとよいでしょう。不調が深刻ならば、医師やホメオパシーの専門家に相談してください。

一方、専門家のもとで慢性的に持続する症状にレメディを使用した場合、ホメオパシーの「悪化」という状態が起こることがあります。これは、レメディに対する「バイタルフォース」（26ページ参照）の健全な反応であり、一時的なものです。おそらく、「ヘリングの治癒の法則」（41ページ参照）が働いているのだと予想されます。この法則は、ホメオパシーにおける改善の方向性を示すものです。不安感と例をあげてみましょう。

悲しみにイグネシアというレメディが処方されたとします。イグネシアは適切なレメディであり、時がたつにつれ不安と悲しみの感覚は薄れていきますが、皮膚に発疹が現れてしまいました。皮膚という目に見える部分に不調が出現したため、「レメディの仕業かしら」と、混乱してしまうかもしれませんが、この場合、治癒の法則に従って、内側にあって重要性の高い器官である脳（精神）から、外側にあって重要性の低い器官である皮膚に症状が移った結果であるといえます。

一般に、改善しつつある場合は、「良くなっているという感じ」「楽になっているという感じ」を自覚します。たいていは、皮膚の症状も自然に消失します。ホメオパシーの「悪化」を体験している時、短気やあせりは禁物です。専門家を信頼してアドバイスを受けましょう。

悲しみが薄れて皮膚に発疹が現れたとすれば、「治癒の法則」が働いているのでしょう

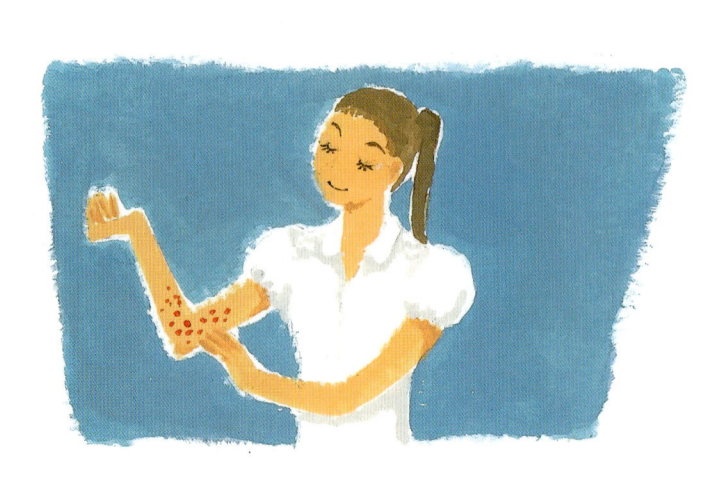

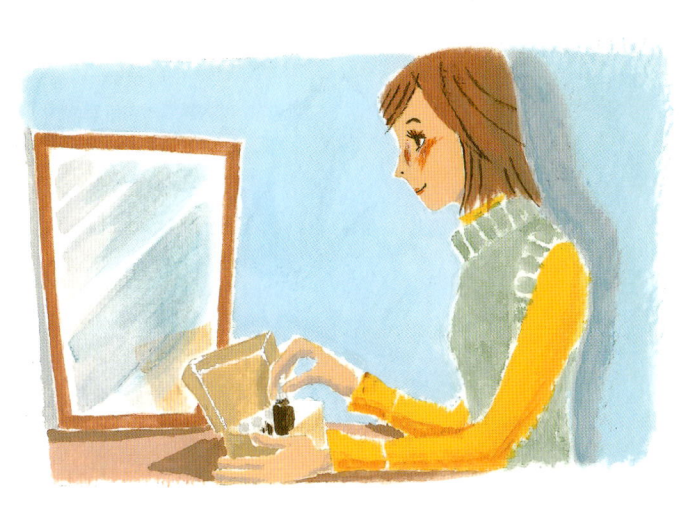

PART-2 初めてのホメオパシーQ&A

全体的な症状といちばん似かよったレメディを選びましょう

Q レメディの選び方を教えてください。

A ホメオパシーのレメディは、その時の全体的な症状といちばん似かよったものを選びますから、注意深く観察することが大切です。いちばん適切なレメディを見つけるために、PART4「身近な症状に使う」を参考にしてください。ここに掲載されている不調のリストに目を通し、症状といちばん合うものを選び出します。その後、PART3「よく使われるレメディ・ガイド」に目を通し、掲載されているすべての症状が当てはまらなくても、いくつかの主要な症状が当てはまるかどうかを確認し、最終的に使用するレメディを決めてください。応急手当や風邪など日常的な病気は、完治するまでに、状態によりそれに合った2〜3種類のレメディを使っていくだけで良い結果を得られるでしょう。

Q レメディのポテンシーの違いについて教えてください。

A ポテンシーは、レメディの尺度を表しています。希釈・振とうを繰り返すポテンタイゼーションによりポテンシーが決まります（32ページ参照）。通常、セルフケアに使われているポテンシーは、6X、12X、4C、6C、12C、30Cなどです（英語圏以外では、ポテンシーの表示が異なる場合がありますので注意してください）。6Cより30Cのほうが、私たちのバイタルフォースの中心により深く働きかけます。ポテンシーには、ほかにも、200C、1M、10M、CM、LMなどがあります。これらは希釈率も高く、バイタルフォースに深く働きかけるため、専門家が高度な知識と経験を用いて慢性症状の改善に用います。

Q レメディと現代医療の薬を併用しても大丈夫ですか？

A

レメディをセルフケアで使用する場合、現代医療の薬との関係で困る場合は実際にあるようです。長期間にわたって症状を緩和させるような現代医薬を内服している場合は、ホメオパシーの専門家や医師との連携のもとでレメディを使用してください。

医師にかかるほどではないけれども持続する不調を持っている場合は、ホメオパシーの専門家に相談のうえ、体質の改善に努めながら、セルフケアでのレメディ使用を覚えていくことが最善策です。

継続的な現代医薬の内服をしていない場合は、急性の症状に対してセルフケアでの積極的なレメディの使用をおすすめします。ただし、現代医薬とレメディを急性症状で併用する場合には、それぞれの効果を見極めるためにも、時間をずらして使用することをおすすめします。できれば、ホメオパシーの専門家に相談して決めると良いでしょう。

Q レメディを保管する際の注意点を教えてください。

A

私たちが購入できるレメディの多くは、乳糖にチンキ状の原液（マザーティンクチャー・母液）を希釈したものを含ませて乾燥させた錠剤です。ホメオパシーが比較的普及している国では、レメディの錠剤が遮光びんに詰められて、薬局やハーブ・ショップで販売されているのをよく見かけます。

購入したレメディは、室温を保てる暗所に保管しましょう。冷蔵庫の中などでの保管は避けてください。また、強い光や匂いの影響を受けやすいので、直射日光の当たる場所や、

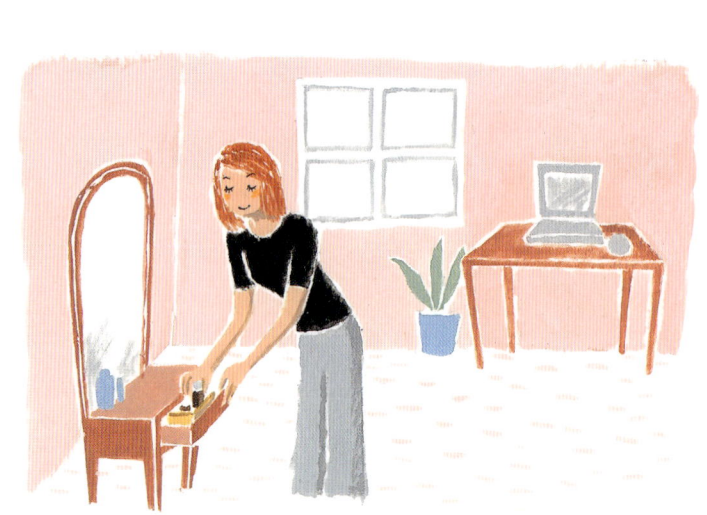

レメディの保管場所はコンピュータなどのそばを避けたほうが良いでしょう

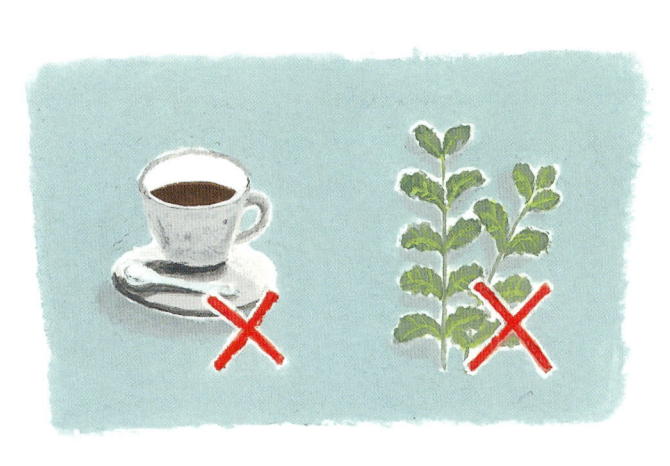

PART-2 初めてのホメオパシーQ&A

コーヒー、ミントなどはレメディを使用する前後にはとらないようにしましょう

Q レメディを使用する上での注意点を教えてください。

A 私たちが日常よく体験する軽いけがや風邪、胃腸の不調などには、できるだけ早く対処することが最善の方法といえるでしょう。レメディの使用は、1回に1種類がベストです。可能な限り、現在かかえている不調に最も近いレメディを選びます。

ラクトース（乳糖）の小さな粒状のシングル・レメディは、急性症状の場合は20分〜3時間おきに、ゆるやかに持続する症状では4〜8時間おきに繰り返してとります。症状が変化すれば、それに合った1種類のレメディに再び選んでとります。

レメディを使用しても症状が改善しない場合は、他のレメディを選び直して使いましょう。同じレメディを繰り返して使いすぎると、「プルービング」（38ページ参照）を起こすことがあります。連続しての使用は、7〜10回を限度とします。

突発したけがや事故の場合を除き、レメディを使用する前後30分は水以外の飲食物を避けます。特に、コーヒーやミントなどの香りの強いものは、レメディの作用を妨げることがあります。

香りの強い食物、香水、精油（エッセンシャルオイル）などと同じ場所に保管することも避けましょう。電磁波などの影響も受ける可能性があるといわれていますが、過剰に神経質になる必要はなさそうです。ただし、電源の入った電子レンジや携帯電話、コンピュータなどのそばに長時間にわたって置いておくことは避けたほうがよいでしょう。

また、保管する際にはいちばん気をつけたいことは、遮光びんのふたがしっかりと閉まっているのを確認することです。レメディは、保管の状態がよければ、長年にわたって効能を保持します。

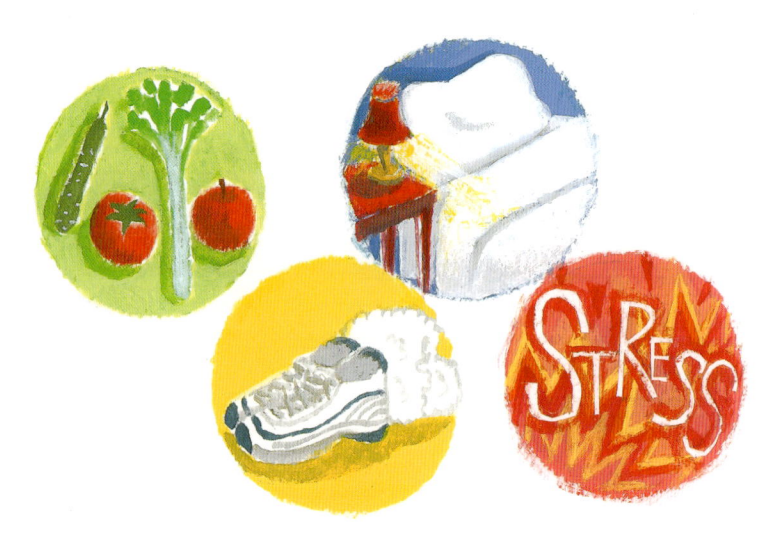

レメディの使用と併せて食事、運動、睡眠、ストレスへの対処など生活のバランスを調整しましょう

Q レメディの効果を最大限に活用するための秘訣はありますか？

A まず、レメディの保管法および使用法を守って活用することが大切です。現代医療の医薬品と同様に、レメディも必要な時に最小限の使用にとどめるべきです。

レメディの役割は、私たちの身体に備わっている自然治癒力を高めるスイッチのようなものです。ホメオパシーでは、病気の原因はバイタルフォース（26ページ参照）の乱れであると説明します。本人の抱えている体質的な「乱れやすい傾向」に、外的要因（たとえば、細菌やウイルスなどの微生物や外傷、精神的なストレスなど）が加わることで、病気の症状が現れます。

病気にならないためには、食事・運動の改善、睡眠・休息の摂取、環境・ストレスへの対処など、日々の生活のバランスの調整が必要です。セルフケアでレメディの効果を体得し、その素晴らしさを実感したからといって、健康管理のすべてをホメオパシーに依存することは禁物です。健康時はもちろん、不調な時こそ、ライフスタイルを見直して、悪い生活習慣を改めていく必要があります。それに加えてレメディを使うことによって、その効果を最大限に生かすことができるでしょう。

使用時には、レメディに直接に手を触れないようにしながら、口に入れ、舌下に含んで自然に溶けるのを待ちます。幼い子供に与える場合などは、飲みやすくするために、錠剤をつぶして粉末にするか、1粒をよく溶かしたミネラルウォーターを口に含ませてあげるのも良い方法です。急性症状がこじれた場合や、慢性的な症状に対する使用は、医師やホメオパシーの専門家に相談しましょう。

60

Q フラワーエッセンスは、ホメオパシーとどのように関わっているのでしょうか。

A フラワーエッセンスは、20世紀初頭に活躍した英国の医学博士、エドワード・バッチ(1886〜1936)により開発され、現在も世界でホメオパシー同様に発展しています。バッチ博士は、人が病気になる根本的な原因は心の不和にあると考え、その不調和を癒す薬を植物に求めました。そして、日が当たる場所から集めた花の露に癒しの効果があることを発見し、1930年にフラワーエッセンスを開発しました。実際には、クリスタルのボウルに天然水を入れて花びらを浮かべ、かげりのない太陽光のもとに静かに数時間置いて、花のエネルギーを水に転写するという製造法を用います。

ロンドンの大学で医師の資格を取得したバッチは、体は心の鏡だという感覚を大勢の患者さんの治療を通して実感していました。その頃にハーネマンの著作『オルガノン』と出会い、ホメオパシーの体系に大変感銘を受けます。そしてロンドンホメオパシー病院に勤務し、細菌学を中心とした研究に没頭します。バッチ博士の発見した腸内細菌のノゾ(169ページ参照)は、現在でもホメオパシーの専門家の間で治療に使われ、偉大なレメディとして地位を確立しています。

ノゾの研究の後、バッチ博士が生涯を捧げて開発したフラワーエッセンスにも、ホメオパシーの「類似の法則」「極微量投与の法則」(22ページ参照)の考え方が受け継がれています。フラワーエッセンスも、私たちのバイタルフォースに働きかけ、心を癒してくれるホリスティック療法です。ただ、フラワーエッセンスは、ホメオパシーよりも効果が穏やかに働きます。扱い方にも、ホメオパシーのレメディのような細かい注意点はなく、そういった点では、ホメオパシーよりも手軽だといえるでしょう。

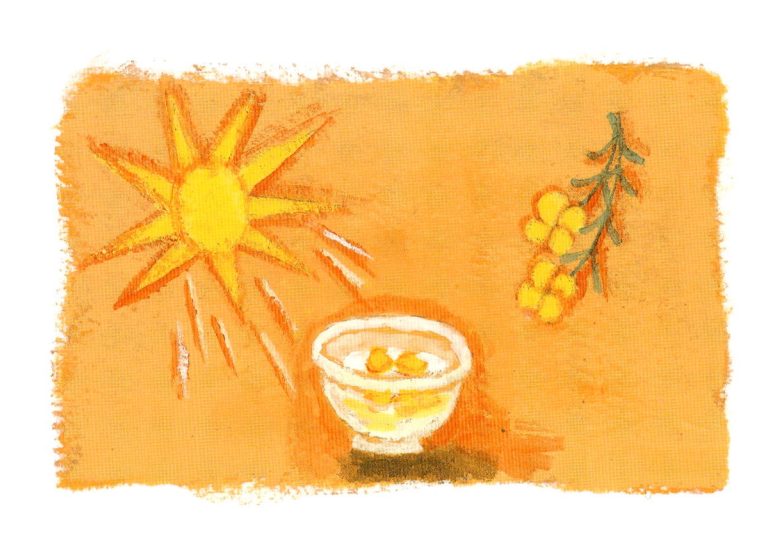

フラワーエッセンスは花のエネルギーを伝えた水から作られ、心にやさしく働きかけます

My Homeopathy ③

ドイツでのホメオパシー研修

南ドイツにあるマリエン薬局

ドイツの薬局ではどこでもホメオパシーのレメディを購入できます。ドイツは自然療法全般の盛んな国で、薬局によってはシングル・レメディ、コンビネーション・レメディ、シュスラー塩、ハーブ、アロマテラピーなどのさまざまな製剤が並んでいます。私は、ドイツに行くといつもお気に入りの薬局を訪れ、一度入ると、長い時間、出てこられなくなります。

ドイツの医療も現代医療が主体ですが、現代医療の薬のみで患者さんをケアする医師は全体の1％で、ほとんどの医師は、患者からの要望もあり、何かしらの形で代替療法を医療に取り入れているということです。また、プライベート保険によって、自然療法、

代替療法が支持されている傾向があります。

ドイツの名高い温泉保養地、バーデンバーデンの中心にあるクラウス・クスターマン医師のクリニックへ、1日研修に行ったことがあります。先生のクリニックでは、ホモトキシコロジー（11ページ参照）をはじめとする自然療法を多く取り入れており、コンビネーション・レメディを点滴に注入した酸素療法やオゾン療法などの新しい治療を受けに来院される方々がたくさんいました。

このクリニックで素晴らしいと思ったのは、患者さんが、自分の体に訪れた病気とどう向き合って人生を過ごすかという強い目的意識を持っていることでした。たとえば、抗癌剤で完全脱毛した若い女性が、現代医療にホメオパシーを加えることを自分で選択し、病気と向き合っている姿は印象的でした。また、イギリス人のB型肝硬変の男性は、イギリスでさまざまなホメオパシー療法を受けたけれども体調の改善が認められなかったのに、ドイツまで足を運んでクスターマン先生の治療を受けてから、体調が劇的に改善したと熱心に語ってくれました。

クスターマン先生は、患者さんの目的を把握するためによく話し合い、患者さんと連携して最も良い治療方針を決めていきます。強い絆で結ばれた医師・患者の関係を目の当たりにし、医師として触発された研修でした。

中村裕恵

PART:3

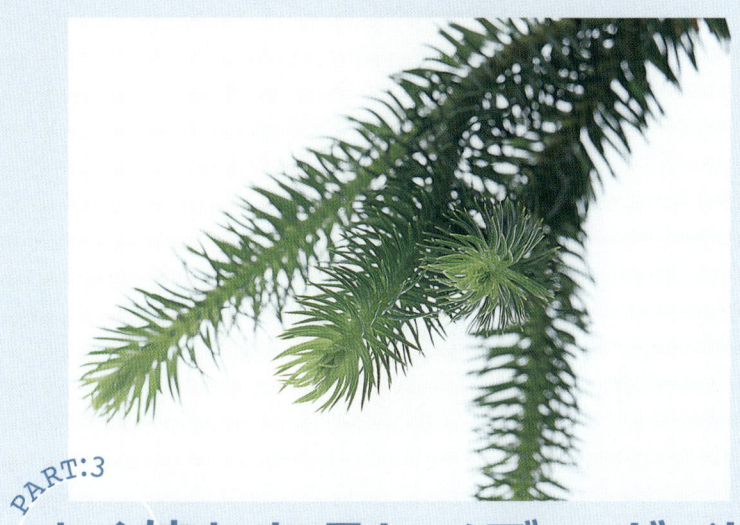

よく使われるレメディ・ガイド

セルフケアでよく使われるレメディの中から
37種を厳選してご紹介します。
「レメディ・ガイドの見方と使い方」(P69)を参照して、
各レメディ・ガイドを読みこなし、
レメディの特性をつかんでください。
自分や家族に必要なレメディは、
ぜひ家庭に常備しておきましょう。

※妊娠中はホメオパシーの専門家に相談のうえでレメディを使用してください。出産後、授乳中の使用については、母親に乳児にもまったく問題ありませんので、安心して使用してください。

Photo│LYCOPODIUM│リコポディウム

レメディの体質・気質分類

ホメオパシーの専門家は問診によって得られたそれぞれの個人像をつかみ、その人の体質、気質をつかみ、それに合ったレメディを選択します。ホメオパシーの専門家が人々に行う質問は非常に多岐にわたり、体の状態、精神や感情の状態、日常生活について、現在から過去、生まれる前にまでもさかのぼります。今の自分の症状とはなかなか結びつかないような質問も多く、答えに躊躇してしまうことがあるかもしれませんが、それらの質問はその人全体の像を明確に浮かび上がらせるために、どれもなくてはならないものです。専門科の問診を受ける場合は、真面目に正確に答えなくてはなりません。

ハーネマンがホメオパシーを始めてこの200年間、多くの医師や専門家が、さまざまな体質・気質の分類法を研究、提唱してきました。

ハーネマンが提唱したマヤズム(27ページ参照)はホメオパシーの体質分類の草分けでした。その後、エドワード・フォン・グラウボーゲル(1811~1877年)は、水素的、酸素的、炭素・窒素的という三つの体質分類を行い、アメリカのジェームス・タイラー・ケント(1849~1916年)は、レメディの感受性は心理的、体質的側面に基づくものであることを著書の中で明らかにしました。20世紀に入ると、精神科医のクレッチマー(1888~1964年)が体と精神による4タイプを分類しました。

次に現在、専門家たちによって使われている代表的な体質と気質の分類を紹介しましょう。体全体を治すホメオパシーでは、体質の改善は得意とするところですが、セルフケアの守備範囲ではありません。体質改善レメディは専門家に処方してもらいましょう。また、各レメディが適応する人の体質と気質については、レメディ・ガイド(70~103ページ)の「適応するタイプ」の項で紹介しています。

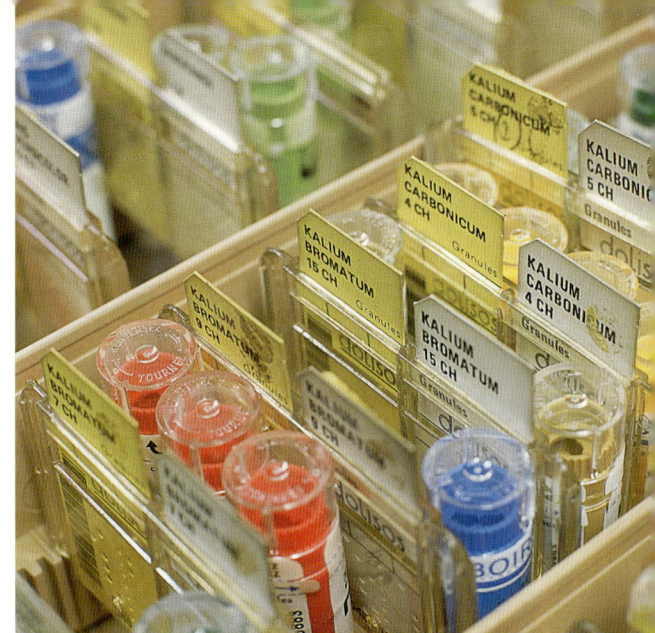

す。専門科の問診を受ける場合は、真面目に正確に答えなくてはなりません。

アントイン・ネベルによって考案された3タイプの分類は、フランスのレオン・バニールによって詳細な体質分類に発展しました(65~66ページ「4大体質分類」)。またヘンリ・ベルナルドが1930年代に構築した体質理論は、現在のフランスのホメオパシー教育に重要な役割を果たしています。

4大体質分類
(レオン・バニールによる)

カーボニック体質
carbonic

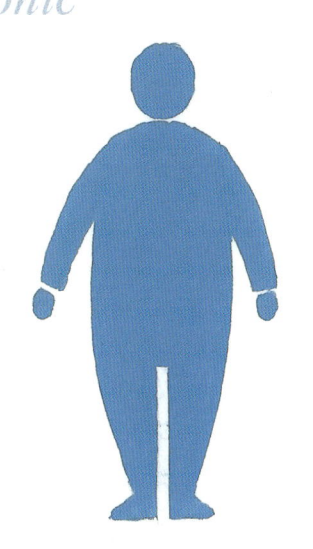

基本レメディ
カル・カーブ、カルク・フォス、カルク・サルファなどの炭酸塩

体の傾向
小太り、汗っかき、柔和で幅広な顔、短い首、太った腹、厚い胸

歯の特徴
なめらかな歯、良い歯並び、歯の根がしっかりしている傾向

性格
従順で受け身、几帳面、頑固

病気の傾向
うっ血、麻痺、代謝および栄養障害など

サルファリック体質
sulphuric

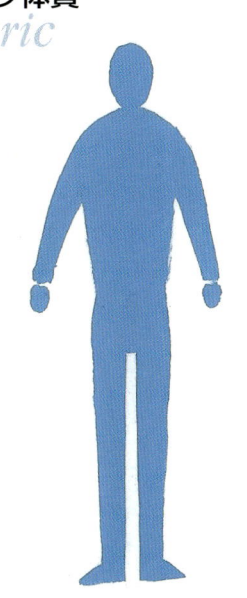

基本レメディ
サルファ（硫黄）、イオドゥム（ヨウ素）とそれらの塩

体の傾向
肩幅が広い、堂々とした胸、長い胴、盛り上がった筋肉、がっちりした骨格

歯の特徴
四角くて強い歯、窮屈な歯並び

性格
行動的
人を引き付ける、
おおげさに反応する

病気の傾向
充血、高血圧、痔、発疹など

4大体質分類
（レオン・バニールによる）

フォスフォリック体質
phosphoric

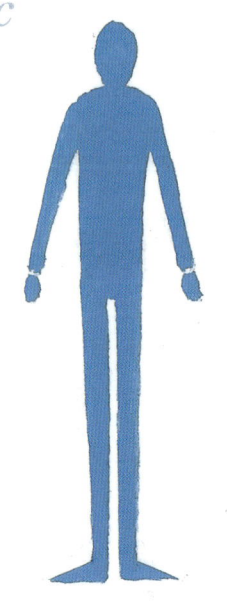

基本レメディ
フォスフォラス（燐）とその塩や酸

体の傾向
細い、背が高い、肩幅が狭い、長くて細い胴と頭

歯の特徴
長くて突き出すような歯、不完全な歯並び

性格
神経質、器用、創造的

病気の傾向
消耗性疾患、慢性疲労など

フルオリック体質
fluoric

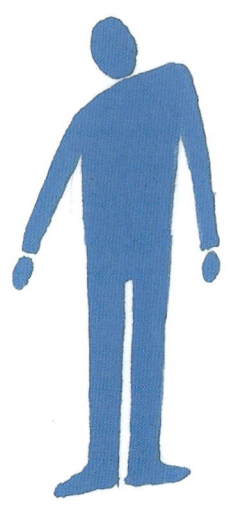

基本レメディ
カルク・フルオルなどのフッ化塩や重金属

体の傾向
不調和、左右非対称、不安定

歯の特徴
不揃いで形の悪い歯、弱いエナメル質、不規則な歯並び

性格
矛盾した性格、風変わりな性格、気持ちが不安定

病気の傾向
機能的障害、亜脱臼、慢性的な痛みなど

代表的な気質分類

リコポディウム気質

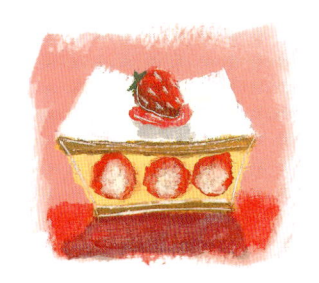

気質の傾向
人と親密にすることは嫌いますが、いつも近くに誰かにいてほしいと思います。自分に自信がない不安を隠すために、人に尊大な態度をとったり、いばったりすることがあります。試験や公演などの前に不安になり、消化器系の不調を起こすことがよくありますが、実際、人前に出ると上手にふるまえます。保守的で変化を嫌っている知識人に多いタイプです。

体・症状の特徴
腹部膨満と鼓腸(こちょう)など消化器疾患に集中。甘い物が好き。右側に症状が出やすい。

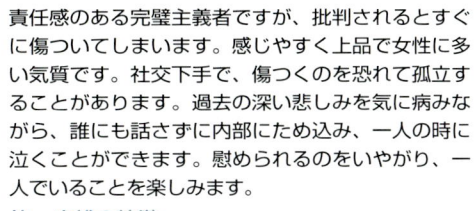

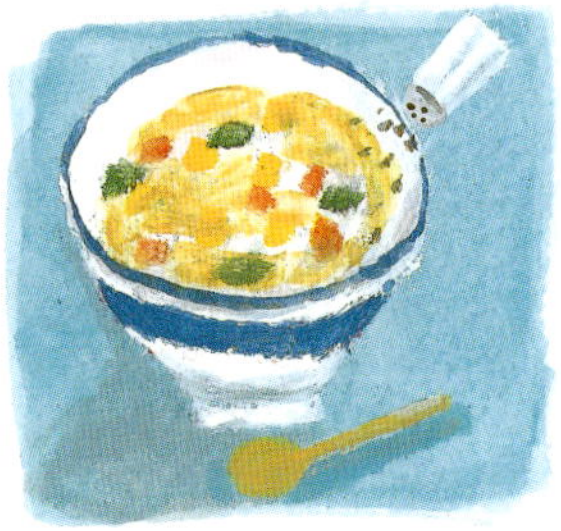

ナト・ムール気質

気質の傾向
責任感のある完璧主義者ですが、批判されるとすぐに傷ついてしまいます。感じやすく上品で女性に多い気質です。社交下手で、傷つくのを恐れて孤立することがあります。過去の深い悲しみを気に病みながら、誰にも話さずに内部にため込み、一人の時に泣くことができます。慰められるのをいやがり、一人でいることを楽しみます。

体・症状の特徴
月経前の問題、ヘルペス的な発疹、ニキビが出やすい。太陽に当たると頭痛がする。塩が好き。

ナックス・ボミカ気質

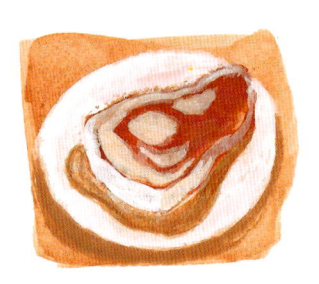

気質の傾向
野心家で競争心が強く、困難な問題にも一生懸命立ち向かい、仕事中毒になりがちです。遊びでも仕事でも、夢中になって打ち込み、自分の体を酷使してしまいます。小さなことにも敏感で潔癖で、短気でイライラしがちです。自分が批判されると許せませんが、他人には批判的で厳しく、怒りを爆発させてしまうことがあります。

体・症状の特徴
胃腸、肝臓が弱く、消化不良と便秘になりやすい。性欲が強い。こってりした食べ物や刺激物を好む。不眠になりやすい。

代表的な気質分類

アルセン・アルブ気質

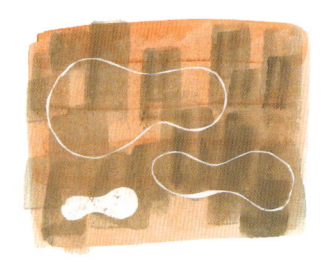

気質の傾向

ストレスや健康に対して恐怖と不安があり、普段は優しい性格でも、何かあるとすぐ落ち着きがなくなり緊張します。とても潔癖性で、すべてがきちんと片づいて整頓されていないと気がすまない完璧主義的な傾向があります。人に対しては要求が高く、批判的で欠点をすぐ発見して指摘します。一人でいることを嫌います。

体・症状の特徴

やせていて、体が大変冷たく、病気になるとすぐに疲労困ぱいする。呼吸器、消化器が弱い。アレルギー性鼻炎、ぜん息。右側の疾患が起りやすい。

プルサティラ気質

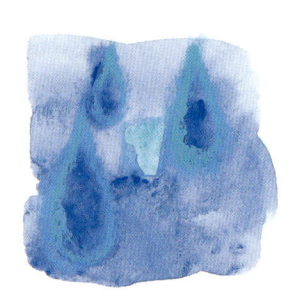

気質の傾向

優しく思いやりがあり温和で素直な性格で、たいていは女性です。とても感情的で涙もろく、気分がめまぐるしく変わります。子供なら、すぐめそめそ泣いてすがりつき、同情と関心を求めてきます。臆病で優柔不断なところがあり、意見が対立しないように他の人に決定してもらうことがあります。嫉妬深い面もあります。

体・症状の特徴

消化器系の問題。月経前に具合が悪くなる。病気の症状が変化しやすい。油っこい物を食べると症状が悪化。どの病気でも喉が乾かない。

アルグ・ニット気質

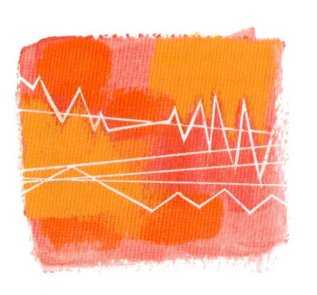

気質の傾向

外向的で元気よく感じやすい性格です。自分の心をコントロールするのが下手で、すぐ泣いたり、怒ったり、笑ったりします。いつも急いでいて、せっかちです。あがり症で、試験や人前で話すなどの将来の試練に対して不安を感じ、体の失調を起こします。大変衝動的であせってしまって失敗することがよくあります。

体・症状の特徴

消化器系、神経系、粘膜が弱い。暑さを感じやすい。甘い物が好きで食べすぎて症状を悪化させる。

レメディ・ガイドの見方と使い方

P70〜P103で紹介している37種類のレメディ・ガイドは、次のような要素で構成されています。このガイドを御使用になる前に、ぜひ御一読ください。各レメディを使用する場合には、「症状が好転・悪化する条件」、「適応する人のタイプ」の内容のすべての項目が当てはまる必要はありません。最も近いレメディを選ぶための情報と考えてください。

①レメディ名：そのレメディの最も一般的に使われている呼称のカタカナ表記。下にその呼び名のアルファベットを表記

②その他のレメディ名：①のレメディ名以外のよく使われる呼称のカタカナ表記

③レメディの原料名：レメディ原料の一般的な名称。特に日本語の原料名を優先して表記しました

④学名：そのレメディ原料の植物学、動物学、鉱物学で呼ばれている学術名称

⑤略称：レメディ略称のアルファベット表記

⑥その他の一般名：③のレメディ原料名以外の一般的な原料名

⑦レメディ・キーノート：そのレメディの得意とする症状など、レメディの特徴を表したキーワード

⑧レメディ原料の解説：レメディの元となる原料の歴史、用途、レメディの作り方などの解説

⑨レメディ・ピクチャー：レメディが使われる主な心と体の症状の全体的な解説

⑩症状が好転・悪化する条件：症状を良くしたり悪くしたりする条件。モダリティともいう

⑪適応する人のタイプ：そのレメディが適応する人の性格、体格、嗜好などの傾向

⑫主な症状：そのレメディが適応する主な症状

⑬症状名と掲載ページ：そのレメディが適応する具体的な症状名と、その症状が本書に記されている場合は掲載ページを表記

アコナイト
（アコニット）
Aconite 略称: Aco. その他の一般名: モンクス・フード、ウルフス・ベイン
(トリカブト) *Aconitum napellus*

風邪のひき始めや突然始まる症状に、すぐに働く緊急レメディNo.1

高く直立して生えるキンポウゲ科の植物。山地の湿った場所に生育し、高さは1.5mにもなり、人目を引く青紫の花が咲きます。その花の形は帽子のようなので、別名で"修道士のフード"と呼ばれています。アコナイトの液汁には致死作用があり、古代には毒薬として使われ、狼狩りの矢尻に塗られたことから"狼の命取り"という名もあります。

Remedy Picture

アコナイトは最も迅速に働く緊急レメディです。アコナイトが有効な症状はどれも、心にも体にも暴風雨のように突然始まります。特に乾燥した悪い風にさらされた後の風邪のひき始めの症状には有効です。この場合、いきなり震えがくるほどにどくなり、高熱、皮膚の乾燥、動悸、手足のヒリヒリチクチク感、痛みの痛み、激しい喉の渇きなども伴います。体は、激しく炎症を起こした状態になり、夜間に痙攣性の咳が出て安眠できないこともあります。突然の発症によって大きな不安と恐怖を抱いて落ち着きがなくなり、真夜中に悪化するのも特徴です。顔には不安の表情が漂い、赤くほてったり、青ざめていたり、その両方が交互に現れたりします。
ズキズキと焼けるような痛みのある急性の目や耳の炎症、急激に襲われた恐怖と不安によるショック状態、パニック発作、死への恐怖感にも用いられます。

好転する条件
外気／休息／横になる／温かい汗

悪化する条件
夜間／風通しの悪い暖かい部屋／熱／恐怖やショック／乾燥した冷たい風／人ごみ／冷たい汗／騒音・光／乳歯の発生／午後11時

適応するタイプ
普段は健康で体が丈夫だが、急病によって突然の激しい症状を発する傾向に。
飛行機に乗る時、妊娠中、手術前などに、死ぬのではないかという恐怖感にとらわれている。

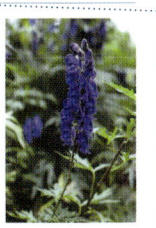

主な症状
ショックや恐怖によって突然現れる症状。
パニック発作及び死への恐怖感。
突発性の急性感染症。
風邪のひき始め、熱の出始め。
女性の出産時の恐怖感。

症状名
症状名	ページ
風邪・インフルエンザ	P106
喉の痛み	P109
熱	P107・P141
咳	P108・P139
頭痛	P124
目の炎症	P127
歯痛	P128
恐怖	P136
ショック	P136
パニック	P136
不眠	P137
耳痛	P140
はしか	P143
おたふく風邪	P143
外傷	
出血	

PART-3 よく使われるレメディ・ガイド

アコナイト /アコニット
(トリカブト) *Aconitum napellus*
Aconite 略称:Aco. その他の一般名:モンクス・フード、ウルフス・ベイン

風邪のひき始めや突然始まる症状に、すぐに働く緊急レメディNo.1

高く直立して生えるキンポウゲ科の植物。山地の湿った場所に生育し、高さは1.5mにもなり、人目を引く青紫の花が咲きます。その花の形は帽子のようなので、別名"修道士のフード"と呼ばれています。アコナイトの液汁には致死作用があり、古代には毒薬として使われ、狼狩りの矢尻に塗られたことから"狼の命取り"という名もあります。

Remedy Picture

アコナイトは最も迅速に働く緊急レメディです。アコナイトが有効な症状はどれも、心にも体にも暴風雨のように突然始まります。特に乾燥した寒い風にさらされた後の風邪のひき始めの症状には有効です。この場合、いきなり寝込むほどひどくなり、高熱、皮膚の乾燥、動悸、手足のヒリヒリチクチク感、喉の痛み、激しい喉の乾きなども伴います。体は、激しく炎症を起こした状態になり、夜間に痙攣性の咳が出て眠れないこともあります。突然の発症によって大きな不安と恐怖を抱いて落ち着きがなくなり、真夜中に悪化するのも特徴です。顔には不安の表情が漂い、赤くほてったり、青ざめていたり、その両方が交互に現れたりします。ズキズキと焼けるような痛みのある急性の目や耳の炎症、急激に襲われた恐怖と不安によるショック状態、パニック発作、死への恐怖感にも用いられます。

好転する条件
外気／休息／横になる／温かい汗

悪化する条件
夜間／風通しの悪い暖かい部屋／熱／恐怖やショック／乾燥した冷たい風／人ごみ／冷たい汗／騒音・光／乳歯の発生／午後11時

適応するタイプ
普段は健康で体が丈夫だが、急病によって突然の激しい症状を発する傾向。

飛行機に乗る時、妊娠中、手術前などに、死ぬのではないかという恐怖感にとらわれている。

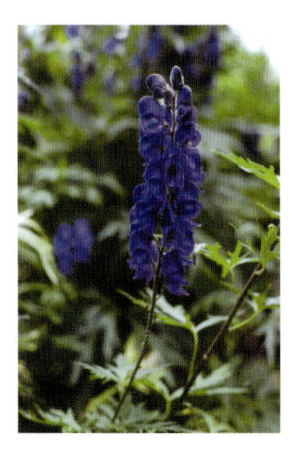

主な症状
ショックや恐怖によって突然現れる症状。
パニック発作及び死への恐怖感。
突発性の急性感染症。
風邪のひき始め、熱の出始め。
女性の出産時の恐怖。

症状名
風邪・インフルエンザ	P106
喉の痛み	P109
熱	P107・P141
咳	P108・P139
頭痛	P124
目の炎症	P127
歯痛	P128
恐怖	P136
ショック	P136
パニック	P136
不眠	P137
耳痛	P140
はしか	P143
おたふく風邪	P143
外傷	
出血	

アピス ／エイピス
(ミツバチ) Apis mellifica

Apis 略称:Apis その他の一般名:ハニー・ビー

PART-3 よく使われるレメディ・ガイド

患部が腫れて刺すように痛い
虫刺され、じん麻疹に即効性がある

ミツバチはハチミツをはじめ有用なものを人にもたらしてくれます。蜜ろうは軟膏や光沢剤として使用され、プロポリス、ロイヤル・ゼリーは栄養補助剤などに用いられています。ミツバチの体そのものも有効で、このレメディは毒針を含む雌のミツバチの全体か、毒針だけから作られます。

Remedy Picture

アピスが効く人は、どこか行動が蜂に似ています。落ち着きがなく、そわそわして、集中できません。興奮しやすく、イライラして気難しく、喜ばせるのが難しいかもしれません。また神経質で傷つきやすく涙もろい面もあり、一人でいられずに常に仲間を求めます。激しい嫉妬心や疑惑を持っていることもあります。アピスが有効な症状も、蜂に刺された時に似ています。皮膚に刺すような痛みや焼けるような痛みのある炎症や、赤く腫れていてかゆく、触れると非常に敏感に反応するなどです。症状は主に、右側から始まって、左に移行します。じん麻疹、虫刺され、やけどなどの手当てによく使われ、即効性があります。また腫れのひどい咽頭炎を伴う発熱や、ズキズキと激しい痛みのある頭痛、膀胱炎、むくみ、目、口、喉のアレルギー症状にも使われます。女性よりも家族を扶養している男性によく使われるレメディです。

好転する条件
涼しさ／冷やすこと／外気／冷たいシャワー／露出すること

悪化する条件
暑さ／熱／温浴／午後遅い時間（午後4時～6時）／接触／圧迫／横になる／暖房の効いた部屋

適応するタイプ
いつもイライラしていて、神経質で、落ち着きがなく、喜ばせるのが難しい。

物事を整理するのに時間をかけるが、あまり成果があがらない。

一人でいるのを嫌い、皆をまとめて君臨する女王蜂的な役割を果たす。

現在の状況を守る意識が強く、新来者に対しては嫉妬したり疑ったりする。

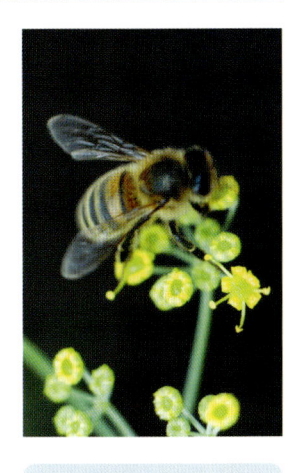

主な症状
焼けるような感覚を伴う、刺すような痛み。
赤くふくれた浮腫のある腫れ。浮腫はひどくヒリヒリして、触ることや、熱さにより悪化する。
喉の渇きのない発熱。
軽度から重度までのアレルギー反応全般。
右側に出て左側に移行する症状。

症状名
虫刺され・噛み傷	P131
じん麻疹	P121
膀胱炎	P119
目の炎症	P127
ものもらい	P127
はしか	P143
おたふく風邪	P143
やけど	
熱	
喉の痛み	
むくみ	
アレルギー	

アルグ・ニット /アージェンタム・ナイトリカム
Argentum nit. （硝酸銀）Argentum nitricum

略称:Arg-n. その他の一般名：ルナ・コースティック、ヘルストーン

体の不調への恐怖や不安が引き起こす消化器や神経系の症状に効果的

硝酸銀は抗菌力や腐食作用が強く、中世の錬金術師は悪魔の石とも呼び、傷の焼灼などに使っていました。19世紀の北米では、目の感染症やいぼなどの不必要な皮膚組織の焼灼に用いられ、現在でもいぼの治療薬に含まれています。やけどなど皮膚の損傷を修復するための薬としても用いられます。写真のフィルムや、鏡の裏張りの材料に使われる化学薬品でもあります。

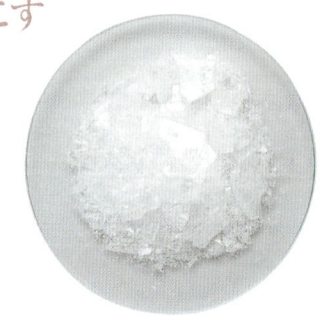

Remedy Picture

このレメディが適応するタイプは、外向的で、陽気で人づき合いを好みますが、体の調子が悪くなると恐怖や不安を感じやすくなり、感情面のコントロールがうまくできなくなります。健康面への不安から病気を深刻に受け止めるようになります。新しいことを始める前には不安でいっぱいになり、人前であがったり、高所恐怖症、閉所恐怖症、一人になることの恐怖など、さまざまな恐怖を抱くことがあります。消化器系が弱いのに、甘い物、塩分の強い物、冷たい物を好み、その摂りすぎで頭痛や下痢を起こすこともあります。また目が非常に敏感で、痛みや炎症などさまざまな目のトラブルを起こしがちです。アルグ・ニットは、そういったタイプの人によく起こる消化不良、腸内ガス、鼓腸、大きな音のげっぷ、目前に迫った出来事への不安による下痢、便秘、結膜炎などの症状に有効です。症状は主に左側から起こります。

好転する条件
新鮮な空気／涼しさ／寒さ／げっぷ／人と一緒にいる

悪化する条件
感情的ストレス（心配事など）／冷たい物／暑さ／甘い物／塩分の強い物／夜／人ごみ／月経の間／閉ざされた場所／左を下にして寝る

適応するタイプ
陽気で社交的だが、体の調子が悪くなると、心と感情を制御できなくなり、喜怒哀楽が激しくなる。

仕事は意欲的で頭の回転の速さと優れた記憶力の持ち主だが、いつも急がされている、追い立てられているという気持ちがある。

高い所から飛び降りたいといった馬鹿げた衝動にかられたり、事故にあう、病気になるなどの脅迫観念にかられる。

主な症状
不安を感じ、しびれ、震え、麻痺などの症状がある。
神経の興奮による鼓腸、音の大きいげっぷを伴い、体を二つに折り曲げるような痛みの消化不良。
不安による下痢、不安や恐怖からくるあがり性、閉所恐怖、パニック、神経衰弱、精神疲労、自信喪失などの神経系の障害。
光線恐怖症や結膜炎などの目の痛み。

症状名
不安・恐怖	P136
緊張・あがり性	P137
予期不安	P137
消化不良	P111
鼓腸	P112
下痢	P113
過敏性大腸症候群	
結膜炎	

アーニカ /アルニカ
（うさぎギク） *Arnica montana*
Arnica 略称:Arn. その他の一般名：スニーズ・ウォード、レパート・ベイン、マウンテン・タバコ

外傷、ショックなどすべての事故後に必須の応急手当レメディ

南アメリカのアンデスで最もよく見られる多年生のハーブです。アンデスの登山家は、けがをした際に、アーニカの葉をちぎってしゃぶり、痛みを和らげます。高さは15cmほどに成長し、花は明るい黄色、茎は曲線を描きどこか乱れた姿です。全草に炎症を抑え、組織の回復を速める働きがあり、ハーブ医学では昔から筋肉痛の外用薬として用いられています。

Remedy Picture

体の損傷、外傷、事故、ショックなどのトラブルの直後にとるべき、最も効率的な応急手当用レメディです。治癒を早め、出血を抑え、化膿を防ぎ、治癒を促進するのが特徴です。炎症を防ぐ目的で歯の治療や外科手術の前にアーニカを使用することもあります。出産中とその後には、止血、体力回復、損傷部の炎症の軽減を目的に使われます。また打ち身や関節痛、筋肉痛などの日常のトラブルにも有効です。

アーニカが適応する人は、ショックで感覚が麻痺してボーッとした感じに見えることがあります。傷ついていることを認めようとせず、患部に触れられることをひどくいやがります。寝床や枕が固すぎるように感じ、落ち着かなくなることがあります。孤独を好み、気難しく、悪夢を見ることがあります。奇妙な特徴では、外傷の後などで、頬や大腿などに、左右対称に発疹が現れることがあります。

好転する条件
横になること／体位を変えること／外気／体を洗うこと／頭より足を高くして横になること

悪化する条件
接触／休息／冷気／寒さ／湿気／酷使／ショック

適応するタイプ
落ち着きがなく、神経質で、気難しく、動揺しやすい。
病気であること、傷ついていることを否定し、助けようとする人を近寄らせず、触れられるとひどくいやがり、医者をも拒否する。
一人になりたがり、自分自身や他人に対し無関心になっている。

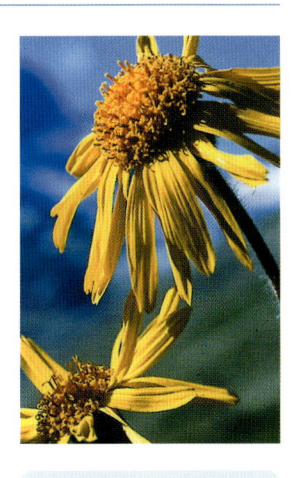

主な症状
外傷、打撲傷、捻挫などの事故後に。
痛みや打撲のある皮膚が破れていない筋肉の損傷。
けがによる出血。
肉親との死別などの精神的なショックに。
出産、外科手術、抜歯の後。
疲れすぎ。
時差ボケ。

症状名
切り傷	P123
打ち身	P129
捻挫	P129
骨折	P129
筋違い	P129
腰痛	P130
筋肉痛	P130
痔	P115
歯痛	P128
目のけが	P126
鼻血	P131
虫刺され・噛み傷	P131
おでき	P132
やけど	P132
ショック	
出産後	
手術後	
出血	
時差ボケ	

アルセン・アルブ　／アーセニカム・アルバム
（ひ素）*Arsenicum album*

Arsen.alb. 略称:Ars. その他の一般名：アーセニック、亜ひ酸

食あたり・食中毒の最重要レメディ
焼けるような痛みを伴う症状を改善

灰白色の金属物質で生物を死に至らせる毒として知られています。殺虫剤や医薬品に用いられ、歴史的には中毒事故を招いたり、毒殺に使われたりしたこともありました。急性中毒では、口内の灼熱感、激しい胃痛、嘔吐、下痢、消耗、虚脱などの症状が起きます。昔はハエ取り紙や壁紙、防腐剤、殺鼠剤などにも使われていました。

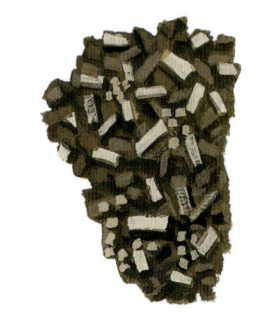

Remedy Picture

ストレスや不安からくるぜん息や息切れ、食あたりをはじめとする灼熱痛を伴う下痢や嘔吐などの激しい消化器症状、めまいや吐き気を伴う頭痛、かゆみと焼けるような痛みを伴う痔や湿疹などの症状に使われます。これらの症状は、腐った食品、冷たい果物、アルコール、やけど、過剰な運動によって引き起こされることがあります。どの症状も、ひ素中毒で起こるように焼けるような痛みを伴い、多くは温めると症状が緩和され楽になります。このレメディが適応するタイプは、心配性で落ち着きがなく、病気になると死ぬのではないか、回復しないのではないかという強迫観念や恐怖にかられます。一人でいることが嫌いで自分を助けてくれる人といることを望みます。非常に潔癖で、整理整頓を好み、金銭面にも慎重です。音、匂い、味などに敏感で、体は極端な寒気を感じ、喉が渇き、少量の水を少しずつ飲むことを好みます。

好転する条件
暖かさ／動き回ること／温かい飲食物／頭を高くして横になる

悪化する条件
寒さ／冷たい飲食物／真夜中から午前3時／ストレス／正午／頭を低くして横になる／タバコの煙

適応するタイプ
心配性で落ち着きがなく野心家で、自分や家族の健康を常に心配している。
上品で洗練されている一方、とても批判的で、無秩序や間違っていることには我慢ならない。
温かい飲食物、酸味や甘味のある脂肪分の多い食べ物、アルコールを好む。
孤独、空き巣、暗闇、幽霊、貧乏を恐れている。

主な症状
危機感によって引き起こされた不安症。
消化器の失調と、粘膜の炎症。
温めることにより緩和する、焼けるような痛み。

症状名
消化不良	P111
下痢	P113
吐き気・嘔吐	P114
痔	P115
じん麻疹	P121
ぜん息	P122
不安・恐怖	P136
風邪・インフルエンザ	P106
熱	P107・P141
鼻水・鼻づまり	P110
花粉症	P120
食あたり	
疲労	
口内炎	
結膜炎	

ベラドナ／ベラドンナ
（イヌホオズキ） *Atropa belladonna*
Belladonna 略称:Bell. その他の一般名:デッドリー・ナイトシェイド

突然に激しく始まる急性症状に高熱や熱を伴う病気の代表レメディ

ベラドナという名は「美しい女性」を意味し、イタリアの貴婦人たちが自分を魅力的に見せるためにベラドナの絞り汁を目にさして、瞳を大きく見せるために使ったことに由来します。ヨーロッパ全土に生育し、人の背丈くらいまで速く成長します。ナス科の植物で、きわめて毒性が高く、紫色の鈴の形をした花が、秋にはみずみずしく輝く猛毒の黒い実になります。

Remedy Picture

ベラドナが有効な症状は、すべて強烈で突然に現れます。冷たい空気にさらされる、髪を洗う、髪を切る、強い日光に当たることなどが引き金となることがあります。皮膚や顔は赤くなり、瞳はきらきらと輝いてガラス玉のように見え、外から見ても熱があることがわかります。口と喉は乾いていて、レモンを欲しがることがあります。脈を打つような、ズキズキする頭痛があり、幻覚や妄想などの脳の混乱が起こることもあります。症状は体のどのような場所にも出現しますが、特に右側に顕著に現れ、午後3時頃に急激に悪化する傾向があります。ベラドナは子供のABCレメディ（P139参照）の一つで、急性の突発的発熱・高熱の症状にはまずベラドナが使われ、特に初期段階にとると効果的です。中耳炎や日射病による頭痛、扁桃炎で喉が赤く炎症を起こしている時、更年期障害にも有効なレメディです。

好転する条件
立位か座位で上体を起こす／暖かく暗い部屋／後ろに頭を曲げること／布団の中での休息／軽い寝具／冷たい少量の飲み物／レモネードやビール／汗をかくこと

悪化する条件
日光／暑さ／午後3時／光／音／汗をかけないこと／すきま風／冷たい風／接触／騒音／重い寝具／痛い側を下に横たわる／髪を切る／前方へ頭を曲げる

適応するタイプ
普段はエネルギッシュで元気で健康、陽気な性格だが、病気になると凶暴かつ頑固になり、時には周囲の人を噛んだり、けったりするようなこともある。
元気な時は天使、病気の時は悪魔のよう。
病気の時は、光、音、接触にも過敏になり、落ち着きがなく動揺している。

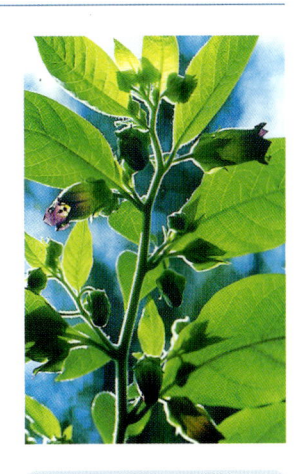

主な症状
赤み、乾燥を伴い瞳孔が広がる突発的な高熱。熱による幻覚。
突然起こり、発熱を伴う激しい炎症。
脈を打つようなズキンズキンする痛み。
発熱と頭痛を伴う日射病。

症状名
急性の発熱	P107・P141
咳	P108・P139
喉の痛み	P109
頭痛	P124
偏頭痛	P124
月経痛	P116
更年期障害	P118
歯痛	P128
目の炎症	P127
おでき	P132
耳痛	P140
歯の発生	P142
水ぼうそう	P143
はしか	P143
おたふく風邪	P143
日射病	

ブライオニア（ブリオニー）Bryonia alba

Bryonia 略称：Bry. その他の一般名：ホワイト・ブリオニー、ワイルド・ホップス

体の乾燥がキーポイント
唇、粘膜の乾く風邪に

生垣などに使われるウリ科のつる性植物で、レメディは開花前に収穫された木の根から作られます。主にイングランド南部やヨーロッパ中南部に自生しています。昔から痛風、麻痺、めまい、咳、息切れ、痰などを癒す薬草として使われていました。根には苦味といやな臭いがあり、摂りすぎると消化器が炎症を起こし数時間で死に至ります。

Remedy Picture

このレメディが有効な症状は、どれも強く激しい痛みと乾燥があり、わずかな動きにより悪化することが特徴です。痛みは全身を動き回るように感じられ、炸裂するような痛み、チクチクするような痛み、刺すような痛みがあり、特に胸部と関節の痛みが起こります。具合の悪い時は、動いたり、しゃべったりすることなどあらゆる動作を避けようとします。非常に喉が渇きますが、動くのがおっくうなため回数を減らし、一度に大量の水分を摂ります。唇、粘膜、便も乾燥しています。症状は右側からゆっくりと始まることが多く、患部の圧迫により和らぎます。咳をすると喉が痛む空咳、激しい喉の痛みと声のかすれを伴う風邪やインフルエンザ、前頭部または左目が割れるように痛い頭痛や吐き気、動かすと痛む重い捻挫、関節痛、骨折、脱臼、動けないようなひどい下痢、乳房の痛みなどに適応します。

好転する条件
安静／痛い方を下にして横になる／患部の強い圧迫／涼しい外気／汗をかいた後／静けさ

悪化する条件
あらゆる動き／上体を起こす／寒さ、寒風／暑さ／飲むこと／接触／いら立ち／咳／午前中／午後9時／食べること

適応するタイプ
きれい好きで、些細な事にもいら立ち、一人にして欲しいと望み、いつも家に帰って横になりたいと思う。

唯物主義的で、人生は生涯の安全を求める戦いと感じ、財政面の不安や貧乏を避けるために一生懸命働く。

もし物質的な安全がおびやかされれば、イライラして、不安になり、失望する。

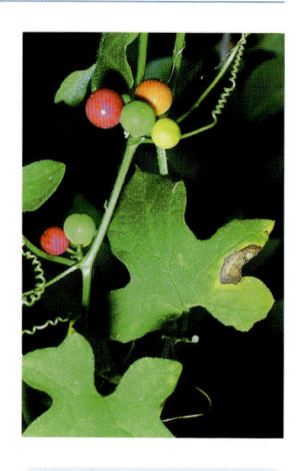

主な症状
症状はゆっくりと始まり、やがてひどくなる。
少し体を動かすだけで痛み、症状が悪化する。
喉がとても乾く。
胸、唇、喉、目、粘膜、便などが乾燥した症状。
痛い部分を強く圧迫すると症状が改善する。

症状名
咳	P108
便秘	P115
下痢	P113
吐き気・嘔吐	P114
頭痛	P124
捻挫	P129
骨折	P129
怒り・イライラ	P134
はしか	P143
おたふく風邪	P143
風邪・インフルエンザ	
関節痛	

カル・カーブ /カルク・カーブ
（炭酸カルシウム） *Calcium carbonicum Hahnemanni*
Calc.carb. 略称：Calc. その他の一般名：牡蠣殻、カルシウム・カーボネイト

色白でぽっちゃり体型の人のレメディ
骨や歯の成長過程の問題に

天然の牡蠣殻の中層の真珠層を粉になるまで挽いてレメディが作られます。以前は、制酸剤として投与されていましたが、現在は家具や装飾品の製造、建設、化学産業に用いられ、歯科医療にも使われています。ホメオパシーでよく使われるカルシウム塩の一つです。ハーネマン自身によってプルービングされ誕生したレメディです。

Remedy Picture

専門家が体質改善のために長期にわたって処方することが多く、特に子供に使われます。このレメディ体質の人は、色白でぽっちゃりしていることが多く、肥満になりがちです。出生時の体重が重く、子供の頃に歯の発生や歩行の開始などの発達が遅く、便秘、咳、風邪、発熱、足首の捻挫などを起こしやすい傾向があります。また寒さには弱いのに、よく冷たいじっとりした多量の汗を頭や手にかき、汗には酸化臭があります。脂肪分や肉、コーヒーを嫌い、甘いものや卵を好みます。またチョークや石鹸、泥など食べられないものを欲しがるような変わったことをする傾向があります。恐れと不安から強迫観念が強く、病気、死、貧困、失敗などへの恐怖から悪夢を見て不眠症になることがあります。子供では、骨や歯の成長の遅れ、関節や骨の痛み、乳歯が生える時の痛みなどに、大人では月経痛など女性特有の症状にも使われます。

好転する条件
暖かさ／乾燥した気候／痛みのある側を下にして横になる／便秘の時／遅い朝／休息／朝食後

悪化する条件
寒さ／湿った気候／歯の生え始め／疲労／月経前／運動／思春期／衣服による圧迫／牛乳／発汗／頭脳労働／感情的ストレス

適応するタイプ
内気で穏やか、思いやりがあり、非常に働き者で責任感がある。
良心的だが、牡蠣の殻のように殻を閉じて人見知りをするので、打ちとけるまで時間がかかるが、打ちとけると心を開く。
忘れっぽく元気に乏しい。
せかされるのをいやがり、几帳面にこつこつ進める。自制的で独立心が強く、頑固で生真面目に見える。

主な症状
不安、恐怖心からくる症状。
歯と骨の成長の遅れ。
骨、関節の痛み。
多量の酸っぱい臭いのする汗が出る症状。
女性の月経問題や月経前症候群（PMS）、カンジダ症など。
右側から起こる鋭い頭痛。

症状名
子供の咳	P139
歯の発生	P142
月経痛	P116
PMS	P117
更年期障害	P118
恐怖・不安	
不眠	
腰痛	
骨の成長痛	
関節痛	
歯痛	
鼓腸	
消化不良	
頭痛	
カンジダ症	

カルボ・ベジ　／カーボ・ウェグ
（木炭）*Carbo vegetabilis*

Carbo veg.　略称：Carb-v.　その他の一般名：チャコール、ウッド・チャコール

衰弱状態の人の蘇生に
失神時には気付けとして使われる

シルバーバーチ、ブナ、ポプラの木を酸欠状態で燃やした木炭を用います。木炭はとても堅い性質を持ち、以前は土地の境界を表す杭に使われていたほどです。また木炭には消臭、消毒作用があることが知られ、医療においても古くから、内服して鼓腸や消化不良時の腸内ガスの吸収に、臭いの強い傷や潰瘍などの脱臭剤に、またうがい薬などに使われてきました。

Remedy Picture

衰弱状態にある人に元気を回復させるレメディで、"死体蘇生剤"の呼び名もあるほどです。めまいや失神、虚弱、疲労困ぱい状態など心身が衰弱しきっている状態に使います。特に失神した時にはとても有効です。手術の後や病気の後など、完全に回復しきれず弱っている場合にも用いられます。また、血行不良のために、顔と手足の皮膚が冷たく青くなったり、足が冷たくむくんでいる状態にも使われます。食べ物に関係なく起こる消化不良や鼓腸、ぜん息や痙攣を伴う咳、特に高齢者の気管支炎などにも使われます。カルボ・ベジが適応する典型的なタイプは、動作が遅く太っていて、努力のいることは面倒くさがる怠け者で、常に寒気を感じているのに新鮮な冷気を好みます。周囲が自分の病気を理解してくれないことに傷つき、夜に不安に襲われたり、幽霊などを異常に恐れることもあります。

好転する条件
げっぷ／新鮮な空気／うちわなどであおいでもらう／冷気／ガスが出る

悪化する条件
暖かさ／こってりとした脂っぽい食事／過労／脱水／病気による体力消耗／湿っぽい天候／夜間／夕方／温かい雨天の日／コーヒー／牛乳／アルコール／午前中

適応するタイプ
心身の健康が回復しにくく、慢性の疲労感とともに不安感がある。
現在の出来事に興味を持つことができない。
思考が遅く、記憶が断片的。
新鮮な空気を好み、顔をあおいでもらいたがる。

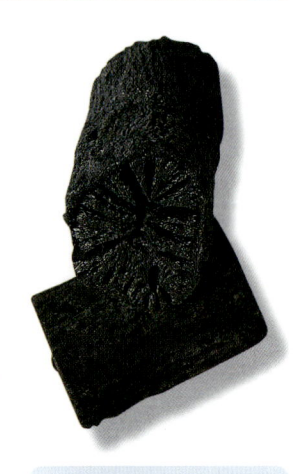

主な症状
失神、または失神しそうな感じがする。
めまい、もうろうとした感じ、脱力感などの症状。
重度の疲労、バイタリティーの低下、病後の回復期に。
消化不良や、臭いガス、酸味のあるげっぷ、吐き気や口臭がある時。
顔や手足が冷たくむくんだりする血行障害。
窒息感を伴う百日咳、ぜん息、高齢者の気管支炎など。

症状名
消化不良	P111
鼓腸	P112
ぜん息	P122
下痢	
吐き気	
疲労	
失神	
虚脱	
手術後	

カレンデュラ ／カレンドゥラ
（キンセンカ） *Calendula officinalis*

Calendula 略称:Calen. その他の一般名：マリーゴールド、ポットマリーゴールド

さまざまな傷の殺菌消毒剤

古くから知られていた強い殺菌性と抗炎症作用により、薬草として愛用されてきました。古代ギリシャでは、利尿薬、緩下薬として、また発汗促進や皮膚病治療にも使われていました。

Remedy Picture

カレンデュラは、破れて開いた傷口に最もよく作用する救急レメディで、特に治りにくい傷には効果的です。傷の治りを早めるだけではなく、感染や化膿も防ぎます。錠剤のレメディの使用とともに、カレンデュラのクリームや、薄めたチンキを傷に塗るとさらに効果的です。

好転する条件
静かに横になる／ゆっくり歩く／暖かさ

悪化する条件
湿度が高い曇りの日／冷気

適応するタイプ
イライラして神経質。
とても怖がり。
寒さに対して敏感。

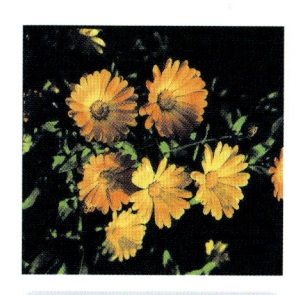

主な症状
さまざまなけがの傷口に。
創傷が化膿し始めている時に。

症状名
切り傷・擦り傷　　P123
やけど・日焼け　　P132
ただれ

カンサリス ／カンタリス
（スペイン甲虫） *Cantharis vesicatoria*

Cantharis 略称:Canth. その他の一般名：スパニッシュフライ、ブリスタ・ビートル

燃えるような激しい痛みに

主に南ヨーロッパに生息する甲虫で、刺激物のカンタリジンを分泌し、皮膚に触れると水疱が生じ、大量に体内に入ると泌尿器を害します。昔からいぼの治療や性欲増進に使われてきました。

Remedy Picture

急に始まる焼けるような痛みの症状に有効です。特に膀胱炎をはじめとする泌尿器の障害に効果的です。強い尿意、血尿、下腹部の痛みがあり、排尿の時に焼けるような痛みと残尿感を伴う重い膀胱炎に使われます。胃や喉の焼けるような痛み、やけど、虫刺されにも効果があります。

好転する条件
暖かさ／休息／静かにする

悪化する条件
飲むこと／動き回ること

適応するタイプ
性的欲求が強く、生殖器が炎症を起こすと欲求が増す。
激しい怒りや根強い不安があり、落ち着きがない。

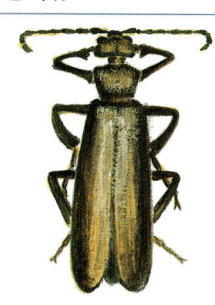

主な症状
焼けるようなヒリヒリする痛みのある膀胱炎。
水ぶくれや炎症があるやけど。

症状名
膀胱炎　　　　　　P119
やけど・日焼け　　P132
虫刺され　　　　　P131

カモミラ (ジャーマン・カモミール) *Chamomilla recutita*
Chamomilla 略称:Cham. その他の一般名：ジャーマン・カモマイル、ワイルド・カモミール

過敏でイライラしやすいタイプに
乳歯の生え始める頃の子供に良い

ヨーロッパのほとんどの地域で自生するキク科の植物で、黄色い芯に白い花びらを持つジャーマン・カモミールを使います。紀元前から消化不良の治療薬として用いられました。カモミールティーは不眠やストレスを緩和する鎮静作用が知られていますが、飲みすぎるとプルービングされることがあり、逆に不眠やイライラなどを引き起こすことがあります。

Remedy Picture

小児の歯の生え始めの痛みに効果があります。カモミラが適応する歯生時の小児は、痛みの苦痛を発散するために金切り声をあげて泣き叫び、始終抱っこをせがみます。片方の頬は赤く熱いのに、もう片方は青白く冷たいこともあります。特に午後9時頃から真夜中にかけて症状が悪化する傾向にあり、眠れずに痙攣や引きつけなど神経性の発作を起こすことがあります。子供の疝痛や下痢で、強烈な腹痛を和らげるために体を折り曲げたり弓なりにする、ほうれん草のような緑色の臭い下痢便になるなどの症状にも有効です。カモミラは、子供のＡＢＣレメディ（P139参照）で、歯の発生や腹痛、耳の痛みなどの子供特有の症状に重用されます。また月経痛や陣痛、乳頭炎などの、我慢できない激しい痛みにも用いられます。カモミラが効果的なタイプの体質は、特に頭と足が熱く、汗をかき、喉が乾いて冷たい飲み物を欲しがります。

好転する条件
抱っこ／温暖で湿った気候／冷たい物／汗をかくこと／足を寝床から出す

悪化する条件
乳歯の生え始め／冷たい風／午後9時から真夜中／熱／怒り／コーヒー／温かい飲食物／接触／湿気

適応するタイプ
非常に短気で、要求が高く常に不平を言い、激しい気性で、気難しい。

痛みに敏感で怒りっぽく、怒ると顔が真っ赤になり、人に触られるのを嫌う。

常に抱っこを求め、下に降ろされると泣き叫ぶ小児。物を欲しがってもそれをすぐに押しのけたり投げ捨て、何が欲しいのかわからない小児。

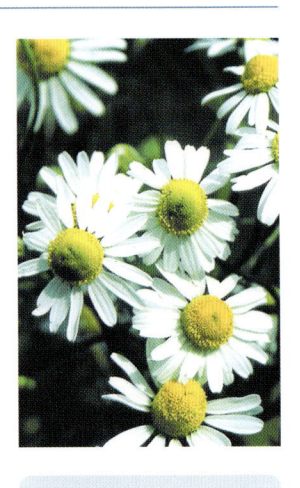

主な症状
片方の頬が赤く、抱っこを求め、何をしても気に入らない乳歯の生え始め。
怒り、かんしゃくの後に起こる、緑色の下痢便を伴う強い腹痛。
耐え難い痛みを伴う耳痛、発熱、月経痛、出産。

症状名
歯痛	P128
歯の発生	P142
子供の腹痛	P138
耳痛	P140
怒り・イライラ	P134
月経痛	P116
陣痛	
下痢	
かんしゃく	
不眠	

コロキンティス／コロシィンシィ
（コロシントうり） *Cucumis colocynthis*

Colocynthis 略称:Coloc. その他の一般名:ビターキューカンバー

抑えた怒りやイライラが引き起こす消化器系の不調や神経痛に

コロキンティスは地中海東部の乾燥した地方に育つウリ科の植物。ビターキューカンバー（苦いきゅうり）の名でも知られ、レメディはその苦い果肉を乾燥して作られます。果肉を食べると、腸が炎症を起こし痙攣発作を起こします。古代ギリシャでは、強力な下剤として用いられ、流産を誘発させたり、躁病や浮腫などの病気の治療にも使われていました。

Remedy Picture

コロキンティスが効く症状は、怒りを抑えたために現れる、激しく差しこむような神経性の痛みに代表されます。頭痛や顔面神経痛、吐き気や嘔吐を伴う胃痛、苦痛に耐えかねて膝をお腹に抱え込んで横になるような激しい腹痛、下痢を伴う腹痛などに効果的です。顔面神経痛では、顔に差しこむような痛みがあり、それが耳まで広がったり、頭痛を伴うことがあります。卵巣や腎臓の周辺にあたる、腰や骨盤などの痙攣性の痛み、痛風、坐骨神経痛、リウマチ、首のリウマチのために頭を傾けていることで起こるめまいなどの症状も、すべてこのレメディで改善を期待できます。これらの痛みは夕方に悪化することが多く、患部を強く圧迫すると和らぎます。コロキンティスが適応するタイプは、抑えた怒りが引き金となって体の不調を起こします。このタイプの人の怒りやイライラは、人からの質問や抗議によってさらに悪化します。

好転する条件
患部を圧迫する／体を2つに折る／コーヒーを飲む／睡眠／暖かさ・熱／痛む側を下にして横になる／放屁・排便

悪化する条件
怒り／感情的ストレス／すきま風／湿気のある寒さ／夜／接触／飲酒／午後4時〜5時

適応するタイプ
落ち着きがなく、不安を常に持っていて、イライラしやすく、怒りっぽい。
用心深く控えめだが、善悪に対する感覚が鋭く、何が正しいのかを真剣に考える。
自分の意見に反対されると、侮辱されたと感じる。

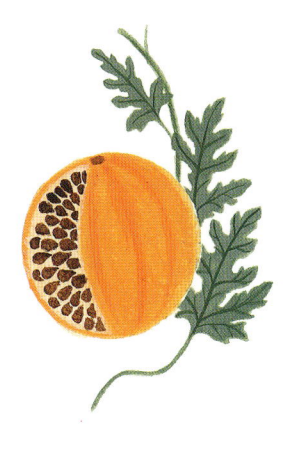

主な症状
差しこむような激しい痛みや神経痛を起こす、抑えた怒りやイライラ感。
消化器系の不調（消化不良、食あたりなど）。
怒りや困惑によって起こる頭痛。
温めることにより痛みが和らぐ坐骨神経痛。

症状名
鼓腸	P112
下痢	P113
子供の腹痛	P138
月経痛	P116
怒り・イライラ	P134
吐き気・嘔吐	
胃痛	
頭痛	
坐骨神経痛	
顔面神経痛	

PART-3 よく使われるレメディ・ガイド

ドロセラ （もうせんごけ） *Drosera rotundifolia*

Drosera 略称:Dros. その他の一般名：サンデュー、レッド・ロット

百日咳などの咳の主要レメディ
胸の奥から激しくほえるような咳に

北半球の荒野、沼、湿地帯に地面を這うように生息しています。花は早朝に開き、日中は閉じています。葉についた長くて赤い毛の先から出ている粘着質の水滴は、昆虫を捕らえて溶かし吸収します。ドロセラの植物全体から採る新鮮な絞り汁は、呼吸器系に働きかけ効果を発揮します。16世紀の医者は、これを結核の治療に使っていました。

Remedy Picture

ドロセラは咳のレメディとして知られています。胸の奥からほえるような咳、深く激しい痙攣するような咳、窒息しそうに長く続く咳の発作が周期的に訪れる症状、特に百日咳に使用されます。これら急性の咳の時には、激しい咳き込みのため、むかついて吐いてしまったり、呼吸困難、発汗、鼻血等の症状があるかもしれません。その他にも、喉に何かがひっかかっているような感じがする咳、力なくかすれて低くなる声、筋肉の凝りなどの症状にも使われます。症状は、横になった時や、食事の後、真夜中以降に悪化します。

このレメディが適応するタイプは、不安感や不信感があり、病気になると一人でいるのをいやがり、落ち着きなく頑固、集中力がなくなる傾向があります。行動障害の子供にも効果があり、情緒不安定で何に対しても集中できず、一人になると幽霊などを怖がる子供に適しています。

好転する条件
圧迫／動く／体を起こす／外気にあたる／歩くこと／静けさ

悪化する条件
真夜中以降／横になる／しゃべる／食事の後／歌う／冷たい飲食物／泣く／暖かいベッド

適応するタイプ
病気になると、落ち着きがなくなり、頑固で、集中力がなくなる。
一人でいると幽霊を恐れたり、迫害されていると感じたり、悪い知らせがあるのではと不安に思ったりする。

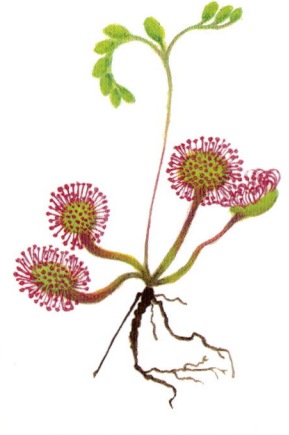

主な症状
百日咳のように激しくこもった感じの空咳。深夜以降に悪化する。
成長期の骨の痛み。

症状名
咳・百日咳	P108・P139
ぜん息	P122
不安	P136
落ち着きがない	P136

フェルム・フォス /フェラム・フォスフェイト
（リン酸化鉄） *Ferrum phosphoricum*

Ferrum phos. 略称:Ferr-p. その他の一般名：アイアン・フォスフェート

風邪をひきそうな感じがする時に初期の発熱と炎症、貧血を緩和する

フェルム・フォスは、鉄とリンを化合したリン酸化鉄という化学物質です。ドイツ人医師、シュスラー博士によって、体内での身体機能の欠乏症を防ぐミネラル「ティシュソルト」の一つとして選ばれた物質です。血液中の赤血球に含まれるヘモグロビンの一部を形成し、体内の酸素運搬を円滑にする役目を果たします。病気の初期段階にとても有効なレメディです。

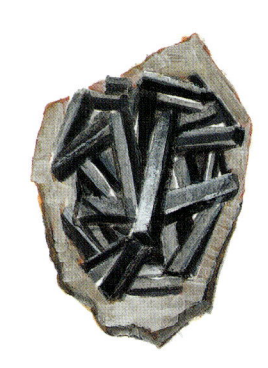

Remedy Picture

病気の初期段階に起こる貧血や炎症、発熱などに有効です。しゃがれ声、喉が痛くてむずがゆい気管支炎の初期など、呼吸器症状の初期段階によく使われます。風邪をひいた感じがする時で、特に喉の痛がゆい場合に効果があります。顔がほてり、皮膚が熱く乾燥して発熱している場合にも良いでしょう。特に目や顔が赤い子供の頭痛には有効です。歯や耳の感染症の初期段階にも使われます。その他に、未消化の物を嘔吐する消化不良、血行不良による静脈瘤や痔、鮮血の鼻血、貧血、過多月経、急性の神経痛に使われるなど、利用範囲の広いレメディです。
フェルム・フォスが適応する症状は、頭の先が重くてだるく、痛みは片側にあって針が突き刺さったような感じが特徴です。ハンマーで打たれたような痛みが右側に起こりやすく、鼻血を出した後や、冷湿布をした後で改善する傾向があります。

好転する条件
寒さ／一人でいる／鼻血／軽い運動／冷湿布／患部の圧迫

悪化する条件
夜間／動き回ること／騒音／発汗前／午前4時～6時の早朝／酸味のある食べ物

適応するタイプ
やせていて、肌がほんのり赤みがかっている。
胃腸や呼吸器に問題をかかえる傾向がある。
おしゃべりで社交的だが、興奮しやすく過敏で神経質。
集中力に欠け記憶喪失の傾向があり、将来に対し不安を感じている。

主な症状
他のはっきりした症状が現れる前の初期段階の炎症、熱、感染症。
ゆっくりと始まる風邪。咳、鼻づまり、鼻水、くしゃみ、熱感、頭痛などの風邪の一般的症状。
ベラドナ（P75参照）が効かない激しい耳痛。

症状名
風邪のひき始め　　P106
熱の出始め　　　　P107
喉の痛み　　　　　P109
神経痛　　　　　　P125
歯痛　　　　　　　P128
耳痛　　　　　　　P140
鼻血　　　　　　　P131
おでき　　　　　　P132
貧血
消化不良
過多月経
手術後

PART-3　よく使われるレメディ・ガイド

ジェルセミウム /ゲルセミウム
(カロライナジャスミン) *Gelsemium sempervirens*

Gelsemium 略称:Gels. その他の一般名:イエロージャスミン、ワイルド・ウッド・バイン

背骨に沿って悪寒が上下し、だるさが強いインフルエンザの特効レメディ

アメリカ合衆国南部を原産とするツル植物で春に芳香を放ち黄色の愛らしい花を咲かせます。レメディは根の樹皮から作られます。希釈する前は非常に有毒で、大量に服用すると、麻痺を起こし、呼吸や動作も困難にさせます。ハーブ療法では、花の浸剤が、ヘビによる噛み傷や、目の病気の治療、神経の鎮静などに使われていました。

Remedy Picture

急性のインフルエンザや咽頭炎に最も効果のあるレメディです。ジェルセミウムがすみやかに効果を発揮する典型的な症状は、背骨に沿って悪寒が上下する、四肢が非常に重くて持ち上げられない、目の焦点が合わず物が二重に見え、まぶたも下がってくる、頭も働かず重くて鈍い、という麻痺した感覚を伴います。また、背筋がぞくぞくして熱があり顔が赤くなっている時でさえ、喉の渇きはないことが多く、多量の排尿、発汗によって熱が下がるのも特徴です。

ジェルセミウムはその他に、不安、恐怖、深い悲しみ、悪い知らせによる苦痛、目前に迫った事柄への心配といった精神症状にも用いられます。特に、試験や、発表会、講演、歯科治療の前などに、恐怖と緊張で足が震え、あがって気弱になっているような時や、親しい人の不幸な知らせに直面し意気消沈しているような時に使用すると有効です。

好転する条件
多量の排尿/発汗/外気/アルコール飲料/体を前に曲げる/刺激/連続した動き/身震い

悪化する条件
湿気の多い気候（特に春や夏）/感情のたかぶり/新しい環境/極度のおびえ/予期不安/興奮/悪い知らせ/午前10時/タバコの煙/自分の病気について考える

適応するタイプ
臆病で試練に直面することができない。
試験前などに、緊張のため、勉強をしても頭に入らず、頭が真っ白になる。
安息を邪魔されることをいやがり一人になりたがる。
心の働きが鈍く、ぼうっとしていて、動作ものろく、返事が遅く、無関心。
顔色は紅潮し赤黒い。

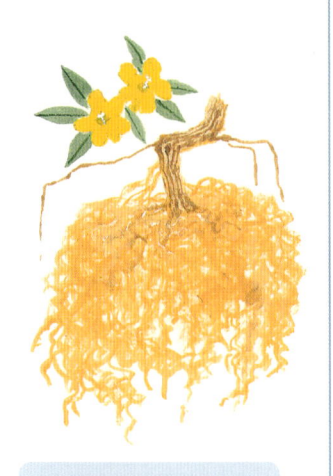

主な症状
背筋に沿って悪寒が上下し、頭重、衰弱、疲労感、筋肉痛、だるさ、体が重いなどの症状があるインフルエンザや風邪。
神経系の症状。
明るい光によってひどくなる後頭部の頭痛。
歯科治療、試験前などに、不安や恐怖を感じる時。

症状名
風邪・インフルエンザ	P106
喉の痛み	P109
熱	P107
頭痛	P124
不安・恐怖	P136
パニック	P136
予期不安	P137
あがり性	P137

ヘパ・サルファ ／ヘパル・スルフ
（硫化カルシウム） *Hepar Sulphuris calcareum*

Hepar sulph. 略称:Hep. その他の一般名：カルシウム・サルファイド

イライラして過敏な寒がりタイプ
呼吸器系の不調と皮膚の炎症に

牡蠣殻の真珠層の粉末と硫黄の華を混ぜ、熱して作るヘパ・サルファは、ハーネマンが独自に作った複雑な組成の硫化カルシウムです。2つのまったく相反する性質をもつ物質、カルシウムと硫黄から作られ、カルシウムの傷つきやすさと硫黄の激しさが結合しています。18世紀には、硫化カルシウムは、ざそう、おでき、痛風などの外用薬として使われていました。

Remedy Picture

主に、触られることで悪化する感染症に用いられます。臭いのある多量の鼻汁が出る風邪やインフルエンザ、扁桃の腫れを伴う喉の痛みや耳痛、炎症を起こした発疹、ものもらいやおできなどの肌のトラブルなどの症状に使われます。特に喉の痛みは、刺すような我慢できない痛さで、飲み込む時に痛みが耳まで響くことがあり、多くは痰がからむ激しい咳を伴います。ヘパ・サルファが適応する人は、いつもイライラして、痛みを我慢できず苦痛を実際以上に訴える傾向があります。また、乾燥したすきま風や寒さを強く感じやすく、暖かい部屋やベッドの中にいることを好み、湿気の多い環境で気分よく感じます。このタイプの人の皮膚は、じくじくとした黄色い粘性のある膿が出るおできや膿瘍ができやすいなど、不健康な感じがする傾向があります。しばしば、酢やピクルスなどのような酸性の食べ物を欲しがることも特徴です。

好転する条件
暖かさ／湿った天気／温湿布

悪化する条件
寒さ／乾いた天気／裸／接触／騒音／痛い側を横にして寝る／夜間／冷たい飲み物

適応するタイプ
仕事は忍耐強く几帳面だが、非常に怒りっぽく、いつも楽しむことができない。
心身とも並はずれて敏感で、外部からの圧力やストレスに耐えられない。
太って筋肉がたるみ、動きが鈍い。
体が非常に冷たく寒がり。
暗闇を恐れ、火事になる幻想をいだいたり火をつけたくなる衝動を持つ傾向がある。

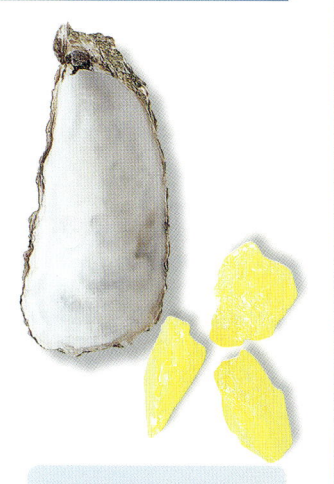

主な症状
とげが刺さったような痛みがあり、耳も痛くなる喉の炎症。触ることで悪化する痛み。
傷口が感染し、皮膚が破れて多量の膿がる膿瘍やおでき。
酸っぱい臭いのする多量の汗や分泌物。
吐き気や嘔吐、慢性の下痢があり、たいていは、お腹がごろごろ鳴る消化器系の不調。

症状名
喉の痛み	P109
化膿性扁桃炎	P109
咳	P108・P139
耳痛	P140
鼻水・鼻づまり	P110
副鼻腔炎	P110
ものもらい	P127
おでき	P132
怒り・イライラ	P134
風邪・インフルエンザ	
鼓腸	

PART-3 よく使われるレメディ・ガイド

ハイペリカム /ヒペリクム
(オトギリソウ) *Hypericum perforatum*

Hypericum 略称:Hyper. その他の一般名：セント・ジョンズ・ワート

指先、爪など末端部のけがに使う最も優秀な神経用救急レメディ

ヨーロッパ、アジア、北アメリカの全域に自生し、背の高い黄色の花を咲かせます。オトギリソウ科に属し、レメディは新鮮な植物全体から作られます。古代ギリシャ・ローマでは魔術にも使われる重要な薬草でした。花をつぶすと血液に似た赤紫色の汁が出るのが特徴です。ハーブ療法では傷の止血や、切り傷の治療にも使われてきました。

Remedy Picture

指先、つま先、爪、唇、耳、目、頭、尾骨など、体の神経がたくさん集まっている末端部にけがをした時のレメディとして、まずハイペリカムが考えられます。たとえば、指先をドアに強く挟んで爪がはがれた時、ボールなどで突き指した時、ガラスで唇をひどく切った時、階段から落ちて尾骨を強打した時、誤って釘を足で踏み抜いた時などです。特に、傷を受けた場所の神経が炎症を起こし、痛みが体の神経に沿いズキズキと上に駆け上がるような場合には非常に有効なレメディです。また、動物に噛まれた後の破傷風の予防、歯科治療や抜歯の後の不快感、やけど・日焼け、手術の後、頭部や脊髄の外傷、寒く湿気のある時に悪化するぜん息などにも用いられます。
軽い創傷には、ハイペリカムのクリームかチンキを患部に直接塗布するとよいでしょう。

好転する条件
静かに横になる／頭を後ろへ曲げる／覆う／頭を下げて寝る／患部をさする

悪化する条件
湿気・霧／接触／動く／寒さ／圧迫／露出／恐怖・ショック

適応するタイプ
意気消沈して、怯えている状態の人。
負傷や事故にあってショックを受け、もうろうとして放心状態の人。
度忘れや、文章の書き間違いをすることが多い。

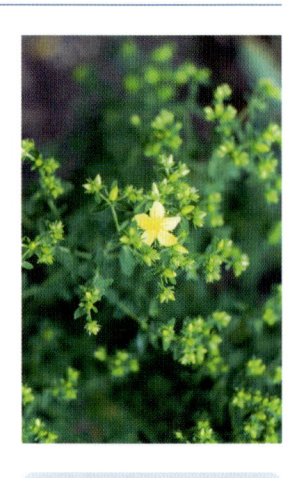

主な症状
神経末端を損傷した傷や打撲。
神経に沿って上に上がってくる激しい痛み。
破傷風の予防。
頭部外傷による症状。
手術や事故の後に起こる精神的な痛み。
痛みと出血がある痔。

症状名
切り傷　　　　　　P123
神経痛　　　　　　P125
歯痛　　　　　　　P128
虫刺され・刺し傷　P131
打ち身　　　　　　P129
腰痛　　　　　　　P130
やけど・日焼け　　P132
痔
手術後の不快感
事故後のショック

イグナティア／イグネイシア
（イグナシア）*Ignatia amara*

Ignatia 略称:Ign. その他の一般名:イグナチウス豆

悲嘆のための救急レメディ
変わりやすく矛盾した症状に効果的

レメディはフィリピン原産のつる木の大木、イグナティアの種子を粉にして作ります。フィリピンの先住民には、病気の予防と快癒のお守りとしてその果実のイグナチウス豆を身に着ける風習があります。ヨーロッパには、17世紀にスペインの修道士、聖イグナチウスによってその種子が伝えられました。種子は、神経に作用する猛毒のストリキニーネを多く含みます。

Remedy Picture

イグナティアは、感情の救急レメディ、悲しみのレメディと呼ばれているように、心の問題や、悲しみが原因となっている症状に使われます。たとえば愛する人の死などの悲惨な出来事からくる深い悲しみ、恐怖、ショック、心配などに用いられます。感情がコントロールできず、笑っていたかと思えば理由なく人前で泣くなど、感情の起伏が激しくヒステリー傾向にあるような人や、深い悲しみを無言で抑えてきた人にも効果があります。そういった心的ストレスに起因する頭痛、痙攣、消化器疾患、つかえているような咽頭痛などにも用いられます。適応する症状はすべて変わりやすく不安定で、相反する矛盾した現れ方をします。たとえば痛む側を下にして横たわると和らぐ頭痛、食べると改善する消化不良、硬い食べ物を飲み込むことで改善される喉の痛みなどです。寒気がするのに、喉が乾いたり顔が赤くなったりもします。

好転する条件
暖かさ／食べる／飲み込む／体位を変える／一人でいること／深呼吸

悪化する条件
冷たい外気／刺激物（特にタバコ）／感情的ストレス／深い悲しみ／恐怖・ショック／寒さ／コーヒー／強い臭い／接触

適応するタイプ
適応するほとんどが女性の場合が多い。
ロマンチックな空想家で、感受性豊かな芸術家タイプ。
神経質で気分が変わりやすく、すぐにため息をついたり、ヒステリックに泣いたりすることがある。
深い悲しみを抑圧してきた。
寡黙で悲しげ、疲れた感じがする。
失神しやすい。
鳥が嫌い。

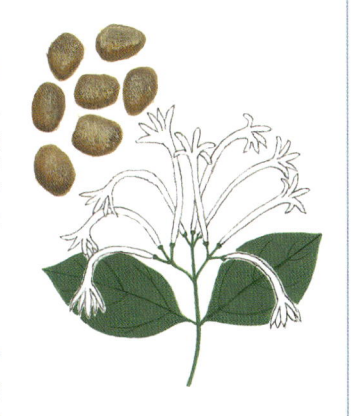

主な症状
深い悲しみやショックによる症状。
胸の中が痛むような激しい乾いた咳。
前頭部に刺すような痛みがある頭痛。
変わりやすい矛盾した症状が現れる病気。

症状名
悲しみ	P135
死別の悲しみ	P135
ショック	P136
不眠	P137
無月経	
喉の痛み	
頭痛	
下痢	
便秘	

※このレメディは、コーヒーとタバコによって、効果が打ち消されることが明示されています。

PART-3 よく使われるレメディ・ガイド

イペカック (吐根) *Cephaelis ipecacuanha*

Ipecac. 略称:Ip. その他の一般名:イペカクアンハ

絶え間ない吐き気と嘔吐の症状に

中南米を原産とするアカネ科に属する低木。レメディはその根を乾燥させたものから作られます。この植物は吐き気を誘発することが知られています。

Remedy Picture

適応する症状は、どれも多少なりとも吐き気を伴います。過剰な唾液分泌と息切れを伴う絶え間のない吐き気で、吐いた後も症状は改善しません。喉はあまり乾かず、舌はきれいです。嘔吐や出血を伴う百日咳などの発作的な咳、吐き気がある下痢、偏頭痛、過多月経に効果があります。

好転する条件
新鮮な空気

悪化する条件
暖かさ／嘔吐／動き／過食

適応するタイプ
イライラしやすく、欲求が多く、気難しく、人を馬鹿にする傾向。大声で悲鳴や叫び声をあげる気まぐれな子供。

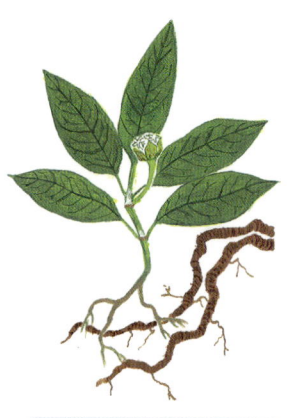

主な症状
絶え間のない吐き気。
痙攣性の咳、百日咳。

症状名
吐き気・嘔吐	P114
咳	P108
ぜん息	P122
過多月経	

カリ・ビク ／ケリー・ビクロミカム
(重クロム酸カリウム) *Kalium bichromicum*

Kali.bich. 略称:Kali-bi. その他の一般名:特にない

黄緑色の粘液が出る鼻の炎症に

重クロム酸カリウムはオレンジ色の粒子からなる劇薬で、クロム染料、木製品の着色、写真、電池の成分などに利用されています。中性の黄クロム酸カリウムを塩酸と結合させて合成します。

Remedy Picture

粘膜の症状に効果があります。鼻、喉、膣、尿道、胃などの粘膜が侵され、ねばり気のある分泌物の出る症状を楽にします。特に、糸を引くようにねばる黄緑色の鼻水が絶え間なく出る副鼻腔炎に使われます。鼻がつまって起こる偏頭痛や目の感染症、関節の痛みにも使われます。

好転する条件
暖かさ／穏やかな気候

悪化する条件
寒さ／湿気／午前2時〜3時

適応するタイプ
規則正しい習慣を持ち、非常に細かい問題点まで考えることを好む。

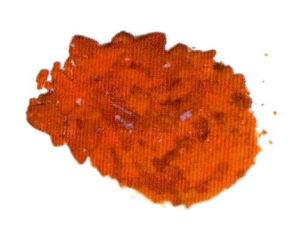

主な症状
ねばりのある黄緑色の分泌物。
局部的な痛みが体を移動し、突然始まったりやんだりする。

症状名
副鼻腔炎	P110
偏頭痛	P124
神経痛	P125

ラケシス （ラカシス）
（ブッシュマスター） *Lachesis muta*
Lachesis 略称:Lach. その他の一般名：スルククス ブッシュマスター・スネーク

更年期など、心臓や血管が弱っている症状に
左側から始まる喉の痛みなどの不調に

南米の先住民からは、獲物を狙う時に発する音からスルククと呼ばれている猛毒の蛇、ブッシュマスターの毒液から作られます。この蛇に噛まれると、傷が少しでも血管に達していれば、大量出血を起こし、敗血症を起こしてその場で命を失うこともあります。ブッシュマスターから絞った毒液は、噛まれた時の解毒剤を作るためにも使われています。

Remedy Picture

ラケシスは体質改善のための貴重なレメディで、主に静脈瘤や血行不良のような血液や循環器系の問題に用いられます。血液循環が悪く、顔、耳、足など皮膚の末端が青紫色になっていたり、心臓が弱って脈が不規則に速く弱くなり動悸がするといった症状です。また更年期のほてりや一過性熱感、熱い汗や動悸などを伴う症状、月経が始まる前に動悸などがするが、月経が始まるとよくなる月経前症候群（PMS）など、女性特有の症状に効果的です。物が飲み込めないほどの喉の痛みや偏頭痛にも使われます。どの症状もたいがい左から始まって右に移行し、睡眠中に悪化することがよくあります。月経や放屁、排便など、不必要な物を自然に体外へ排出することが症状を好転させます。ラケシスが適応するタイプは束縛を嫌うのが特徴で、身に着ける物もネクタイやハイネックなど体にぴったりした衣類をいやがります。

好転する条件
外気／自然な排出／分泌物の排出／月経／冷たい飲み物

悪化する条件
暑さ／締めつけと圧迫／睡眠後／熱い飲み物／排泄の抑制／首の周りの圧迫／朝／生理前／飲み込むこと／接触／アルコール／更年期／左を下にして横になる

適応するタイプ
よく働き、よく遊び、アイデアに満ちあふれて、非常におしゃべりだが、一度不機嫌になると無口なうつ状態に急変する。
競争心と創造性にあふれ、頭の回転が速い。
何かに激しく熱中する。
何よりも束縛を嫌う。
体調が悪いと、懐疑心が強くなり非常に嫉妬深くなる。
人に強烈な印象を与える。

主な症状
循環器系の問題や、血管系の病気。
更年期の症状や月経前症候群（PMS）。
毒性の動物による噛み傷などのなかなか治らない傷。
固形物を飲み込むより空気や液体を飲み込むほうが痛みを強く感じる喉の痛み。

症状名
喉の痛み	P109
PMS	P117
更年期障害	P118
偏頭痛	P124
鼻血	P131
噛み傷	P131
怒り・イライラ	P134
静脈瘤	

リーダム /レドゥム
(ワイルド・ローズマリー) *Ledum palustre*

Ledum 略称:Led. その他の一般名:マーシュ・ティー、マーシュ・ローズマリー、磯ツツジ、ニッケイソウ

虫や動物の刺し傷、噛み傷、青あざができるような打撲傷に

北ヨーロッパや北アメリカ北部の寒い沼や湿地で育ちます。苦い味と強い殺菌臭が特徴で、殺菌消毒剤として使われてきました。スカンジナビア半島では、昔からシラミなどの害虫駆除に用いられていました。アメリカでは、紅茶戦争後の一時期、紅茶の代用品として飲まれたこともあります。夏に花が咲いた状態で集めて乾燥させ、全体を粉にしてレメディを作ります。

Remedy Picture

刺し傷やひどい打撲を受けた時の救急レメディです。ハイペリカムと似ていますが、リーダムが適応する打撲や傷には、紫色や黒のあざが広がっているのが特徴です。切り傷、擦り傷、釘やとげなどの尖ったものが刺さった刺し傷や、虫刺され、噛み傷、打撲傷を伴う目の外傷などの応急処置として知られています。皮膚が腫れて紫色になり、刺すような痛みがある激しい負傷に、細菌感染が起こるのを防ぐために用います。なかなか治らない目の周りの黒あざにも効果があります。

その他には、足先に起こり上方に広がるリウマチ痛、触れると冷たいが内部は発熱している強直した関節の痛み、痛風による足指の痛みなどにも効果的です。ズキズキした痛みがあちこちに放散し、温まると悪化します。リーダムが適応するタイプはとても寒がりで、症状は特に痛みのある患部に冷たさを感じますが、冷水浴や冷湿布で改善されます。

好転する条件
冷湿布／冷水浴／休息

悪化する条件
暖かい寝床／熱／動き／アルコール／夜間／接触

適応するタイプ
病気になると怒りっぽく不機嫌になり、不平不満をいう。病気の時に他人と一緒にいるのをいやがり、一人になりたがる。

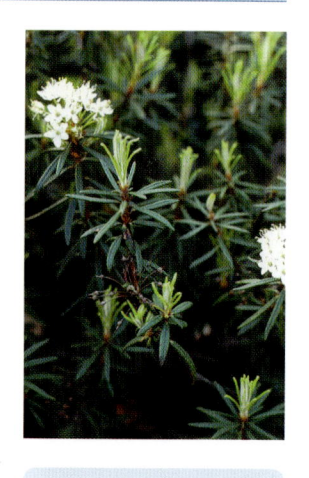

主な症状
刺し傷、切り傷、噛み傷、打撲傷。
傷口からの感染症、破傷風の予防。
目の周りの打撲やけが。
患部が冷たいリウマチ痛。
皮膚の発疹。
ズキズキする痛みの痛風。
熱を持ち、こわばる関節痛。

症状名
打撲傷　　　　　　　P123
虫刺され・噛み傷・刺し傷
　　　　　　　　　　P131
目のけが　　　　　　P126
打ち身　　　　　　　P129
関節痛
発疹
痛風

リコポディウム /ライコポディアム
(ヒカゲノカズラ) *Lycopodium clavatum*

Lycopodium 略称:Lyc. その他の一般名:ウルフズ・クロー、クラブ・モス、ラムズテイル、石松子、苔杉

PART-3 よく使われるレメディ・ガイド

試験や講演前の著しい不安やガスがたまる消化器症状に

北半球の温帯地域に原生する苔に似た緑の植物。17世紀以降、黄色の胞子の粉だけを集めて、痛風と尿閉の薬として使うようになりました。レメディも、切り取った穂から胞子を集めて作ります。この胞子は、水をはじき、引火しやすいという性質を持つため、昔は花火の製造に用いられたり、丸薬がお互いにくっつくのを防ぐためにも使われていました。

Remedy Picture

慢性的な不調に対する体質改善に使用されますが、セルフケアでは不安や消化器系の症状によく使われます。このレメディが適応する不安は、試験、講演、発表会などの前に冷静を装いながらも、内心は失敗すること、人より劣ることなどを恐れてイライラし、混乱した状態で現れる予期不安です。この場合、実際に人前に出てしまえばうまくふるまえるのが特徴です。また、不安によって引き起こされる消化器系の不調にも有効で、腹部にガスがたまってゴロゴロ鳴る鼓腸をはじめ、吐き気、便秘などに使われます。その他、腎臓結石による砂状の沈殿物が含まれる尿や、性器ヘルペス、前立腺肥大、勃起不全などの症状にも役立ちます。症状は右側から出ることが多く、繰り返す傾向にあり、特に午前と午後の4時～8時に悪化しがちです。消化器系の症状は豆類、たまねぎ、キャベツなどを食べると悪化する傾向もあります。

好転する条件
温かい飲食物／衣類をゆるめること／排尿／げっぷ／動く／涼しくて新鮮な空気／夜間

悪化する条件
衣類の締めつけ（特に腹部）／午後4時～8時／暖かさ／起床時／過食・絶食／風通しの悪い部屋／冷たい飲み物

適応するタイプ
内気でスタミナが不足しがちで、午後にはさらに元気がなくなる。

忘れっぽく、読書が苦手なことが多い。

自分に自信がなく、人前に出るのを恐れるが、実際に出るとうまくふるまえる。

人と深く付き合うことを嫌う反面、一人でいることをいやがる。

甘い物が好き。

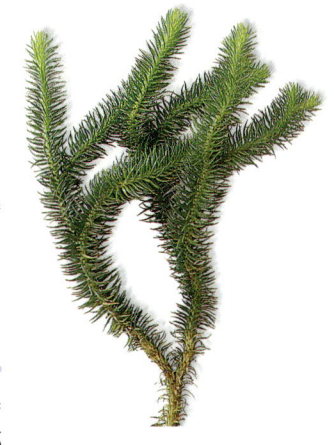

主な症状
消化器系の不調。
右側から始まる頭痛、咽頭炎。
試験や人前で話すなどの予測された出来事に対する不安、イライラ。
泌尿器系の疾患。

症状名
消化不良	P111
鼓腸	P112
不安	P136
予期不安	P137
吐き気・嘔吐	
便秘	
頭痛	
喉の痛み	
イライラ	
月経の遅れ	
前立腺肥大	

マグ・フォス /マグネシア・フォスフォリカ
(リン酸マグネシウム) *Magnesium phoshoricum*
Mag.phos. 略称:Mag-p. その他の一般名:マグネシウム・フォスフェート

痙攣性の痛みや神経痛に直接働く
ホメオパシーのアスピリン

硫酸マグネシウムとリン酸ナトリウムを水中で混合させた結晶から作ります。マグネシウムは体の中に含まれるミネラルの一つで、欠乏すると虚血性心疾患、骨や歯の形成障害、知覚過敏、筋肉の痙攣などが起こります。ドイツ人医師、シュスラー博士は、マグネシウムの不足を補うリン酸マグネシウムを「ティシュソルト」の一つに選びました。

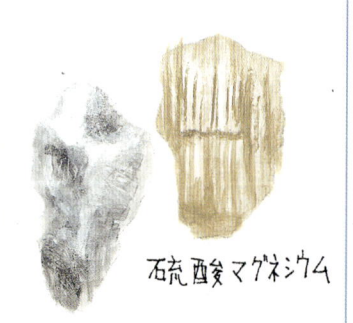

硫酸マグネシウム

リン酸ナトリウム

Remedy Picture

軽い痛みから疝痛までいろいろな痛みに対して用いられるので「ホメオパシーのアスピリン」という呼称もあります。神経や筋肉に直接働きかけ、痙攣性の痛みを除去します。たとえば激しい運動の後の筋肉のこわばり、突き刺すような痛みを伴って手や足が痙攣するこむら返り、体中のあちこちに急に現れては消える痙攣性の激しい神経痛、体を折り曲げるほどの鋭い痛みを伴う痙攣性の腹痛、脈を打つズキズキと突き刺すような痙攣性の頭痛、歯痛、耳痛などに、効果的に使われます。また突然下腹部に痙攣するような鋭い痛みがある月経痛にも有効です。

痛みは右側から始まり、稲妻のように神経に沿って走るのが特徴です。夜間や、疲れ、寒さやすきま風にさらされることで痛みがひどくなり、温めたり、圧迫したり、さすったりすると和らぎます。

好転する条件
暖かさ／熱い風呂／患部をさする／体を曲げる／患部を強く圧迫する

悪化する条件
寒さ／疲労／夜／すきま風／接触

適応するタイプ
とても繊細で知的なタイプ。忘れっぽくて集中力に欠けることもある。
寒さに弱く、筋肉のこむらがえりを起こしやすい。
甘い物が好きで、コーヒーを嫌う。

主な症状
激しく、発作的な強い痛み。
神経に沿って走る痛み。
夜間や、寒さやすきま風によって悪化する痛み。
筋肉痛やこむらがえり。

症状名
神経痛	P125
月経痛	P116
歯痛	P128
子供の腹痛	P138
筋肉痛	
こむらがえり	
頭痛	
耳痛	

マーキュリアス ／メルク・ソル
（水銀）*Mercurius solubilis Hahnemanni*

Mercurius 略称:Merc. その他の一般名：可溶性水銀、クイックシルバー、ブラック・オキサイド

口内炎、歯肉炎、喉の痛みなど、化膿しやすく悪臭のある口の症状に

辰砂（しんさ）などの火山岩の中から取り出された液状の水銀から作られます。水銀は猛毒にもかかわらず、16世紀にパラケルススが薬効を提唱して以来、体内の分泌活動の促進や、梅毒などの病気の治療に使われてきましたが、20世紀以降はその毒性のため薬としては使われなくなりました。今日では、温度計、歯科の充填剤、殺虫剤、塗料などに使われています。

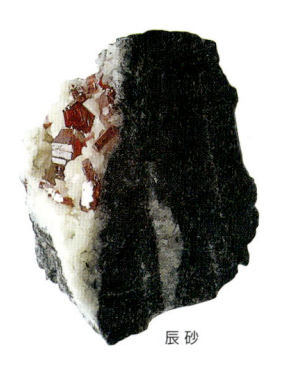

辰砂

Remedy Picture

体質改善のためのレメディとしてもよく使われ、体の腺の腫れや、その分泌物に強く作用するレメディです。口内潰瘍、歯肉炎、咽頭炎、扁桃炎、口臭などの口腔内の症状によく使われます。この場合、唾液がたくさん出て、口の中に金属のような味がし、舌が黄色くぶよぶよして歯形がつくこともあり、唾液や息は不快な臭いがします。黄色か緑色の悪臭の強い鼻水とくしゃみが出る副鼻腔炎や風邪、刺すような痛みを伴い不快な臭いのする目やにが出る結膜炎、やはり不快な臭いの分泌物がある耳痛や下痢、臭い多量の汗が出て頭痛も伴う発熱などの症状にも有効です。マーキュリアスが適応するタイプは、暑さと寒さに敏感で、まるで水銀温度計のように温度変化に反応し、汗かきです。また汗、唾液、尿、便など排泄物に悪臭があり、血が混じることもあります。症状は夜間に悪化し、とても喉が乾くのも特徴です。

好転する条件
休息／ちょうどいい温度／穏やかな気候／水浴／横になる

悪化する条件
温度差／夜／接触／暖かい部屋と寝床／発汗／湿気／寒冷／右を下にして横になる／冷たい食品・温かい食品

適応するタイプ
温度の変化に敏感。
不安でせっかち、落ち着きがなく不安定で、疑い深い。打ちとけにくく、閉鎖的だが、外見は穏やかに見える。
内に強い感情を持つため、突然爆発して、激怒したり暴力をふるったりする。
ミルクやビールなどの冷たい飲み物や、バター付きパン、レモンが好き。肉、甘い物、コーヒー、ビール以外のアルコール、塩は好まない。

主な症状
口の中に金属のようないやな味を感じ、唾液がたくさん出て、痛みや腫れがある喉や口腔の症状。
臭いの強い、不快な分泌物を伴う耳や喉、目の炎症。
温度差に敏感で、暑さと寒さによって悪化する。

症状名
熱	P107
喉の痛み	P109
扁桃炎	P109
副鼻腔炎	P110
下痢	P113
水ぼうそう	P143
おたふく風邪	P143
口内炎	
耳痛	
歯痛	

PART-3 よく使われるレメディ・ガイド

ナト・ムール／ナトゥラム・ミュリアティカム
（岩塩）*Natrum muriaticum*

Nat.mur. 略称:Nat-m. その他の一般名：ソルト、ロック・ソルト、塩、塩化ナトリウム

孤独、悲しみや繊細さから起こるさまざまな症状に

塩化ナトリウムすなわち塩は、古来から重用されてきた鉱物資源です。サラリーという言葉はもともと、古代ローマの兵士に塩購入のために払われた俸給を意味していました。体内に塩が不足すれば疲労や筋肉の痙攣を引き起こし、過剰になれば高血圧と心臓病の悪化につながるといいます。レメディは鉱物の岩塩から作ります。ドイツ人医師、シュスラー博士は、体内の湿度の制御のために「ティシュソルト」の一つに選びました。

Remedy Profile

主に体質改善に使われ、死別や失望のような深い悲しみなどの激しい感情を抑えることによって起こる情緒の障害に用います。体の症状では、生卵の白身のような透明な鼻水や涙目がめだつ風邪や、唇の真ん中にプツンと出る口唇ヘルペス、いぼ、おでき、じん麻疹などの皮膚症状に使います。ハンマーで打たれたような激しい頭痛や目の疲れ、疲労感がある女性の月経前症候群（PMS）や月経痛にも使います。

ナト・ムールが適応するのは主に女性で、感情の抑制が病気の原因となります。このタイプは、唇の乾燥、空咳、便が硬く乾燥する傾向にあり、膣が乾燥して性交中に痛みを感じることもあります。食べ物の消化が悪く疝痛を起こすこともよくあります。塩や塩辛いものをよく欲しがり、風邪をひきやすい傾向もあります。症状は、蒸し暑さ、強い日差しにさらされることで悪化します。

好転する条件
新鮮な外気／発汗／右を下にして横になる／暗い場所

悪化する条件
太陽の熱／午前9時～11時／慰め／むっとする暑さ／感情的ストレス／性交／騒音

適応するタイプ
責任感があり、完璧主義者だが、繊細で、批判されるとすぐに傷つく。

悲しみを表に出さず内側にため込む。

自分の殻にこもって、孤独を好む。

同情や慰められることを嫌う、内気なタイプ。

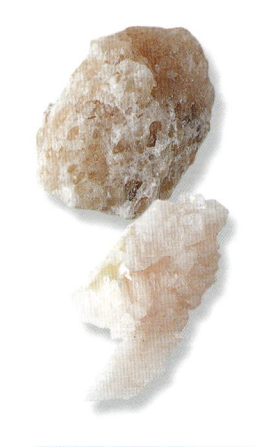

主な症状
深い悲しみ・失望などの感情を抑えることによって起こる心身の症状。

鼻や喉に卵白のような分泌物を伴う症状。

暑さや光、騒音によって悪化する症状。

風邪や熱による口唇ヘルペス。

症状名
鼻水	P110
月経痛	P116
PMS	P117
じん麻疹・湿疹	P121
頭痛	P124
目の疲れ	P126
悲しみ	P135
ショック	P136
風邪	
口唇ヘルペス	

ナックス・ボミカ／ヌクス・ウォミカ
（ポイズン・ナット・ツリー） Strychnos nux-vomica

Nux vomica 略称：Nux-v. その他の一般名：クエーカー・バトンズ

短気でイライラしがちな野心に満ちた仕事人間に

東インドや北オーストラリアなどに主に原生するマチン科の樹木で、ストリキニーネとアルカロイドという猛毒を含みます。微量の服用では、食欲を増進し消化を助けますが、適量を超えると神経系を侵し、呼吸や意識の障害を起こし、生命を奪います。レメディは、その実に無数に含まれるポイズン・ナッツと呼ばれるボタンのような形をした種子から作られます。

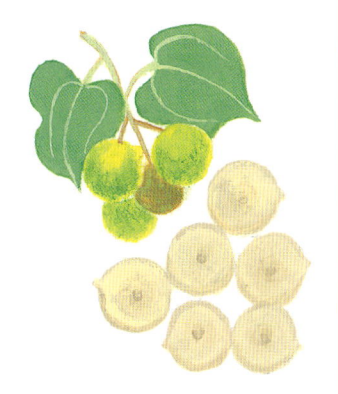

Remedy Picture

潔癖性で野心的な仕事中毒になりがちの人のためのレメディで、働きすぎの現代人の多くが適応します。このタイプの人は、どんな小さなことにも敏感で、イライラして怒りっぽく、人から反論されることが許せません。ストレスに対処しようと、こってりした食物、酒、コーヒー、薬を摂りすぎる傾向にあります。そのために起こる二日酔い、消化不良、明け方に目が覚める不眠にはこのレメディが最適です。またナックス・ボミカは、しゃっくり、嘔吐、急激な疝痛のある下痢、排便困難な便秘、下痢と便秘を繰り返す、胃の膨満感、痔などの消化器系の症状にも使われます。風邪、インフルエンザ、吐き気がある咳や空咳、頭痛、偏頭痛にも効果があります。女性の不調では、月経痛、過多月経、膀胱炎、妊婦のつわりや出産痛にも有効です。どの症状も寒気を感じやすいのが特徴で、特に寒い空気や風によって悪化します。

好転する条件
休息／温暖な、湿気のある気候／うたた寝／暖かさ／温かい飲み物／吐くこと／一人になる／夕方／睡眠／横たわる

悪化する条件
過食／寒さ／午前3時～4時／コーヒー／心理的活動の過多／怒り／接触／騒音／明るい光／朝／すきま風／アルコール／スパイス／食後

適応するタイプ
野心が強く有能で、仕事も遊びも熱中して一生懸命にやり、ワーカーホリックになりやすい。

自分への批判は許せないのに、他人には非常に厳しい完璧主義者。

自分が成功するために人をあざむくこともある。

潔癖、神経質、短気でイライラしがちな人。物事がうまくいかないと怒って物を壊したり泣いたりすることもある。

主な症状
飲みすぎによる二日酔い。
ライフスタイルからくる消化器系の症状。
刺激物の摂りすぎによるイライラ、不眠、頭痛。
風邪、熱のあるインフルエンザ、咳。
月経や妊娠に関する女性の症状。

症状名
消化不良	P111
鼓腸	P112
吐き気・嘔吐	P114
便秘	P115
痔	P115
膀胱炎	P119
頭痛	P124
乗り物酔い	P133
二日酔い	P133
怒り・イライラ	P134
不眠	P137
風邪・インフルエンザ	
胃炎	
月経痛	
PMS	
つわり	
下痢	

PART-3 よく使われるレメディ・ガイド

フォスフォラス /フォスフォルス
（燐）*Phosphorus*

Phosphorus 略称:Phos. その他の一般名:ホワイト・フォスフォラス

外向的で優しく思いやりがあるが、不安と恐れを感じやすい人に

燐、すなわちフォスフォラスは、人間の体に含まれる重要なミネラルで、17世紀に蒸発した尿の残りかすから抽出されました。19世紀までは病気の治療薬として、また白い種類の燐、ホワイト・フォスフォラスは引火性が強く、マッチや花火の製造にも使われていましたが、毒性が強いために用いられなくなりました。レメディの原料にはホワイト・フォスフォラスが使われます。

Remedy Picture

フォスフォラスは重要な体質改善のレメディですが、セルフケアでは主に消化器や呼吸器の不調などに使われます。消化器系症状では、食中毒、ストレス、胃潰瘍、胃腸炎が原因で起こる重い下痢、吐き気・嘔吐、便秘などに用います。呼吸器系症状では、風邪が胸部を侵して起こる血が混じる空咳、ぜん息、気管支炎、肺炎などです。また、大量の鼻血、歯茎の出血、過多月経などの出血や貧血の症状にも有効です。手足や背中、肩、骨、胃などに焼けるような痛みがある症状にも使われます。フォスフォラスが適応するタイプは、普段は外向的で情愛が深く、仲間と一緒にいるのが好きですが、病気になると、一気に無気力になり、不安や恐れを募らせて神経を疲労させてしまいます。そういう時は周囲の人に助けを求め安心させてもらいたがるのも特徴です。フォスフォラスはそういった不安や恐れを和らげるためにも役立ちます。

好転する条件
冷たい食べ物／食事を摂る／なでられる／新鮮な空気／体を起こして座る／右を下にして横になる／睡眠／マッサージ

悪化する条件
左を下にして横になる／雷／温かい飲食物／感情的ストレス／風の強い天気／朝と夕方

適応するタイプ
外向的で優しい性格で思いやりがあり、人と一緒にいるのが好き。
芸術的な才能に富み、表現力にあふれている。
不安性で怖がり。
性欲が強い。
やや繊細で上品な顔立ち。
すらっと伸びた、マッチのような体型。
鼻血を出しやすい。

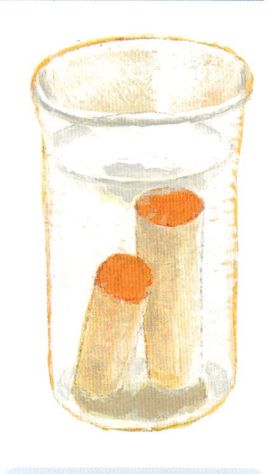

主な症状
極度の緊張からくる不安や恐怖。
ほてりや失神、めまいなどの血行不良。
鼻、歯茎からの出血。
骨や胃などの焼けるような痛み。
呼吸器系疾患。

症状名
咳	P108
下痢	P113
吐き気・嘔吐	P114
鼻血	P131
不安・恐怖	P136
喉の痛み	
ぜん息	
歯痛	
出血	

プルサティラ／パルサティラ
（セイヨウオキナグサ） *Pulsatilla pratensis subsp. nigricans*

Pulsatilla 略称:Puls. その他の一般名：ウィンドフラワー、パスクフラワー、メドウ・アネモネ

気分も症状も変わりやすい、優しく涙もろい女性のために

ロシア、ドイツ、スカンジナビア半島に原生し、紫色の花が咲きます。ホメオパシーでは、開花中の新鮮な植物全体を細かく刻んでレメディに使います。葉は苦くて辛く、噛むと喉や舌が焼けたようになります。ローマには、プルサティラは女神の涙から生えてきたという伝説があり、古代から目の病気に用いられてきました。18世紀のヨーロッパでは潰瘍や虫歯の治療にも使われていました。

Remedy Picture

プルサティラが適応する典型的なタイプは、臆病で優柔不断で気分が変わりやすく、すぐ涙ぐみ、同情やなぐさめを求める女性です。体の症状では、特に無月経、月経前のイライラ、頭痛などの月経前症候群（PMS）、慢性的な膀胱炎、偏頭痛、更年期の涙もろさや鬱状態など、女性特有の症状に効果があります。大量の黄緑色の痰が出て耳痛を伴う風邪、咳、ぜん息、副鼻腔炎などの呼吸器系疾患、目から黄緑色の目やにが出る結膜炎やものもらいにも用います。脂っぽい食べ物の摂りすぎによる消化不良、吐き気、下痢、便秘などの消化器の不調にも使われます。どの症状も変わりやすく、咳、痰など黄緑色の分泌物を伴い、ほとんど喉が乾かないのが特徴です。症状は、暖かさ、濃厚な食事、妊娠、月経前などで悪化し、冷たい新鮮な空気にふれる、軽く運動する、誰かがそばにいて同情してくれるといったことで改善されます。

好転する条件
新鮮で冷たく乾いた空気／穏やかな動作／泣く／同情

悪化する条件
暖かさ／妊娠／月経前／思春期／風通しの悪さ／夕方／左を下にして横になる／脂っぽい食べ物

適応するタイプ
たいていは女性。
感情的で涙もろく、気分が変わりやすい。
めそめそして、すがりついてくる子供。
優しく温和で、人と争わない性格。
臆病で、優柔不断。

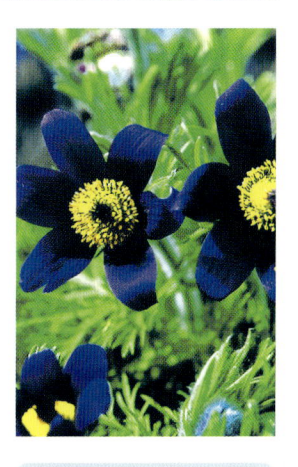

主な症状
黄色もしくは緑色の分泌物が大量に出る症状。
女性特有の症状。
脂っぽい食べ物を摂ると悪化する消化器症状。

症状名
風邪・インフルエンザ	P106
熱	P107・P141
咳	P108
耳痛	P140
鼻水・鼻づまり	P110
副鼻腔炎	P110
消化不良	P111
下痢	P113
吐き気・嘔吐	P114
月経痛	P116
PMS	P117
更年期障害	P118
膀胱炎	P119
ぜん息	P122
頭痛	P124
目の炎症	P127
ものもらい	P127
悲しみ	P135
恐怖	P136
歯の発生	P142
水ぼうそう	P143
はしか	P143
おたふく風邪	P143

ルス・トックス (つたうるし) *Rhus toxicodendron*
Rhus tox. 略称：Rhus-t. その他の一般名：ポイズン・アイビー、ポイズン・オーク、

体の使いすぎによる捻挫や筋違いに筋肉、関節の救急レメディ

北アメリカに自生する植物で、先住民も薬として使っていました。葉に少しでも触れると、皮膚に激しい発疹が起こり、発熱、頭痛、食欲減退なども併発するため、アメリカ人は子供の時に、この植物には絶対に近づかないように教えられます。医療ではリウマチの薬として使われてきました。レメディは開花直前の夕方に集めた柔らかな葉から作られます。

Remedy Picture

捻挫、筋違い、関節の腫れなど、体の使いすぎによる筋骨格系の失調や、けがに対処する救急レメディです。このレメディが最も効果を発揮するのは、関節がこわばって、なめらかに動かないリウマチ痛のような症状です。その痛みは左から始まって右へ移動することが多く、裂かれるような、貫くような、刺されるような激しさです。またヘルペスやおむつかぶれ、水ぼうそうなどの焼けるような強いかゆみのある皮膚症状にも使われます。症状は、ベッドでじっとしていると悪化し、動き回ると和らぎますが、動きすぎると疲れきって休息が必要になり再び悪化、と症状が繰り返すことが多く、なかなか体が楽になりません。また寒さ、湿気、雨などの天候や、朝の動き始めの時に悪化します。舌の先に三角形の赤い斑点が現れることがあるのも大きな特徴です。喉がとても渇き、冷たい飲み物、特に牛乳を飲みたがる傾向があります。

好転する条件
連続した動き／暖かさ／乾燥した気候／マッサージ／温浴／発汗／鼻血

悪化する条件
寒さ／湿気のある天気／休息／動き始め／濡れる（特に足）／夕方／過労

適応するタイプ
健康な時は明るく生き生きしているが、病気になると動揺し落ち着きがなくなる。
気が小さく恥ずかしがり屋のところがある。
夜に強く不安を感じ、自分を責める。
しばしば体を酷使したり、働きすぎる傾向があり、休息をとらない。
寒さに敏感。

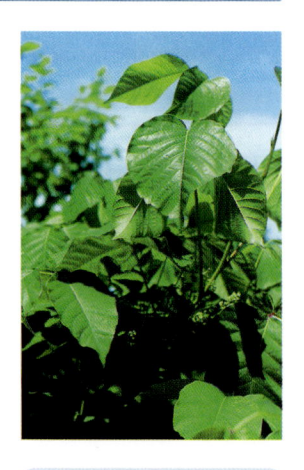

主な症状
動き回ると痛みが和らぐが、動き始めに痛む筋肉や関節の失調。
かゆみ、赤い発疹、熱感がある急性の皮膚症状。

症状名
坐骨神経痛	P125
捻挫	P129
筋違い	P129
筋肉痛・腰痛・背痛	P130
皮膚炎	P121
おむつかぶれ	P121
水ぼうそう	P143
おたふく風邪	P143
インフルエンザ	P106
関節痛	
リウマチ	
ヘルペス	

ルタ (ヘンルーダ) *Ruta graveolens*
Ruta 略称：Ruta その他の一般名：ルー、ハーブ・オブ・グレース

骨の痛みを伴う打撲傷に テニス肘や眼精疲労に最適

南ヨーロッパに生育するミカン科の植物で、黄色の小さな花をつけます。古代ギリシャでは消化不良に用いられ、民間医療では咳、疝痛、頭痛、視力低下、蛇の噛み傷の解毒などに使われ、薬草として珍重されてきました。多量に服用すると、嘔吐を伴う胃の失調などを起こします。レメディは、開花前の新鮮な植物全体から作られます。

Remedy Picture

捻挫や、使いすぎ、けがが原因で起きた筋肉、軟骨、骨の外傷の手当てに用います。ルタの、適応する症状や好転・悪化の条件は、ルス・トックス（P98参照）に似ていますが、両者の違いは、ルス・トックスが大きな筋肉や関節に作用するのに対して、ルタは小さな筋肉や関節に作用することです。ルタが得意とするのは、足首の捻挫、テニス肘、繰り返す筋違い、主婦の膝の痛みなどの限定された部位の症状です。特に骨までひびくような重い捻挫や、骨の痛みを伴う打撲傷には効果があります。これらの症状は動くと良くなり、休むと悪化します。アーニカ（P73参照）やルス・トックスで効果がなかった症状には、ルタを用いると効果があるかもしれません。またルタは、細かな作業などで目を酷使して、目がかすんだり頭が痛くなる眼精疲労にも使われます。手などにできるガングリオン（結節腫）のレメディとしても知られます。

好転する条件
暖かさ／仰向けに寝る／動く／患部をさする

悪化する条件
寒さ／湿気／座る／激しい活動（酷使）／捻挫や打撲時の歩行／患部を下にして寝る

適応するタイプ
落ち着きがない。
不安や放心状態に陥りやすく涙もろい。
死への恐怖が強い。
人を信用できず、猜疑心が強い。

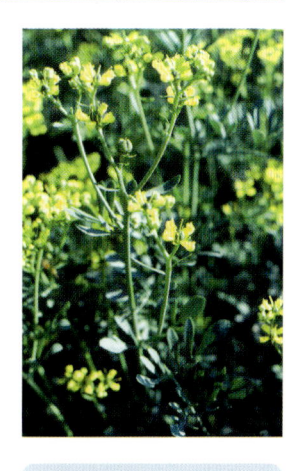

主な症状
打撲やけがによって痛みがある骨や筋肉。
長時間の細かい作業による眼精疲労。

症状名
捻挫	P129
筋違い	P129
打ち身	P129
テニス肘	P130
腰痛・背痛	P130
目の疲れ	P126
頭痛	
ガングリオン	

セピア／シーピア
（コウイカの墨）Sepia officinalis

Sepia 略称：Sep. その他の一般名：カトルフィッシュ

疲れ切った心身を癒す
女性のための重要レメディ

コウイカは主に地中海に産し、岸に近い海底に生息しています。コウイカの墨は、長い間、画家が使うセピア色（暗褐色）の絵の具に使われてきました。また古代ギリシャでは、腎臓結石や淋病の治療薬として使われてきました。ハーネマンは、セピアの絵の具に浸した絵筆をなめて体調をくずした画家の友人を観察した後に、セピアのプルービングを行いました。

Remedy Picture

セピアは女性向けの重要レメディといわれ、女性の生殖器系に強い効果があり、思春期から閉経期まで一生を通じて役立ちます。子宮、卵巣、腟に作用し、月経前症候群（PMS）、月経痛、重い月経、更年期障害、妊娠中の不調にも使われます。左側に起こる慢性の頭痛、直腸にかたまりがある感じがする便秘や消化不良、ほてりや冷え症などの血行不良にも効果があります。子宮が下に引っ張られるような感じがして起こる尿失禁にも有効です。

セピアが適応する女性は、仕事ができて働き者ですが、責任や義務により疲れ果てた状態にあります。感情を表に出さず、イライラして、落ち込みやすい傾向にあり、仕事を持つ場合は家事ができないくらいの疲労感を自覚することがあります。また、性欲が減退しセックスを避ける傾向があります。鼻とその両脇に茶色の鞍型のしみができることもあります。

好転する条件
暖かさ／激しい運動／新鮮な空気／多忙／背中を伸ばして座る

悪化する条件
冷気／性交／月経・月経前／妊娠／早朝・夕方／密閉された部屋／疲労／左を下にして横になる／閉経期

適応するタイプ
人の犠牲になって、意志に反して働き続け、疲労困ぱいしている。

感情を抑制し、内に怒りをいだき、落ちこむ。

人からの同情を嫌い、弱みを見せない。

激しい運動、酸っぱい食物が好き。

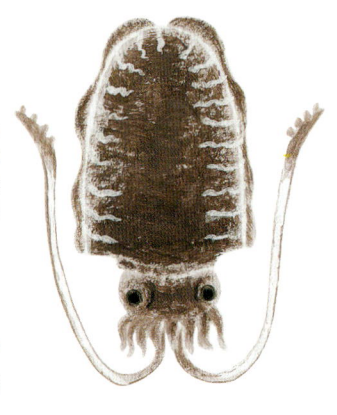

匂いに過敏。

主な症状
特にホルモンバランスの乱れからくる女性特有の病気。極度の疲労からくる症状。

症状名
月経痛	P116
PMS	P117
更年期障害	P118
吐き気・嘔吐	P114
便秘	P115
痔	P115
つわり	P114
過多月経	
消化不良	
疲労	
頭痛	
皮膚のかゆみ	

シリカ (石英) *Silicea terra*
Silica 略称：Sil. その他の一般名：火打ち石、水晶、フリント、ロック・クリスタル

栄養不良でスタミナ不足の人の生命エネルギーを高める

ケイ素の一種であるシリカは、火打ち石や水晶、砂岩、オパールなどに含まれています。植物の重要な組成要素であり、人体では、歯、髪の毛、爪を強化し、体の構造を維持する結合組織にも含まれます。ドイツ人医師、シュスラー博士は、体の結合組織の浄化のために「ティシュソルト」の一つに選びました。レメディの原材料は二酸化ケイ素を粉砕したシリカサンドで、陶磁器、ガラス、セメントなどに用いられるものです。

Remedy Picture

シリカが適応するタイプは、消化器が弱く、食事の消化・吸収が良くありません。脂肪分や牛乳などを受け付けず、冷たい食べ物や甘いものを好み、便秘気味で、臭いの強いガスが出ます。寒がりで、手足が冷たく、じっとり匂いの強い汗を大量にかくのも特徴です。必須ミネラルを十分に吸収できず栄養不良になるため、髪の毛、歯、骨、爪が弱くもろくなります。足の爪は巻き爪になる場合があります。ちょっとした傷も化膿しやすく、膿瘍ができやすい体質です。風邪などの感染症の再発を繰り返し、化膿した扁桃炎、副鼻腔炎、浸出性中耳炎などに症状が進むことがあります。体力がないため、免疫力も低下していて、どんな症状でもなかなか回復しません。シリカは、そんなタイプの栄養吸収を助けることによって体質や症状を改善します。またシリカは皮膚に刺さったとげなどの異物を排出させるのにも良いレメディです。

好転する条件
暖かさ／体、特に頭を暖かく包む／夏／温かい飲み物

悪化する条件
寒さと湿気／すきま風／興奮／新月／発汗を抑える

適応するタイプ
謙虚で控えめだが、細かいところにこだわり、ねばり強く非常に頑固な人。
人と争うのが嫌いで、人の意見を受け入れ、自分の意見は言わない。
自信がないために、試験やイベントの前には緊張したり、あがってしまう。
先端の尖った物を恐がる。
脂肪、肉、温かい食べ物を嫌い、甘い物、冷たい物、卵を好む。

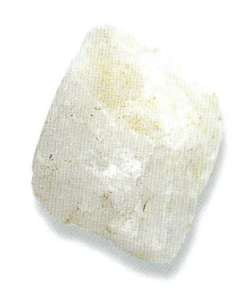

主な症状
全身の栄養不良による症状。
繰り返し再発する感染症。
膿がたまった、化膿した傷や湿疹。
消化器系の不調。
とげなど異物が刺さった場合。

症状名
歯痛	P128
歯の発生	P142
おでき	P132
扁桃炎	P109
副鼻腔炎	P110
便秘	P115
緊張・あがり性	P137
耳痛	
咳	
消化不良	

※薬の投与や予防接種をたくさん受けた子供に重要なレメディといわれています。

PART-3 よく使われるレメディ・ガイド

サルファ ／スルフル
（硫黄）*Sulphur*
Sulphur 略称：Sulph. その他の一般名：ブリムストーン、硫黄華

熱血漢で想像力豊かな
学者タイプのレメディ

硫黄は天然の元素で、火山活動で生じた鉱物から精製されます。硫黄は体の全細胞に含まれるミネラルで、特に髪の毛、爪、肌に集中しています。紀元前の昔から、信仰や浄化の際に使われていました。西洋の民間療法では代々子供たちに、肌と腸を浄化するために硫黄が使われてきました。現代医療ではニキビなどの外用薬として使われています。

Remedy Picture

サルファは幅広い適応を持ち、体のすべての器官に影響を与えます。特に皮膚症状と消化器系の不調に対してよく使われます。湿疹、おむつかぶれ、乾燥肌、鮫肌、膣炎、くすみ、かゆみ、ほてりなど、多くの皮膚症状に用いられます。かくと症状が悪化する症状に特に効果的で、頭皮のかゆみにも使われます。消化器系の不調では、食べ物の消化が悪いために起こる嘔吐や、下痢と便秘が交互に起こる症状、牛乳を飲んで悪化する消化不良、痔や排便後の肛門のかゆみや痛みなどに用いられます。女性の月経不順、膣のかゆみ、月経前症候群（PMS）、更年期障害、男性の勃起障害、また、咳などの呼吸器疾患にも有効です。サルファが適応するタイプは、空腹感で午前11時ごろに調子が悪くなる、暑がり、清潔感に乏しくだらしない、まっすぐ立つことが苦手で前屈み、唇や耳などの開口部が赤い、甘党などの特徴があります。

好転する条件
外気／乾燥した暖かい天候／歩行／発汗／右を下にして横になる

悪化する条件
暖かい寝床／朝11時／牛乳／更年期／入浴／真っすぐ立つ／風通しの悪い部屋／変わりやすい天候／予防接種

適応するタイプ
周囲の状況を気にしない、哲学的で想像力が豊かな発明家タイプ。
自信があり活発で陽気だが、自己中心的なところがあり、いら立ちやすい。
整理や片づけが下手。
手足が熱く、あまり寒さを感じない。
午前11時にお腹がすいて元気をなくし、調子が悪くなる。
物を集めるコレクター。

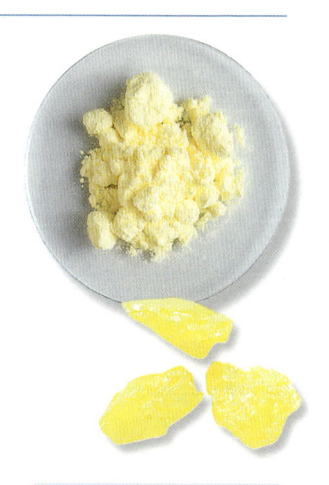

主な症状
皮膚の失調全般。特に赤く焼けるようなかゆみとほてりがある湿疹。
消化器系の症状。
女性特有の症状。
呼吸器系の症状。

症状名
じん麻疹・湿疹	P121
おむつかぶれ	P121
消化不良	P111
下痢	P113
便秘	P115
痔	P115
更年期障害	P118
咳	P108
怒り・イライラ	P134
月経痛	
PMS	
おでき	
ヘルペス	

スタフィサグリア (ヒエンソウ)

Staphisagria 略称：Staph. その他の一般名：ステイヴセイカー、パルメイティッド・ラークスパー

Delphinium staphisagria

怒りを内に抑えこんでしまう人に

ヨーロッパに原生するデルフィニウム科の植物でレメディには種子を使います。古代から、便通や嘔吐を起こさせるために内服したり、噛み傷や刺し傷の解毒に外用されていました。

Remedy Picture

神経痛、膀胱炎、関節痛、手術後や抜歯の後の傷、ものもらいなどの目の感染症、昼眠く夜眠れない不眠、頭痛などによく使われます。新しいパートナーとの性交中の痛みにも良いでしょう。過去の怒りや屈辱、不満などの感情を内側に抑え、一人で苦悩している人に適しています。

好転する条件
暖かさ／休息／朝食

悪化する条件
感情の刺激／過度の性交

適応するタイプ
怒り、屈辱を抑えてしまい、一人で苦しんでいる。
一見穏やかで優しそうだが、内側では深く傷ついている。

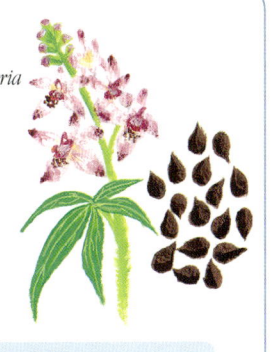

主な症状
怒りや悲しみの抑圧によって起こる症状。

症状名
膀胱炎	P119
ものもらい	P127
怒り	P134
悲しみ	P135
ショック	P136
頭痛	
歯痛	

ウルティカ (イラクサ) *Urtica urens*

Urtica 略称：Urt-u. その他の一般名：ネトル、コモン・ネトル、スティンギング・ネトル

じん麻疹の特効レメディ

イラクサに皮膚が触れると、かゆみや炎症を起こします。ハーブ療法では、いぼ、胃腸の問題、糖尿病、鼻血などに使われる薬草です。レメディは開花時の根を含む植物全体から作ります。

Remedy Picture

イラクサにかぶれた時に出る発疹に似たじん麻疹に最も適し、皮膚が赤く盛り上がり、激しいかゆみや針でチクチク刺すような感じを伴うじん麻疹に使われます。虫刺され、植物によるかぶれ、やけど、甲殻類・貝類による食あたりや、日焼け、母乳の分泌促進にも用います。

好転する条件
横になる／患部をこすること

悪化する条件
温かくする／接触／毎年同時期／降雪時／出産後

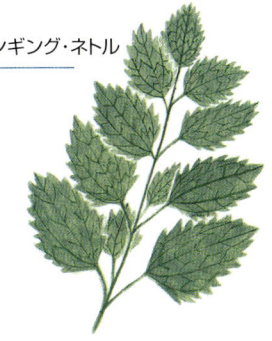

適応するタイプ
特にない。

主な症状
焼けるような刺すような皮膚の症状。

症状名
じん麻疹	P121
かぶれ	P121
虫刺され・噛み傷	P131
やけど・日焼け	P132

My Homeopathy 4

◆◆◆ハーネマンの願い◆◆◆

パリにあるハーネマンの墓

ハーネマンの人生で最も楽しく充実した時は、パリでの生活だったにちがいありません。祖国ドイツでのハーネマンは、自分の信念をかたくなに強調したがゆえに多くの敵を作ることになり、窮地に立たされ、愛する妻にも先立たれて希望を失いかけていました。そんな時に、彼の第二の人生の伴侶となる若きフランス人女性が現れ、パリへ出奔。ハーネマンはパリで歓迎され、昼間は診療や研究に、夜間は芸術鑑賞や友人との交流にと至福の時を過ごします。そして、ホメオパシーはパリでもさらに発展し、進化を続けました。

幸せな晩年を過ごしていたハーネマンでしたが、88歳の春、風邪から気管支炎を起こし、下痢も加わって衰弱し、永眠しました。

病床に臥せるハーネマンに夫人は、「あんなにたくさんの人の苦しみを助けたあなたが今、苦しむなんて、神はなんと不公平な」と言いました。ハーネマンはこう語ったといいます。「私は神から授けられた役割のみをしてきたのだ。特別な恩恵が施されることはしていない。ホメオパシーのもたらす利益は人間性に基づいたもので、近い将来に、慈愛に満ちたこの恵みの真価が知られることだろう。人間の体と心の苦しみを和らげられるために生まれたこの方法は、生への感謝につながるに違いない。この世に私があるのがさして長くないと思われる今、前途を楽しみに、かつ希望を

託していられることは、大きな悦びであり、深く感謝している」

2000年秋、パリにあるハーネマンの墓を訪ねました。フランスの多くの著名人が眠る墓地の中でも、ひときわ立派なその墓は、ハーネマンの功績が今もフランスで称えられ、受け継がれていることを物語ってくれました。

フランスは、ヨーロッパ諸国の中でも、最もホメオパシーが医療として認められ、根付いている国です。この国では、医師だけがホメオパシーによる治療を行うことができるのです。次にフランスを訪ねる時は、ぜひ、ホメオパシー医療を視察したいと思っています。

中村裕恵

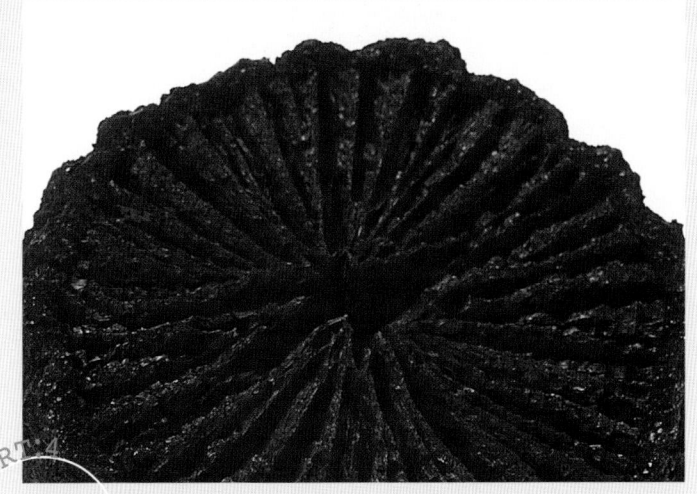

PART 4 身近な症状に使う

私たちが日常よく遭遇する病気やけがに、
セルフケアで使用できる代表的なレメディを紹介します。
自分の症状と各レメディの症状の特徴をよく読み比べ、
PART3「よく使われるレメディ・ガイド」や、
「その他のレメディ・ガイド」(P166～169)も参考にして、
使うレメディを選びましょう。

Photo|CARBO VEG.|カルボ・ベジ

風邪の症状

休養不足、精神的ストレス、乾燥や寒冷など天候の変化などにさらされ免疫が低下した時、私たちは、しばしば風邪に見舞われます。風邪の症状は、体内からの不調のメッセージです。よくある軽い病気だからとあなどると、長びいてこじれることがあります。レメディも上手に利用し、早くしっかり完治させましょう。

風邪・インフルエンザ

ウイルス感染によって起こるものがほとんどですが、中には細菌感染が原因となることもあります。脱水に注意し、十分な休養をとりましょう。

アコナイト…………P70
風邪のひき始めに。冷たく乾燥した空気にさらされた後や、夜間に、突然熱っぽく発汗し、症状が始まる。

アルセン・アルブ…………P74
水様性の熱い鼻水が出て、くしゃみも多く出る。寒気がして落ち着きがなく疲れを感じ、水が飲みたくなる。

フェルム・フォス…………P83
風邪、インフルエンザの初期に。風邪をひいたかもしれないと思った時にとると悪化を防ぐ。

ジェルセミウム…………P84
震えと悪寒があり、比較的ゆっくり症状が現れるインフルエンザや、風邪に。熱っぽく、後頭部の破裂しそうな頭痛。疲れて力がぬけたようになる。喉の渇きはほとんどない。

プルサティラ…………P97
鼻が詰まって、頭痛がする風邪。喉の渇きはなく、耳痛を伴うインフルエンザに良い。

ルス・トックス…………P98
筋肉の痛みを伴うインフルエンザ。痛みのために落ち着かない。午前10時頃に急激に熱が上昇。寒気はあるのに喉が渇き、大量の水を欲しがる。

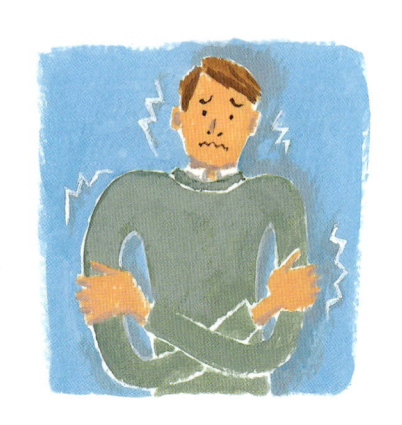

熱

熱は体が病気と闘っている証拠で、自然の治癒力にまかせるのが最善です。しかし、元気のなさを伴う高熱の際は、医師を受診しましょう。

アコナイト ……… P70
冷たい風にさらされた後、突然、特に夜間に熱が出る。喉の渇きがあり、発汗がある。片方の頬が赤く、他方は青白い。脈が速く、不安を伴う。

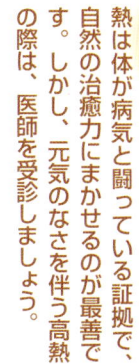

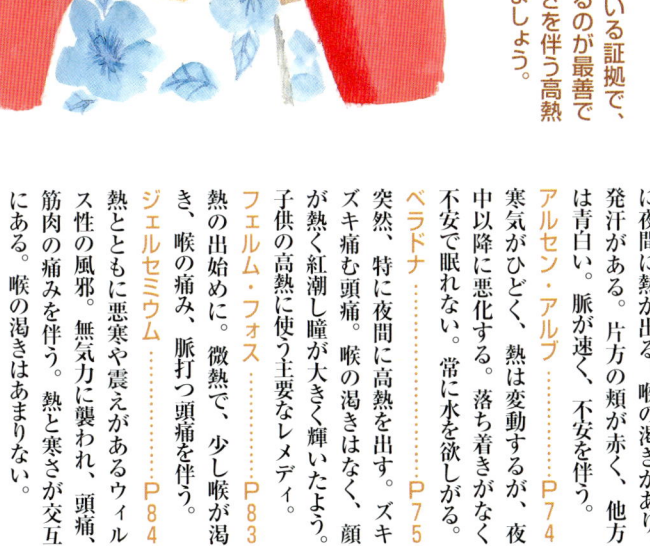

アルセン・アルブ ……… P74
寒気がひどく、熱は変動するが、夜中以降に悪化する。落ち着きがなく不安で眠れない。常に水を欲しがる。

ベラドナ ……… P75
突然、特に夜間に高熱を出す。ズキズキ痛む頭痛。喉の渇きはなく、顔が熱く紅潮し瞳が大きく輝いたよう。子供の高熱に使う主要なレメディ。

フェルム・フォス ……… P83
熱の出始めに。微熱で、少し喉が渇き、喉の痛み、脈打つ頭痛を伴う。

ジェルセミウム ……… P84
熱とともに悪寒や震えがあるウィルス性の風邪。無気力に襲われ、頭痛、筋肉の痛みを伴う。熱と寒さが交互にある。喉の渇きはあまりない。

マーキュリアス ……… P93
熱でリンパ腺、扁桃が腫れ、汗が出て、夜悪化する。息が臭くとても喉が渇く、夜悪化する。熱は上がったり下がったりする。

プルサティラ ……… P97
体が熱く熱があるのに喉の渇きがない。涙もろくなり、涼しくて新鮮な空気にあたると気分が良くなる。

My Remedy 1 — 熱にベラドナ

8歳の娘が学校で熱を出し帰ってきた。アコナイト30C1粒を飲ませて様子を見ていたら、夜9時頃ぐずり出し、熱は38度6分に。頭も首も手も熱く、痛いのと熱いのでどうにもならないとわめきたてるので、これはベラドナだと思い、30Cを1粒飲ませてみた。15分たつと突然歌を歌い出し、急に機嫌が良くなった。頭はまだ熱いのに手の熱がなくなり、本人も頭のキンキンするのがなくなったと言う。翌朝、熱は平熱に下がり、何事もなかったかのように元気になって学校へ行った。

(J・H／8歳女児の例)

PART-4 身近な症状に使う

咳

ひと口に咳といってもいろいろなタイプの咳があります。長びく咳は、重大な病気が隠れている場合もあるので、医師に相談しましょう。

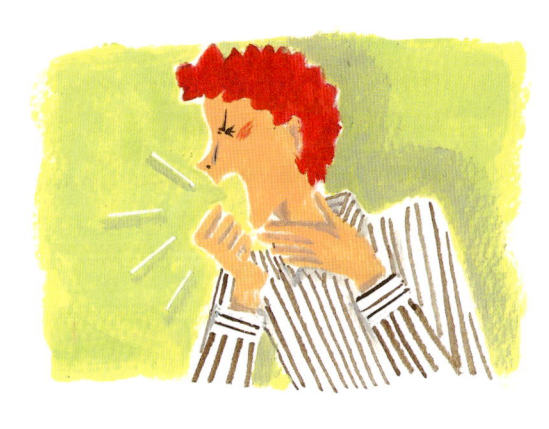

アコナイト……P70
冷たい乾燥した風にさらされた後に急激に起こる咳。喉がガサついて声がかれる咳。または、断続的に出る乾いた、息ができないほど激しい咳。

ベラドナ……P75
継続する乾いた大きな咳。赤く腫れた喉の痛みを伴う苦しい咳。熱、寒気とともに咳とくしゃみが出る。百日咳の初期段階にも良い。

ブライオニア……P76
喉や胸に鋭い痛みを伴う咳や気管支炎。乾いた大きな咳が続き、割れるような頭痛、発熱を伴う。体が脱水状態を感じ、極度に喉が乾く。

ドロセラ……P82
吠えるようなひどい咳が続き、吐きそうになる。呼吸もできないほどの咳に思わず胸部を手で押さえることも。喉を羽毛でくすぐられている感じ。百日咳。

ヘパ・サルファ……P85
声がかれと喉の痛みを伴う吠えるような咳。冷たい空気で悪化。黄色の痰がからんでなかなか切れず、咳をしても吐き出せず、イライラする。

イペカック……P88
ゼイゼイというぜん鳴を伴う切れ目のない咳。気管支炎、百日咳、小児ぜん息の咳。吐き気を伴う。暖かい湿気のある天気に起こる。

フォスフォラス……P96
胸に痛みを伴う継続的な激しい乾いた空咳。咳とともに、痰を吐き出し、嘔吐することがある。

プルサティラ……P97
黄緑色の匂いのある粘っこい痰が咳とともに出る。胸が締めつけられた感じがする。夜間に横になると激しくせき込む。新鮮な空気で好転する。

サルファ……P102
継続的な咳で胸が重たい感じがする。咳がぐずぐず続き治りきらない。臭いの強い黄緑色の痰が出る。

スポンギア……P169
吠えるような響く咳で、胸がつまって窒息しそうな感じがする。喉頭に炎症があり、話もできないほど痛い。

喉の痛み

軽い喉の痛みは、風邪の初期によく現れる徴候の一つです。我慢できないほどの痛みがあったり、症状が長びく場合は、医師を受診しましょう。

アコナイト……P70
突然、悪寒がして喉が痛くなる。喉が乾燥して熱く、とても喉が渇く。飲み込む時に痛いのでイライラする。真夜中に始まるか、または悪化する。

ベラドナ……P75
突然始まる喉の痛み。扁桃が赤く腫れ、飲み込む時に痛い。喉の渇きはない。右の扁桃が腫れることが多い。顔が赤く熱がある。

フェルム・フォス……P83
風邪のひき始めの喉の痛み。喉は赤く喉頭炎を起こして痛がゆい感じで、声がれも併発する。

ジェルセミウム……P84
喉は擦り傷があるような感じがして、物を飲み込む時に痛みがある。風邪、インフルエンザの時の喉の痛み。疲労困ぱいして震えもある。首と耳に痛みが広がる。

ヘパ・サルファ……P85
魚の骨が刺さっているように、喉がヒリヒリ痛い。扁桃が腫れて、膿を持っている化膿性扁桃炎。黄緑色の痰が出て、悪寒と震えがある。

ラケシス……P89
固体より液体を飲み込む時のほうが喉にかたまり感を感じるのが特徴。喉にしこりがあるような感じ。痛みは左側が強く、または左側から右側へと移り、耳まで達することがある。

マーキュリアス……P93
扁桃が赤黒く腫れて、膿を持って痛む。息が臭く、黄色の粘っこい唾液が多く出る。舌がぶよぶよして腫れた感じ。喉は乾かず汗が出る。

シリカ……P101
ひんぱんに繰り返して治りにくい化膿性の扁桃炎。

カリ・ムール……P168
扁桃が腫れていて、白いブツブツがあり、飲み込む時に痛い。喉が痰で覆われた慢性的咽頭炎に。

My Remedy 2 インフルエンザにジェルセミウム

夫が金曜夜に帰宅後、頭が痛い、寒気がするといって夕食もとらずにベッドに倒れこんだ。熱を計ると39度3分。体中が痛くて力が入らない、頭が重くて割れそうだといい、話をするのもつらそう。インフルエンザだと思い、ジェルセミウム30Cを1粒口に入れ、氷枕で頭を冷やした。10分ほどして頭痛が楽になったと言い、1時間後に熱は38度5分に下がった。6時間おきにジェルセミウムを計4回服用。熱は徐々に下がり、症状も軽くなっていった。月曜には出勤するまでに回復した。

（T・M／43歳会社員の例）

PART-4 身近な症状に使う

鼻水・鼻づまり

風邪にはよくある症状ですが、不快な頭痛や目の症状を伴うこともあります。長びく場合は医師に相談しましょう。

アルセン・アルブ……P74
水っぽい鼻水。鼻孔と唇が乾燥し、ひび割れて過敏になり、焼けるように痛む。ストレスと不安からくる風邪で、極度に疲労する。

ヘパ・サルファ……P85
腐ったチーズのような臭いがする濃い黄色の鼻汁とくしゃみが出る副鼻腔炎。軽く触っただけでも顔の骨が痛む。頭痛と悪寒がある。

カリ・ビク……P88
濃い黄色の糸を引くネバネバした鼻汁。激しいくしゃみを伴う。

マーキュリアス……P93
黄緑色の鼻汁と口臭があり、汗が出て、喉の渇きがある副鼻腔炎に使う。痛みが鼻から、耳、目の上、頭、歯へと広がる。

ナト・ムール……P94
生卵の白身のような淡白の水っぽい鼻汁が大量に出て、喉に流れ落ちることもある。匂いや味がわからなくなり、くしゃみや涙がたくさん出る。

プルサティラ……P97
濃い黄色の匂いのある鼻汁が出る。夜に鼻づまりが悪化する。匂いや味がよくわからない。喉の渇きはなく、新鮮な涼しい空気に触れると気分がよくなる。顔の右側の痛みが特徴。

シリカ……P101
黄緑色の鼻汁が大量に出る副鼻腔炎。さらに首の腺の腫れもある。慢性の副鼻腔炎が滲出性中耳炎に進むと、難聴になることがあるので注意する。

カリ・ムール……P168
多量の濃く真っ白なねばねばした鼻汁が原因となる鼻づまり。鼻がつまって耳が聞こえにくい。鼻血を伴っていることが特徴。

※副鼻腔炎
鼻の奥に慢性的な膿がたまった症状。頭重感を伴うことが多い。蓄膿症とも呼ばれる。

鼻づまりにマーキュリアス

My Remedy 3

1カ月以上も風邪をひいてボロボロの状態だった。でもその日は、右の耳の奥と喉が痛くて、すごくいやな味がする汚い痰が出て、右の鼻だけがつまり、鼻をかむと汚い鼻汁の中に血が混じっているという症状が出ており、これはマーキュリアスだと確信が持てた。早速30Cを1粒とったところ、これが効いた。まず、口に入れて間もなく右耳と喉の痛みが消えた。汚い鼻汁も鼻をかんで出し切ったらすっきり。汚い痰も出しきって、久しぶりに身体が回復していくのを実感できた。

（Y・T／35歳主婦の例）

消化器の症状

日常でよく遭遇する病気の一つに、消化器の症状があります。特に、胃腸は食べ物と一緒にいろいろな微生物の通り道となり、炎症を起こしやすい場所です。また、不規則な生活やストレスなどで、消化の障害も起こりがち。レメディの助けも借りながら、生活の改善に努め、しっかりと治しましょう。

消化不良

消化不良の症状には、胸焼け、悪心（おしん）、鼓腸、胃部不快感などがあります。長びく場合や、激痛を伴う場合は医師を受診しましょう。

アルグ・ニット ……… P72
糖分の摂りすぎ、不安、緊張によるげっぷを伴う消化器系の不調。

アルセン・アルブ ……… P74
アイスクリームなどの冷たい物や、果物、酸っぱい食べ物を摂った後の消化不良。胃にヒリヒリと焼けるような痛みがあり食欲もない。

カルボ・ベジ ……… P78
脂っこい食べ物を食べすぎたことによる、ガスがたくさん出る消化不良。胃が重く胸焼けがする。

リコポディウム ……… P91
炭水化物を摂りすぎた後の消化不良。不安や、キャベツや豆類の摂取が引き金になっている場合にも。

ナックス・ボミカ ……… P95
こってりした高カロリーな食べ物、辛い物や、コーヒーによる消化不良。アルコールの飲みすぎによる二日酔いの消化不良にも。食後に胸焼けと、口の中に腐ったような味がする。

プルサティラ ……… P97
こってりした食べ物で悪化し、吐き気または嘔吐を伴う消化不良。食後に胸焼け。口の中に不快な味がする。

サルファ ……… P102
慢性の消化不良。胃酸過多で口の中が酸っぱい味。甘い物、辛い物を欲しがり牛乳を飲むと悪化する。

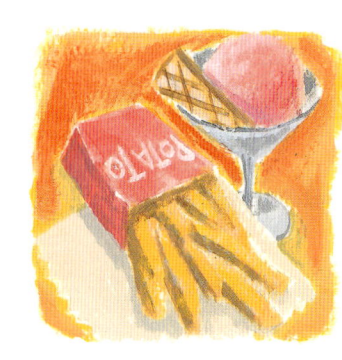

鼓腸

腸内ガスの異常発酵や便秘が原因となり、胃や腸にガスがたまってお腹が鳴る症状が鼓腸です。腹部が張って、おならやげっぷも伴います。

アルグ・ニット……P72
大きな音のげっぷを伴い、腹部膨満感と鼓腸がある。甘い物や冷たい物を好み、その摂りすぎによって悪化。

カルボ・ベジ……P78
お腹の皮が張る腹部膨満感があり、眠気がする。何を食べてもお腹がゴロゴロと鼓腸する。たくさんげっぷが出た後で楽になる。

コロキンティス……P81
ガスとともに、へそのすぐ下に絞られるような激しい差しこみ痛があり、体を折り曲げたり、痛い部分を押すと楽になる。怒りの後に起こる。

リコポディウム……P91
少しの食事でも腹部が張り、ガスがたまってゴロゴロする。腹部の右側に不快感がある。でんぷん類の食事の後に悪化。きつい衣類でも悪化。

ナックス・ボミカ……P95
腹部が膨満し、ゴロゴロいう。腹部の鋭い痛みと吐き気を伴う。脂っぽい食物や刺激物で症状が悪化する。

キナ……P167
胃がガスで膨らみ、食物がつかえている感じがし、痛みがある。げっぷが出ても改善しない。

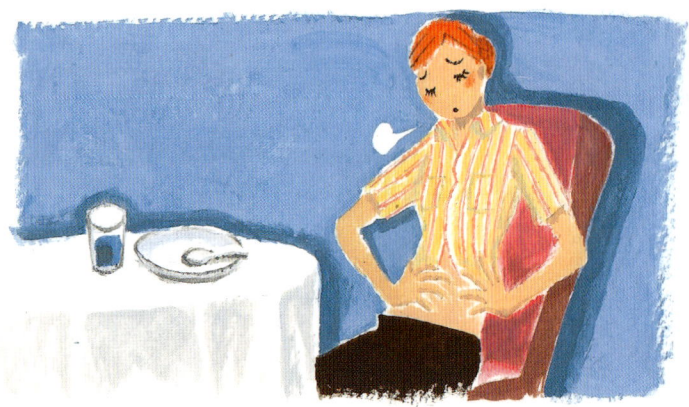

My Remedy 4

腹痛にリコポディウム

息子は小さい頃から食欲も旺盛で元気だが、突然、腹痛を起こし、周囲が驚くほど大騒ぎして痛がることがある。朝、登校途中に痛くなることや、たくさん食べた後に痛いと大騒ぎすることもたびたびだが、毎回便を出すとすぐに治る。前から、この子の腹痛にはリコポディウムだと感じていた。8歳の時、腹痛で痛がっている時にリコポディウム30C1粒を与えてみた。その後、2年半経過しているが腹痛を起こすことがなくなった。リコポディウムはこの子の体質レメディ(P64参照)かも、と思う。
(H・T／10歳男児の例)

下痢

下痢が48時間以上続いたり、血が混じったりする場合や、乳児や小さな子供の下痢は、必ず医師を受診しましょう。脱水にも気をつけましょう。

My Remedy 5　アルセン・アルブと下痢

仕事が忙しく疲労がたまっていたところに、夕食で食べ合わせが悪かったのか、その晩、どうも吐き気がするなと思っていたら、胃のあたりがギュッと絞られるような激しい痛みが走り、耐えかねて横になった。痛みは治まったかと思うとまた繰り返し、ますます激しくなり、腹を折り曲げてトイレへ行くと下痢になった。すぐに食あたりのレメディ、アルセン・アルブ30Cを1粒とる。使用後、下痢は2、3度続いた後に30分ほどで止まり、吐き気も痛みもおさまりそのまま眠れた。

（A・I／28歳OLの例）

コロキンティス ……P81
緑色または黄色っぽい細くて柔らかい下痢。食後すぐに起こる。痙攣性の差しこむような疝痛を伴う。

マーキュリアス ……P93
悪臭のする水っぽい粘液が混じった下痢。ひっきりなしに繰り返す。夜や、急激な気温の変化により悪化。

フォスフォラス ……P96
水っぽく痛みのない下痢。水道の蛇口を開け放すようなひどい下痢で消耗する。冷たい飲食物を欲する。

プルサティラ ……P97
食後、腹部膨満感と圧迫感の後に下痢があり、水っぽい黄色い下痢に悪化。口は渇くが喉は乾かない。

サルファ ……P102
朝5時頃に悪化する下痢。水っぽくて痛みのない下痢。胃痛、嘔吐を伴い、便秘と交互に起こることが多い。

キナ ……P167
水様性で痛みのないひどく臭い黄色っぽい下痢。体液を一気に排出するので体力を消耗してしまう。

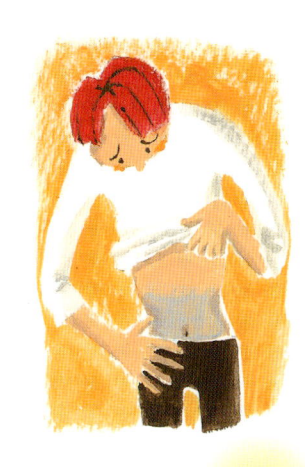

アルグ・ニット ……P72
神経の興奮、特に試験などの前の予期不安からの下痢。お腹がひどく張った後に下痢になる。好きな甘い食べ物を摂りすぎると下痢になる。

アルセン・アルブ ……P74
吐き気や嘔吐を伴う、水っぽい焼けるような下痢で、食あたり、胃腸炎の場合もある。冷たい物を飲食した後に起こる。旅行中の下痢に良い。

ブライオニア ……P76
胃痛があるひどい下痢で、動くことができない。痛い腹部を下にして寝ていると好転する。とても喉が乾き、大量の冷たい水を飲みたがる。

吐き気・嘔吐

嘔吐が48時間以上続いたり、熱がある場合、または頭痛や首の痛みがある嘔吐の場合は必ず医師を受診してください。

アルセン・アルブ ……P74
胃痛と下痢、嘔吐を繰り返す急性の胃腸炎にまず使われる。冷たい飲み物が欲しくなるが、胃で温まるとすぐに吐いてしまう。寒気がして疲れ切った感じ。午前2時頃に悪化。

ブライオニア ……P76
頭痛による嘔吐、食事のすぐ後の固形物の嘔吐など。激しい喉の乾きを伴い、じっとしていたい。

イペカック ……P88
吐きそうで吐けない吐き気、または吐いても楽にならない絶え間ない吐き気に。痙攣性の腹痛があり、胃がひっくり返ったような感じがある。妊娠中のつわりにも。

ナックス・ボミカ ……P95
食事の2〜3時間後に起こる吐き気。こってりした食事や、アルコールの飲みすぎの後で起こる吐き気。気分がイライラし頭痛を伴うこともある。腹部を温めたり、温かい飲み物を飲むことで改善する。

フォスフォラス ……P96
喉がとても乾く吐き気。冷たい水を欲するが、飲んだ後、胃で温まるとまた吐いてしまう。胃の中に焼けるような痛みがある。

プルサティラ ……P97
吐き気でめそめそと涙もろくなる。嘔吐すると鼻水が喉に流れてくる。口の中に不快な味がして喉が乾かない。こってりした食べ物で悪化する。新鮮な空気を吸うと楽になる。

セピア ……P100
食べ物を見たり、匂いを嗅ぐだけで吐き気が起こる。朝食べる前に吐き気がする。食べることで吐き気は楽になる。妊娠中のつわりによる吐き気にも良い。

Homeopathy Time ❶

旅行とホメオパシー❶ 旅行のトラブル対策にレメディの携帯を

旅行とは、見知らぬ世界を知り日常生活から開放される楽しいものです。しかしその一方で、けがや風邪や食あたり、特に海外旅行では時差ボケや不眠の問題などが生じ、時には苦痛を伴います。
旅行にまつわるさまざまな不調にはホメオパシーのケアが、しばしば素晴らしい効果を発揮します。ホメオパシーのセルフケア愛好家には、旅行用常備レメディのセットを持参する人も多いようです。体質による違いもありますので、常備レメディは人により多少変わってきますが、たとえば海外旅行で長時間、飛行機に乗るような時には、機内のトラブル対策にアーニカ（不快感、不眠、時差、筋肉の凝りに対応するのを助ける）やアコナイト（突然の恐怖や冷たい風による喉の痛みに）の携帯がおすすめです。

便秘

便秘の多くは食物繊維が不足した食事や不規則な生活などから起こります。食生活も見直しましょう。

シリカ………P101
硬い便が出きらずにまた戻る感じ。

サルファ………P102
便が硬く、痛くて排便したくない。

ブライオニア………P76
便は水分が少なくて硬く乾燥した大きなかたまり状で、こげたような黒色で血が混じることもある。便意がない。排便後に直腸に焼けるような痛みがある。喉が乾く。

ナックス・ボミカ………P95
肛門が痙攣し、便意をもよおして何度もトイレに行くが、いつも全部出きらない。しだいに排便が困難になる。痔があることも。腹部が鼓腸していることが多い。

セピア………P100
直腸にかたまりがあるような感じで排出できない。出ても便はボール状で残便感が残る。排便中と後に、直腸から突き上げるような痛みがある。

痔

痔は肛門周囲の静脈のうっ血が原因で起こります。肛門からの出血は、痔以外の病気のこともありますので、医師を受診しましょう。

アーニカ………P73
排便時に力みすぎたためにできた痛みがある痔。打撲を受けたようなズキズキする痛みがある。出産時の力みによる痔にも。

アルセン・アルブ………P74
便が通過する時に焼けるような痛みがあり、肛門の内側から出血する。

セピア………P100
歩行時や座る時に、肛門が伸びるための痛みがある。温めると悪化する。冷やすと楽になる。不摂生な食生活に起因する痔。

ナックス・ボミカ………P95
かゆくて痛い痔。痛みでイライラする。

サルファ………P102
肛門の周りが赤くなり、焼けるような痛みとかゆさがある。肛門周囲からじくじくと出血がある。

妊娠中になる出血のある痔。鋭く刺すような痛みがあり、歩くとさらに痛みが強くなる。

※妊娠中はホメオパシーの専門家に相談のうえでレメディを使用してください。

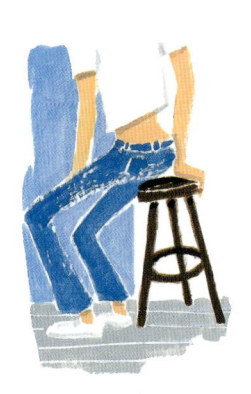

PART-4 身近な症状に使う

女性の症状

女性の一生の中で、思春期、成熟期、更年期は、特にホルモンや自律神経のアンバランスが起こりがち。女性特有のさまざまな症状に悩まされることも少なくありません。ライフスタイルの乱れに注意しながら、レメディの助けを借りて女性の症状に対処し、美しく健やかな身体を維持しましょう。

月経痛

月経の最初の数日間は、下腹部に鈍痛や鋭い痛みが起こることがあります。ひどい痛みが長びく場合は医師を受診しましょう。

ベラドナ ………P75
早めに来る月経。月経前に痛みがある。量が多く、熱く熱を持った鮮血。

カル・カーブ ………P77
真っ赤な色をした過多月経。月経が重く、下腹部の痛み、背中の痛み、吐き気を伴うようなひどい頭痛がすることもある。イライラして涙もろい。太りすぎの女性に多い。

カモミラ ………P80
痙攣性の強い痛みがある。イライラして気が短くなる。赤黒っぽい色の多量の出血。

コロキンティス ………P81
痙攣性の痛み。腹部を温めたり、体を前に折り曲げて、腹部を強く圧迫すると和らぐ。怒りが引き金になり、月経が止まってしまうこともある。

マグ・フォス ………P92
温めると楽になる月経痛。前屈したり軽いマッサージをすることでも改善する。月経前から痙攣性の痛みがあり、月経中も続く。赤黒く粘つく感じの出血。通常より周期が早い。

ナト・ムール ………P94
月経が不規則で、何か悲しいことやショックなことがあると止まることもある。出血は少量かまたは大量感がある。月経中は、頭痛やイライラ感がある。

プルサティラ ………P97
月経日数が短くて不規則な月経。遅れたり、止まってしまうことも。痙攣するような強い痛み。偏頭痛や下痢を伴うことも。

セピア ………P100
イライラし涙もろく一人になりたい。突き刺すような鋭い下腹部痛があり、

PART-4 身近な症状に使う

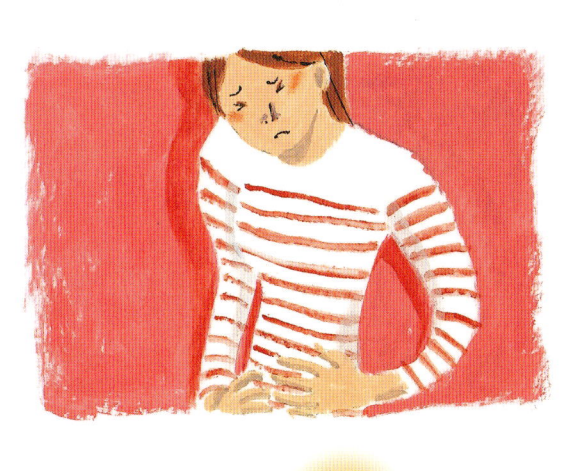

月経前症候群（PMS）

月経前症候群は月経前緊張ともいい、月経が始まる数日前から、気分がふさぐ、イライラする、涙もろくなるなど情緒面の不調が見られます。

カルク・フォス ……P166
10代の思春期の重い月経に良い。月経により疲労困ぱいする。横になると楽になる。子宮が下に下がっているような感じ。偏頭痛、めまいを伴うこともある。して怒りっぽく、理由もなくよくしゃべる。ほてりや左側の頭痛を伴うこともある。締めつける衣服を嫌う。月経が始まると楽になる。

ナト・ムール ……P94
悲しくてイライラし不機嫌だが、人からの同情を拒否し孤立する。体に水が滞留してむくみがあり、ハンマーで打たれるようなひどい頭痛を伴うことも。塩分を欲しがる。

プルサティラ ……P97
自己憐憫を感じ、涙もろくなり、人に慰めを求める。頭痛、吐き気、めまい、胸の痛みなどがある。戸外の新鮮な空気と運動で改善する。

セピア ……P100
すべてに無関心になり、愛する家族さえうとましく思う。夫に対してもイライラし触れられたくない。悲しく憂鬱で全身に激しい疲労感。子宮が下に下がってくる感じがある。

カル・カーブ ……P77
月経前に、乳房が腫れて押すと痛む。体重が増加して体が重く、集中力がなくなり元気がでない。カンジダ症※やおりものを伴うこともある。

ラケシス ……P89
嫉妬や猜疑心が強くなり、イライラ

※カンジダ症
真菌類の感染で起こる。かゆみ、おりものが主な症状。

更年期障害

40代後半から50代前半頃に訪れる閉経に伴い、顔の紅潮（ホットフラッシュ）、発汗、動悸など、更年期には特有の症状があります。

ベラドナ……P75
顔が熱を持ち、熱く赤くなる。月経の出血量が多くなり、血のかたまりが混じったりする。腟が乾燥する。

カル・カーブ……P77
就寝中に顔と首に汗をかく。乳房の痛みや、月経時の出血過多が起こることもある。更年期の症状を他人に気付かれるのを恐れて不安になったり、以前より物事にうまく対処できない感じがする。

ラケシス……P89
体の中でお湯がわいているようなほてりと、顔ののぼせがあるが、激しい発汗によっておさまる。めまいや失神を伴うことも。情緒も非常に不安定。月経は不規則になり、重く、黒っぽい出血になる。

プルサティラ……P97
顔がほてり、日中は絶えず汗をかいている。夜に、ほてりと発汗によって目が覚めることもある。涙もろく気分が落ち込み、周囲からの同情や慰めを必要とする。新鮮な空気と軽い運動によって好転する。

セピア……P100
更年期に向かうにつれて性欲が減退する。腟が乾燥して性交時に腟に痛みを感じる。夫との接触を嫌うことがある。一過性のほてりと、熱い発汗があり、体は冷えている。月経が不規則で重くなる。

サルファ……P102
体がほてり、臭いの強い汗を大量にかく。特に人がたくさんいる暖かい部屋で、顔面が紅潮する。腟の焼けるようなかゆみ、頭の左側の頭痛や偏頭痛があることも。体重が増加しやすくなる。戸外の新鮮な空気を吸うと症状は改善する。

Homeopathy Time ❷

妊産婦の体の不調を安全に癒すホメオパシー

女性とその家族にとって妊娠・出産は大きな喜びです。しかし、妊娠中には、つわり、情緒不安、腰痛、むくみなどの不調がつきものです。また、風邪などの身近な病気が心配でもあります。そんな妊婦の心身のケアにも、ホメオパシーは専門家の協力のもとで安全に使うことができます。
イギリスにあるアクティブバースセンターは、ホメオパシーを積極的に取り入れたケアをする施設として有名です。アクティブバースとは、妊婦が主体となり、妊娠・出産の計画を立てて進めていく方法です。日本でも、最近では自然出産を支援する産院・助産院での普及は目覚ましく、アクティブバースを希望する妊婦さんが出産計画にホメオパシーを取り入れて効果を得ています。

PART-4 身近な症状に使う

My Remedy 6

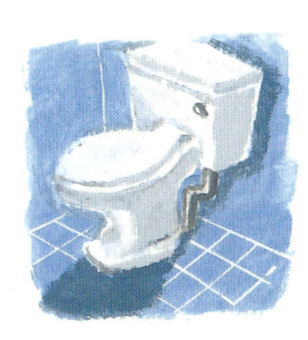

膀胱炎にカンサリス

朝、排尿した時残尿感があったが、それにだんだん痛みが加わり、尿道周辺に焼けるような熱さを感じた。何度もトイレに行くが、尿は少ししか出ない。これは膀胱炎だと判断し、膀胱炎のNo.1レメディ、カンサリスの30Cを1時間ごとに5回服用した。その夜は温かくして就寝。トイレに起きることもなく翌朝まで眠れた。起きると残尿感も痛みもなくなっていた。念のため病院に行って尿検査をしたところ、膀胱炎の反応も出ず、医者から薬を処方されることもなかった。

（M・S／32歳OLの例）

膀胱炎

女性は、尿道が短く膀胱が細菌に感染しやすいため、膀胱炎を起こしやすくなります。頻尿、排尿時の痛み、残尿感が主な症状です。長びく場合は急性腎炎を併発することがありますので、医師を受診してください。

アピス ……… P71
排尿時に膀胱と尿道に、焼けるような、刺すような痛みが起こる。特に最後の尿を出す時にヒリヒリとしみて痛い。何度も尿意をもよおすが、少量の尿しか出ない。腎臓の炎症により、四肢にむくみがある。喉の乾きはない。

カンサリス ……… P79
膀胱炎にはまず試してみたいレメディ。排尿時に、焼けるような、切られるような強い痛みが膀胱と尿道にある。たえず強い尿意があるが、尿は極少量で、熱く、血が混じっていること

もある。排尿後も残尿感がある。

ナックス・ボミカ ……… P95
頻繁に尿意を感じ、排尿時に切られるような痛みがあり、排尿後も残尿感がある。悪寒がしてイライラし、他人に批判的になり一人になりたくなる。温めたり、熱いお風呂に入ることで改善する。

プルサティラ ……… P97
排尿後に膀胱に痛みがある。慢性的な尿意があり、笑ったり咳をしたり跳んだりすると意志に関係なく尿をもらしてしまう。妊娠中にそれが悪化することもある。子供の膀胱炎にも良い。

スタフィサグリア ……… P103
慢性的な膀胱炎があり、激しい性交、泌尿器や生殖器に関する手術やカテーテルの挿入などの刺激で悪化する。激しい怒りを伴っている。排尿後も残尿感が続き、尿道から絶えず尿が出ているような感覚がある。

アレルギー

アレルギーは、さまざまな天然物質や人工物質が体内に入ることによって起こる免疫反応です。多くは、皮膚や粘膜に炎症が起こります。治療には、症状を緩和することと、体質を改善し生命力を強化して反応が起こらないようにすることがあります。体質改善のためのレメディの使用は、ホメオパシーの専門家のアドバイスを受けましょう。

アレルギー性鼻炎・花粉症

アレルギー性鼻炎では、くしゃみ、鼻水、鼻づまりなどの症状が過剰に現れます。花粉症は、植物の花粉が原因で起こり、鼻の症状以外に目のかゆみも主な症状として現れます。

アルセン・アルブ …………P74
目が焼けつくように熱を持ち、熱い涙が出る。水っぽい熱い鼻水で、上唇の真ん中がヒリヒリする。たくさんくしゃみが出るが楽にならない。

アリウム・ケパ …………P166
焼けるように熱い鼻水が絶えず流れ、鼻孔と上唇がかぶれたようにヒリヒリする。鼻水は左側の鼻孔から始まり右に移動。涙目、くしゃみ、いがらっぽい咳が出ることもある。

ユーフラシア …………P168
目の症状が特に強い花粉症に使う。頬がヒリヒリし、熱く焼けるような涙が出て、目がかゆい。鼻水は水っぽく、皮膚に刺激を起こさない。

花粉症に体質レメディ

My Remedy 7

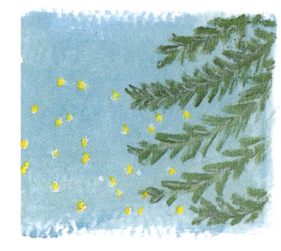

ホメオパシーの専門家に私の体質・気質に合ったレメディ（P64参照）だと言われていたフォスフォラスを、花粉症の時期に試してみた。今まで鼻水が止まらなくなった時には、花粉症のコンビネーション・レメディを飲んでいたが、効きそうな感覚があり数分間は調子がいいものの、持続しなかった。ところが、フォスフォラスは効果が持続した。日によって効果のない時もあったが、別のレメディはとらずにその日はそのまま我慢。ほとんどは効果があり、1シーズン楽に乗り切れた。
（H・Y／46歳主婦の例）

軽い湿疹・じん麻疹・皮膚炎

皮膚のアレルギー症状はさまざま。原因もいろいろで、発赤、かゆみ、皮膚のかさつき、じくじくするなど不快な症状を起こします。

アピス……P71
ヒリヒリ、チクチクして痛がゆいじん麻疹。口唇やまぶたの腫れを伴う。寒気や発熱に続いて起こることが多い。

アルセン・アルブ……P74
焼けるようにかゆくてヒリヒリする湿疹やじん麻疹。じん麻疹は魚貝が原因のこともある。冷やすと悪化し、お風呂で温まると良くなる。不安で落ち着きがなく、じっと座っていられない。午前0時〜2時に悪化。

ナト・ムール……P94
湿った水っぽい湿疹だが、かゆみはあまりない。髪の生え際から首にかけてよく出る。日光に当たることで起きる日光じん麻疹や、激しい運動の後の発疹などにも良い。

ルス・トックス……P98
小さな水疱がたくさんできる。かゆくてヒリヒリと痛く赤く腫れている。かくことで、焼けつく感じと痛みがさらにひどくなる。皮膚は全体にザラザラして汚い。極度にかゆいじん麻疹にも良い。お風呂で洗ったり、寝床の中で温まることで悪化する。おむつかぶれにも良い。湿気のある寒い気候や睡眠中に悪化し、温めると良くなる。

サルファ……P102
乾燥した湿疹。激しいかゆみとヒリヒリ感で、頭部は特にかゆい。かくことで、焼けつく感じと痛みがさらにひどくなる。皮膚は全体にザラザラして汚い。極度にかゆいじん麻疹にも良い。お風呂で洗ったり、寝床の中で温まることで悪化する。おむつかぶれにも良い。

ウルティカ……P103
チクチク刺すような激しい痛みのあるじん麻疹。植物や虫刺されによるかぶれにも。じん麻疹は、魚貝類を食べたことが原因になることもある。温かくすること、入浴、激しい運動で悪化する。かゆさは夜明けに激しくなる。

グラファイト……P168
湿ってじくじくした湿疹が、頭、顔、手のひらや指、耳の後ろなどにできる。特に耳の後ろのがひどくとてもかゆい。湿疹以外の皮膚は荒れて乾燥し、ひび割れしやすい。髪の毛も乾燥し抜けやすくなる。

My Remedy 8

じん麻疹にウルティカ

体が温まり熟睡している夜中の2時頃に、ときどきじん麻疹が出る。特に刺身や貝などの魚貝類を食べた日には出ることが多い。かゆみは、太股、お尻、お腹、腕などに出て、1カ所かゆみが治まっても、また別のところにかゆみが移動して、明け方までかゆみと格闘する羽目に。先日ウルティカがじん麻疹の特効レメディだと知り購入。枕元に置いて、じん麻疹が出た夜に1粒試してみた。すると5分もたたないうちに、かゆみが引いていった。その後も何度か使い同じ効果があった。

(K・M／43歳主婦の例)

ぜん息

ぜん息の症状はさまざまですが、次にあげるレメディは、軽い発作の場合に使うものです。繰り返す発作と体質改善については医師やホメオパシーの専門家に相談しましょう。

アルセン・アルブ …… P74
真夜中から午前3時までの間に、前かがみになる発作が起きる。ひどく寒く、不安で落ち着かなくなる。冷たい空気で悪化し、歩き回ることや、温かい飲み物で気分が良くなる。

カルボ・ベジ …… P78
体力を消耗しているぜん息に。

ドロセラ …… P82
息がつまりそうな咳の発作。嘔吐を伴うような激しい咳に。

イペカック …… P88
胸に痰がずっしりつまっている感じがして、咳が出るが、咳をしても痰は出ない。胸にゴロゴロとぜん鳴が

する。吐き気や嘔吐を伴い、冷や汗が出る。戸外の空気で改善。

プルサティラ …… P97
夕方から夜間に発作が起こり、黄緑色の湿った痰が出る。厚くて密閉された部屋にいると発作がひどくなり、新鮮な空気を吸うと改善する。優しく、人に頼る性格の人に。

ナト・サルファ …… P168
発作は特に午前4〜5時の早朝に起こる。湿った気候、風邪、激しい運動などが引き金になる。胸をかかえこんで座ると好転。

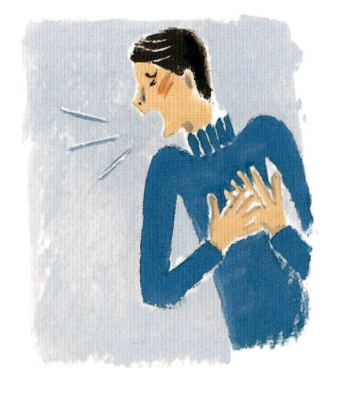

Homeopathy Time ❸

体の浄化に便利なコンビネーション・レメディ

環境汚染の中で複雑な人間関係に囲まれて暮らす現代人は、しばしば免疫力を乱し、体内にたくさんの微量毒素を排泄できずにため込んでいるといわれています。そのような毒素を浄化していく体の重要な臓器が、肝臓と腎臓とリンパ系です。体内に蓄積した微量毒素を「ホモトキシン」と名づけたのは、ドイツのホメオパシー製薬会社ヘールを創立したレッ

グヴェグ博士です（P10参照）。ヘールでは年一度、全職員に体のホモトキシンを排泄することをサービスとして実施しています。肝臓浄化用（ナックス・ボミカ・ホマコード）、腎臓浄化用（ベルベリス・ホマコード）、リンパ浄化用（リンフォマイオソート）という3つのコンビネーション・レメディを使用し、体内毒素の浄化をしています。

急病・応急手当

PART-4 身近な症状に使う

ホメオパシーのレメディは、さまざまな痛みを和らげ、不安やショックを鎮め、治癒を促進してくれます。各家庭で、急病や応急手当によく使われるレメディを数種類揃え救急キットにして保管しておけば、これはという時にすぐに取り出して使えます。傷、打撲などのけがには、通常のレメディの他に、ホメオパシーのクリームや軟膏、チンキも揃えておくと便利です。

切り傷・擦り傷・打撲傷

軽い傷は、まず傷口を洗浄・消毒し、ホメオパシーのチンキやクリームを使用します。錠剤を併用すると、より効果が高まります。

アーニカ ……… P73
すべての外傷に有効。打撲による腫れ、出血、痛み、ショックを和らげる。痛みのために触れられたくないけがに。皮膚が破れていない時はアーニカのクリームを塗る。

カレンデュラ ……… P79
痛みの強い切り傷全般に用いる。感染を防ぎ治癒促進作用がある。小さな傷には、カレンデュラのクリームか薄めたチンキを使う。

ハイペリカム ……… P86
指先、つま先、唇、尾骨のような、神経末端の切り傷に。痛みが神経に沿ってズキズキと広がる傷。軽い傷にはクリームを塗る。

リーダム ……… P90
紫色に腫れているひどい打撲傷、目の打撲傷、先のとがった物による刺し傷に。けがの感染予防に良い。

My Remedy 9 — 切り傷にハイペリカム

6歳の息子がノコギリで左手の甲を切ってしまった。かなりの深さらしく出血が多い。本人は比較的落ち着いているが痛みが激しいようだ。カレンデュラチンキを吹きかけガーゼで押さえ、ハイペリカム30Cを1粒使用した。10分後にアーニカを使用。救急車が到着した頃には、出血はほぼ止まっていた。10針ほど縫い、抜糸までの10日間、医師の処方薬と併用して炎症・感染予防のためにカレンデュラ1日1粒を4日間と、包帯を替えるたびにカレンデュラチンキを使った。

(K・T／6歳男児の例)

頭痛

よくある症状の一つですが、いつまでも続く頭痛、けがの後に起こる頭痛、嘔吐や意識障害などがある場合は、必ず医師を受診しましょう。

アコナイト …… P70
冷たい風にあたった後の突発性の頭痛。ショックや恐怖の後の頭痛。頭をベルトで締めつけられているような痛み。左側が特にひどく、頭が割れるように熱く痛む。

ベラドナ …… P75
ズキズキと拍動するような激しい痛み。顔がほてって赤い。光、騒音、振動、横たわることで悪化する。偏頭痛は後頭部から始まり、目がかすみ、吐き気がすることもある。

ブライオニア …… P76
前頭部に破裂しそうな、割れるような痛み。目や頭を少し動かすだけでも痛い。上体を起こすと吐き気がし、横になっていると和らぐ。

ジェルセミウム …… P84
後頭部から首、肩にかけての重く鈍い痛み。全身の倦怠感がある。湿っぽい天気、明るい光によって悪化し、排尿することによって和らぐ。

カリ・ビク …… P88
局部的な偏頭痛が毎日同じ時間に起こる。始まる時は、目がかすんで視界がぼやけ、吐き気が起こり、喉にねばっこい液がこみ上げる。

ラケシス …… P89
顔面紅潮を伴う、左前頭の重く割れるような偏頭痛。月経前や太陽の光で悪化する。頭と顔が熱くほてっていても、足先は冷たく皮膚も青白い。

ナト・ムール …… P94
頭をハンマーで殴られるような突発的な頭痛。目の奥や上に起こり、めまいを伴う。同情を拒絶し一人になりたい。月経前後や、悲しみが原因のことも。光、騒音で悪化する。

ナックス・ボミカ …… P95
飲みすぎの二日酔いによる頭痛。頭を殴られたような痛み。後頭部の頭蓋骨が割れそうな痛み。頭痛でとてもイライラして怒りっぽい。

プルサティラ …… P97
右の額から痛み始める割れそうな感じの頭痛。涙もろくなり、人からの同情を求める。新鮮な空気で好転。

My Remedy 10
頭痛にナックス・ボミカ

子供がお世話になっている塾の先生がひどい頭痛で辛そうだった。先生は、食べすぎたり食べ合わせが良くないといつもはお腹が痛くなるのだけど、今回は頭がガンガン痛くて眠れない、精神的なものもあるかもしれない、と言う。ナックス・ボミカが頭に浮かんだので「二日酔いのような感じですか」と聞いてみたら、「まったくそうだ」と言うので、30Cを1粒さしあげた。家へ帰ってそれを飲んだら、しばらくして痛みがなくなり、その夜はぐっすり眠れたという。

(Y・S／35歳塾講師男性の例)

神経痛

坐骨神経痛やその他の神経痛は、神経に沿ったさまざまな痛みが走ります。血行不良の改善やストレス解消なども大切です。

フェルム・フォス……P83
急性の神経痛に。炎症を和らげるのに役立つ。熱感やヒリヒリする痛みに良い。

ハイペリカム……P86
手術やけがによって神経を切った部位に起こるしびれや痛み、麻痺などの神経痛。

カリ・ビク……P88
突然始まったり消えたりするリウマチのような関節の痛みに。鋭い痛みが体のあちこちに移行する。座ったり歩いたりすると悪化する坐骨神経痛や尾骨の痛みにも良い。

マグ・フォス……P92
体のあちこちに突然現れては消える鋭い痙攣性の痛みに。神経に沿って稲妻のように走る耐えがたい痛みにも。夜、あるいは寒さやすきま風で悪化し、温めたり、押さえたり、すったりすると良くなる。

ルス・トックス……P98
じっとしていたり、寒さや湿気で悪化する坐骨神経痛。最初に動き出す時は痛いが、動き出すと痛みは改善する。外傷や使いすぎで悪化した首の痛みと凝りにも良い。

カルク・フォス……P166
背中、首、腰、痛みとこわばりや、関節炎による関節の痛みを和らげ回復させる。冷たい風と寒さによって悪化する痛みに。

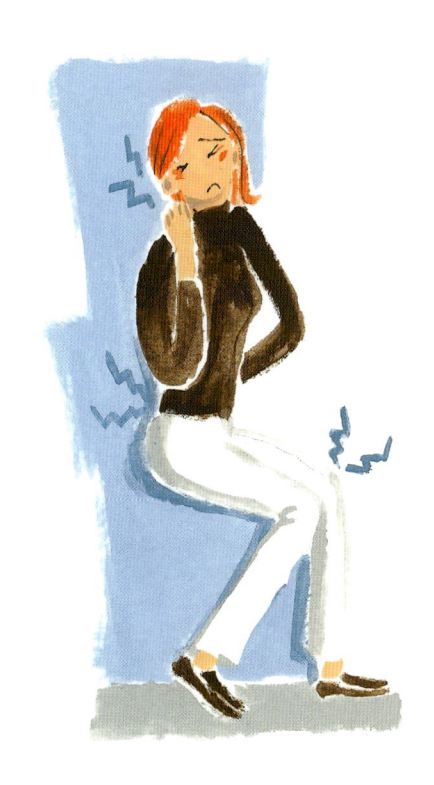

PART-4 身近な症状に使う

目の疲れ

OA機器の普及で、現代人は目を酷使しています。目が不快な症状を起こす前に、リラックスして目を休めることを習慣に。

ナト・ミュール……P94
目を酷使しすぎたことによって、目を上下左右に動かすと目の奥に鈍痛がある。涙目、頭痛を伴うことがある。悲しみや怒りなどの感情を抑えているストレスが原因していることもある。

ルタ……P99
細かい作業を長時間行っていたための眼精疲労。目が疲れて、ヒリヒリと焼けるように痛む、熱く充血している、視界がかすむ、頭痛がするといった症状に良い。体を動かしたり、目を優しくさするなどで好転する。

ユーフラシア……P168
目の症状全般に使われ、普通の疲れ目にも良い。涙が出て、目が熱い、赤い、かすむ、乾くといった症状に良い。

目のけが

目を打撲した時は、レメディを使用するとともに、目を押さえつけないようにして、患部を冷やしましょう。

アーニカ……P73
打撲による目の周りのけが、または目の充血に。

リーダム……P90
投打や打撲による、目の周りの黒いあざや、目の充血に。

Homeopathy Time ④

旅行とホメオパシー❷ 飛行機のX線検査対策

レメディは原材料を繰り返し薄めて作られており、物理的には物質の存在が確認できないほどの極微量物質です。そこで、その扱いには十分注意しないと効力が失われてしまうこともあります。扱い方は本書（P42、P58）に記された通りですが、ここでは旅行時のレメディの携帯方法をご紹介しましょう。
旅行中に飛行機に乗る時は、機内に預ける荷物も手荷物も、すべてレメディを入れたままX線検査を通らなければなりません。この時、繊細なレメディに直接X線を通すことは、できれば避けたいものです。そこで旅行中のレメディは、カメラのフィルム袋など電磁波を防止する袋や容器に入れて携帯することをおすすめします。レメディをアルミ箔に包んで携帯するのも良い方法です。

目の充血にユーフラシア

My Remedy 11

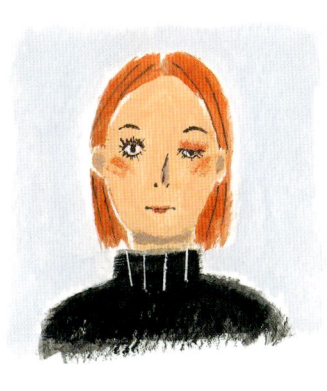

朝、起きた時に白目が赤い。外出するために、コンタクトレンズを入れようとしたら痛くてたまらず、装着を断念することにした。仕方なくメガネにするが、ここでユーフラシア30Cを1粒とってみた。それから外出の準備をして15〜20分もったろうか。鏡を見ると白目の赤みが引いているではないか。コンタクトレンズを入れてみたら痛みもなくスムーズに装着できたのでそのまま外出した。夕方、帰ってきた時には目の充血はすっかり消えていた。

(K・K／19歳女子大生の例)

目の炎症

目の炎症には大きく分けて、目の結膜が炎症を起こす結膜炎と、まぶたが炎症を起こす眼瞼炎があります。

アコナイト …… P70
目にゴミが入ったようにゴロゴロし、熱くて乾いた感じがする目の炎症。

アピス …… P71
まぶたが赤く腫れ、チクチクと焼けるように痛む。冷やすと良くなる。

ベラドナ …… P75
目が充血して瞳孔が開いて輝いたように見え、焼けるような痛みと乾燥感がある。水っぽい目やにがある。

プルサティラ …… P97
黄色い目やにが大量に出る。焼ける感じはない。まぶたが腫れてねばる。

ユーフラシア …… P168
まぶたが腫れ焼けるような目やにが出る。涙が止まらず皮膚がヒリヒリする。光が耐えられない。

ものもらい

ものもらいは麦粒腫と呼ばれる、まぶたにできた小さなおできです。次のようなレメディが役に立ちます。

アピス …… P71
まぶたが赤く腫れ、鋭く刺すような痛みがある。目の充血も伴う。繰り返すものもらい。

ヘパ・サルファ …… P85
まぶたに強い異物感があり、触るととても痛いものもらい。膿が出ることもある。

プルサティラ …… P97
上まぶたにできることが多く、痛くはないが、かゆみがある。何度も繰り返して、黄色い膿が出るものもらいに良い。

スタフィサグリア …… P103
目の使いすぎや疲労、怒りなどの感情を抑えることによるストレスの後にできたものもらい。

歯痛

歯痛の時は歯科治療が必要ですが、レメディで、医師を受診するまでの痛みや炎症、治療後の痛みを和らげることができます。

アコナイト……P70
冷たい風にあたったり、冷たい飲み物を飲むことによって、急激に始まったズキズキと刺すような歯の痛み。痛みのせいで、落ち着きがなくなり、他人に触られるのを嫌う。

アーニカ……P73
歯医者で抜歯などの治療を受けた後にアーニカをとると、疼痛を和らげて歯肉の出血を抑え、傷の治りを早くする。

ベラドナ……P75
急激に現れた膿瘍の炎症によって、歯肉と頬が腫れて赤くなっている。ズキズキと脈打つような痛みが歯茎にあり、口の中が乾燥している。痛みは耳にまで達することもある。

カモミラ……P80
我慢できないほどの激しい歯の痛み。虫歯のある方の頬が赤く腫れる。痛みで機嫌が悪くなり、短気になって怒ったり、人がそばにいることも嫌い一人になりたくなる。コーヒーや温かい飲み物で悪化する。

フェルム・フォス……P83
歯茎の炎症の初期に使うと良い。また抜歯後に歯茎から出血がある時にも良い。

ハイペリカム……P86
麻酔注射、抜歯、神経を抜くなどの歯科治療の後で、痛みや不快感がある時に使うと良い。

マグ・フォス……P92
歯にズキズキと脈打つような鈍痛あるいは鋭い痛みがある。夜や、冷たいすきま風にあたることで悪化し、温かくすることで和らぐ。

シリカ……P101
エナメル質がもろい人の虫歯に。

歯科治療にホメオパシー

My Remedy 12

夫は、先日歯科で前歯の神経を抜く治療を受けた。そこで、治療の前にアーニカ30Cとハイペリカム30Cを1粒ずつ、治療後にフォスフォラス30Cとスタフィサグリア30Cを1粒ずつをとるように携帯させた。夫はその通りに使用し、治療中はほとんど力んだり緊張することなくリラックスできた。帰宅途中も、普段なら音や光に敏感で電車で寝てしまうことなんてできない人なのに、電車の中で1時間半ほど深く心地よい眠りを体験。治療後の痛みもなく帰宅した。

(H・T／37歳男性会社員の例)

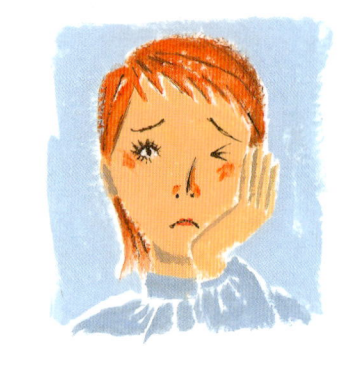

PART-4 身近な症状に使う

My Remedy 13

唇の打撲にリーダム

8歳の息子が塀からのジャンプに失敗して、歯を上唇に強く打ちつけた。帰宅した息子の上唇からは少し出血があり、みるみる紫色に膨れあがってきた。よくうがいをさせ、ハイペリカムのクリームを塗った。レメディは、よく唇など末端のけがに使うハイペリカムも考えたが、紫色に腫れた打撲だったのでリーダム30Cを1粒飲とらせた。5分ほどでジンジンとした痛みがなくなった。リーダムを計3回服用し、打撲と傷はそれ以上ひどくならず、腫れも2日ほどで引いた。

(D・M／8歳男児の例)

打ち身・捻挫・筋違い・骨折

これらの症状は、通常の治療の補助としてレメディを使用すると、治癒が早まります。上手に使いこなしましょう。

アーニカ ……P73
どのようなけがにも、なるべくすぐにアーニカを与える。打撲の痛みが和らぎ、ひどく腫れずにすみ、早く治る。クリームを塗っても良い。

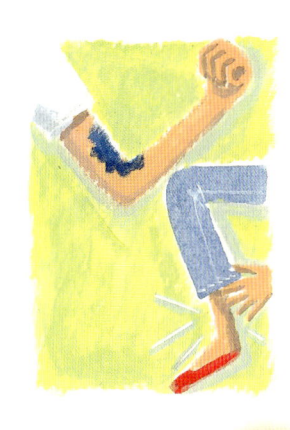

ブライオニア ……P76
少しでも動かすと痛みが強くなるので患部を固定しておかなければならないひどい捻挫、まったく動けない骨折、強く押していると楽になる捻挫や脱臼に良い。

ハイペリカム ……P86
指先、唇、鼻、耳、尾骨などの、末端神経が集中している部位の打撲傷に。神経に沿って痛みがズキズキと走るように広がる。患部にハイペリシーのクリームを塗っても良い。

リーダム ……P90
広範囲の腫れと、青または紫色のあざを伴う打ち身に。患部は触ると冷たいが、冷やすと楽になる。目の周りの黒いあざにも良い。

ルス・トックス ……P98
典型的な捻挫や筋違いに。けがの直後は痛みがひどいが、患部を少し動かし始めると痛みが和らぐ。動かさないでいると患部が硬直してしまう。きつい包帯、温熱、マッサージなどで痛みが改善する。

ルタ ……P99
靱帯や腱のけが、痛い捻挫、骨や軟骨の打撲に。骨膜の損傷を伴う場合に良い。たとえばむこうずねの打撲などに好適。

シンフィトウム ……P169
骨の結合を助けるレメディ。骨折の後、骨が完全につながりギプスがとれるまでの数カ月の間、毎日低いポテンシーのレメディを服用すると良い。骨や軟骨の古傷が痛む時にも良い。

129

筋肉痛・肩凝り・腰痛

肩凝り、腰痛は誰もが経験する自覚症状。悪い姿勢、運動不足、カルシウム不足などの生活習慣を見直すことも大切です。

アーニカ …………… P73
普段しない動きや運動による筋肉痛、腰の使いすぎによる腰痛に。事故やけがによる腰痛にも良い。

ハイペリカム …………… P86
事故によって尾骨や脊椎を痛めたことによる腰の痛みに。出産後の腰の痛みにも良い。

ルス・トックス …………… P98
むち打ち症などのけがや、使いすぎによる首や腰、背中の痛みと凝りに。関節がこわばりうまく動かない感じ。動かさずに静かにしていると悪化するが、温かくしてゆっくり動かしたり、さすったりすると良くなる。

ルタ …………… P99
むち打ち症などの事故後に起こる腰痛や背中の痛みに。仰向けに寝ると痛みが楽になる。スポーツで筋肉や腱を反復して酷使することによって起こるテニス肘などの痛みにも。寒さや湿気で症状が悪化する。

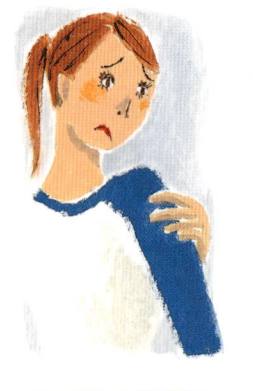

カリ・カーブ …………… P168
ウエスト部分から始まる背骨の痛みに。痛みは左側が強く臀部へ広がっていく。午前2時～4時頃に起こる寝ていられないほどの痛み。

カリ・フォス …………… P168
背骨の下の方に、打ち身のような痛みがある。手足がだるく冷たい。常に足を動かさずにはいられない人に。

Homeopathy Time ⑤

手術後の傷も、レメディで早期に回復

セルフケアとして身近な症状に使用して優れた効果を発揮するホメオパシーのレメディですが、手術後のトラブル解消も得意分野だということを忘れてはなりません。たとえば事故やけが後のNo.1レメディ、アーニカは、外科手術後の傷の腫れ、痛みを和らげ、回復を促進してくれます。切り傷の化膿や悪化を防ぐカレンデュラは、手術後の傷口や、分娩後の腟や会陰部の裂傷にも効果的に作用します。過去の怒りや屈辱を内に抑え込んでいる人のためのレメディ、スタフィサグリアは、患者の気質がこのレメディに適合すれば手術後の傷の治りを早めてくれます。筋違い・打撲傷のレメディ、ベリスも、手術後の痛みを緩和するほか、流産や人工妊娠中絶後の子宮の痛みの緩和にも効果的です。

鼻血

鼻血は、けがによって出ることもありますが、原因がわからないこともよくあります。レメディが早い回復を促します。

アーニカ ……… P73
鼻の打撲や傷などのけがによる鼻血、咳の後に出る鼻血。

フェルム・フォス ……… P83
突然、真っ赤な鮮血が大量に出る鼻血。脈は速くて弱く、血色が悪く貧血を起こしていることがある。子供の鼻血にも良い。

ラケシス ……… P89
原因がわからずに突然ドクドクと大量に出る鼻血。月経前、更年期による女性の鼻血にも良い。

フォスフォラス ……… P96
鼻をかんだ後に出る鼻血。何の理由もなく突然出る鼻血。しつこく止まらない鼻血。

虫刺され・噛み傷・刺し傷

レメディは、患部の痛みを和らげるためにすぐに使うか、または少し治りが遅い時に治癒を促進するために使います。

アーニカ ……… P73
動物の噛み傷や虫刺されの後に、打撲による変色や腫れが残り、痛む時。噛まれたショックがある時。

アピス ……… P71
赤く腫れてズキズキする虫刺されに。スズメバチやミツバチに刺された時にも良い。

カンサリス ……… P79
焼けるような痛みがいちばん強い症状の虫刺されに。

ハイペリカム ……… P86
指先、唇、耳、頭などの末端神経が集中する敏感な部位の虫刺され、刺し傷で、神経に沿って痛みが走る場合に良い。

ラケシス ……… P89
蛇やクモなど、毒性の動物に噛まれ、噛み傷の周囲の皮膚が紫色または青色になっている。

リーダム ……… P90
スズメバチに刺されて赤く腫れている時や、犬などに噛まれた時、釘など先がとがった物による刺し傷。患部は触れると麻痺して冷たいが、冷やすと良くなる。

ウルティカ ……… P103
焼けるような痛みとかゆみが強い虫刺されや噛み傷に。

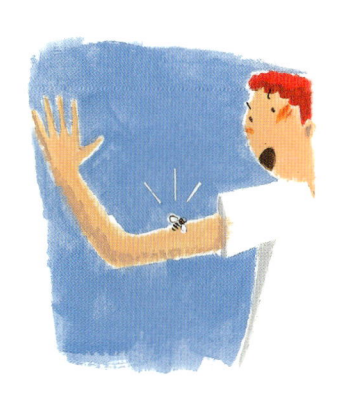

おでき

おできが1週間以上治らない時、発熱やひどい痛みを伴う時、何度も再発する時は、医師を受診しましょう。

アーニカ ……P73
小さくて痛いおできが集まっている。

ベラドナ ……P75
丸くて硬いおできの初期段階に。患部が赤く腫れて熱く、ズキズキと焼けるように痛い。

フェルム・フォス ……P83
おできができそう、またはできたらすぐに使う。再発を予防できる。

ヘパ・サルファ ……P85
おできが膿んで、黄緑色の膿がたまって破裂しそうな時。少し触れただけで痛い。冷やすと悪化する。

シリカ ……P101
ゆっくりとできて治るのも時間がかかるおでき。中に膿がたまっているのになかなか出てこない。

やけど・日焼け

軽いやけどや日焼けには、ウルティカ、カレンデュラ、ハイペリカムのクリームや、薄めたチンキを患部に使うのも良い方法です。

アーニカ ……P73
やけどによるショックがある場合にはまずアーニカを使う。

カレンデュラ ……P79
軽いやけどや日焼け。赤くなっているが水ぶくれにはなっていない場合。

カンサリス ……P79
水ぶくれができ始めた、ズキズキ痛むやけどや日焼けに。冷湿布をしながら使うと良い。

ハイペリカム ……P86
軽いやけどや日焼けで、赤くなっているが水ぶくれにはなっていない。

ウルティカ ……P103
軽いやけどや日焼け。赤く腫れていて水ぶくれはないがチクチクと痛む時。

やけどにカンサリス

My Remedy 14

コーヒーを入れようとしてポットのお湯を自分の2本の指にかけてしまい軽いやけどをしてしまった。至近距離でお湯をドバーッとかけてしまったので指は真っ赤、じんじんと痛み出す。すぐにやけどのレメディ、カンサリス30Cを1粒とり、やけどにはウルティカが良いことを本で一応確かめ、ウルティカとハイペリカム混合のクリームを患部に塗ってみた。すると痛みがスーッと引いてきた。ほんの少し赤いところが残ったが、水ぶくれにもならずきれいに治った。

(K・K／45歳主婦の例)

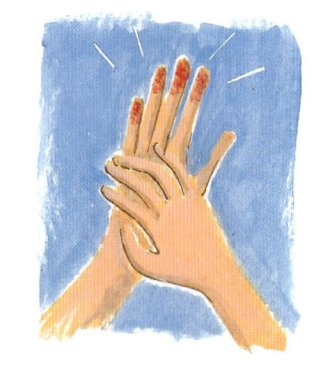

乗り物酔い

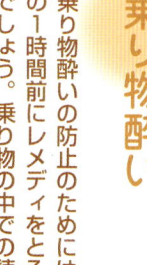

乗り物酔いの防止のためには、出発の1時間前にレメディをとると良いでしょう。乗り物の中での読書や細かい作業はなるべく避けましょう。

ナックス・ボミカ……P95
食べすぎや飲みすぎで胃腸が弱っている時に、乗り物に乗って吐き気をもよおす。吐き気があってもなかなか吐けない。目の奥に頭痛がある。

コクルス……P167
タバコの煙やコーヒーで悪化。吐き気、嘔吐、めまいなどの乗り酔いの一般的な症状がある場合に、真っ先に試したいレメディ。食べ物のことを考えただけでもムカムカしてきて、横になって休みたい時。

タバクム……P169
顔色が青白くなり、猛烈な吐き気と嘔吐が起こる。胃が痙攣したようになり、大量の汗をかく。

二日酔い

過度の飲酒は、肝臓に大きな負担をかけます。お酒に依存しがちな場合は、専門家に体質改善を相談するのも良い方法です。

ナックス・ボミカ……P95
二日酔いによる、吐き気や嘔吐、消化不良、頭痛に。光や騒音に対して過敏になり、寒気がする。疲れてイライラして怒りっぽい時。

コクルス……P167
吐き気とともに、めまいや立ちくらみがする二日酔い。疲れ切って反応が遅い時。

ナト・フォス……P168
酸っぱい嘔吐やげっぷを伴う二日酔い。湿気に弱い人に適応する。

ナト・サルファ……P168
苦いげっぷ、腹部の差しこみ痛、水のような下痢を伴う二日酔い。

♡心の症状

私たちの身体が、環境からの刺激や変化によって、肉体だけでなく、精神的な傷や障害を受けることは日常的によく起こります。目に見えない心をケアすることは、通常の現代医療では、難しい側面もあります。ホメオパシーの得意分野の一つでもある心の症状に、上手にレメディを活用しましょう。

怒り・イライラ

怒りやイライラが激しい時は、次のようなレメディによって、気分を落ち着かせることができます。

ブライオニア ……… P76
病気になると、とてもイライラする。他人が助けようとしても機嫌が悪く返事をしようともしない。一人で家で横になっていたい。口が乾燥して喉が渇く。

カモミラ ……… P80
痛みに過敏で、短気。怒ると、発汗し、他人にも、何事にも我慢できない。要求が高く、いつも満足できず不平を言い、気難しい。

コロキンティス ……… P81
自分の意見をけなされると恥をかかされたと感じ、怒って憤慨する。激しい怒りの抑制が、消化器系などの身体症状を起こす。

ヘパ・サルファ ……… P85
他人を許容できず、批判的で攻撃的。頑固で意地の悪い傾向がある。神経質で些細なことで怒りやすく、いつも不機嫌な様子。病気になると、さらに激しやすくなる。

ラケシス ……… P89
心身が疲労すると感情を制御できなくなる。自己中心的になり、とても嫉妬深くなり、イライラする。

ナックス・ボミカ ……… P95
物事がうまく運ばないと激高しやすい。批判を許せず、他人にはとても厳しい。騒音、匂い、光が原因でイライラすることも。

サルファ ……… P102
自分に自信を持っていて自己中心的になりやすく、他人への思いやりがない。身勝手で怠惰、短気でいら立ちやすい。

スタフィサグリア ……… P103
普段は穏やかに見えるが、抑圧してきた怒りに耐えられなくなって、感情を爆発させる。怒りで体が震える。

134

PART-4 身近な症状に使う

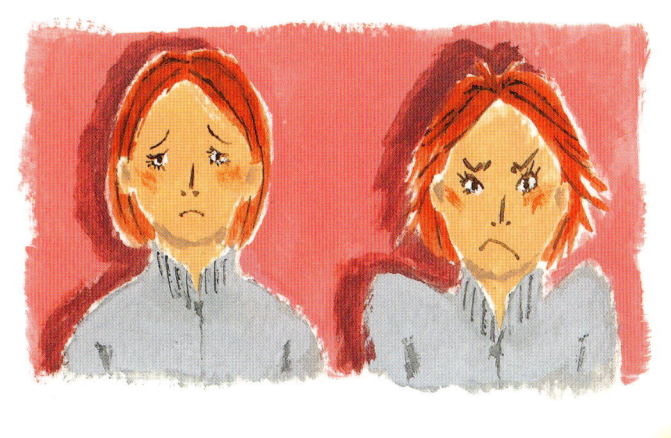

悲しみ

悲しみは自然な感情ですが、それが激しすぎたり、長期間にわたると、うつ状態を引き起こすこともあるので、早めに解消しましょう。

イグナティア ……… P87
肉親との死別などの急な悲しみに襲われたら、まずはこのレメディを試してみる。ため息ばかりつく、すぐ涙が出る、ヒステリー状態などに。

ナト・ムール ……… P94
悲嘆しているのに、悲しみを表に出さず、一人で泣いている、または泣きたくても涙が出ない。慰めも嫌う。

プルサティラ ……… P97
普段から涙もろく感じやすい。病気の時は特に、他人からの同情と支えを強く求め、人の前で大泣きする。

スタフィサグリア ……… P103
過去の深い悲しみを内に抑え込んでいるために、心身の不調が起こる時。

Homeopathy Time ⑥

風邪に便利なコンビネーション・レメディ

ひと口に風邪のレメディといっても、熱の出方、咳の様子、鼻水の状態など細かな症状像ごとにそれぞれ適応するレメディが異なります。風邪で辛い状態にある時に、本を片手にシミリマムの一つのレメディを選ぶのはかなり労のいる作業です。ホメオパシー初心者ならなおさらのことレメディ選びにはなかなか自信が持てないものです。選んで摂取したレメディが仮に間違っていたとしても、それは効かないだけで、副作用の心配はありませんが、次にまた正しいレメディを選ぶのも骨が折れます。そこでおすすめしたいのが風邪のコンビネーション・レメディです。どこのホメオパシーの製薬会社からも風邪のコンビネーションは出ているので、急な時、レメディ選びが不安な時に利用すると便利です。

135

ショック・不安・恐怖

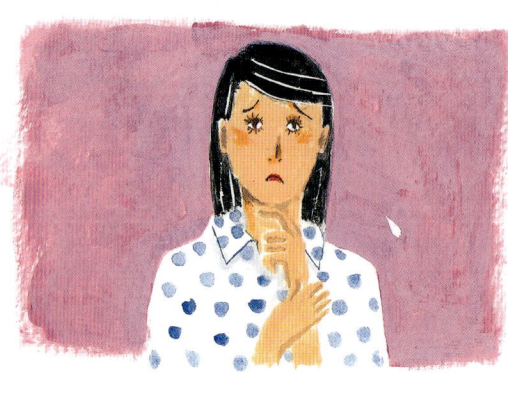

ホメオパシーのレメディは、心を落ち着け、緊張を和らげてくれます。心の応急手当に、または予防的にも使えます。

アコナイト……P70
突然の激しいショックを受けたため、死への恐怖でパニックになっている時。また過去の出来事が深い傷となって心に残っている時。

アルグ・ニット……P72
強い不安感で、現実の世界に直面するのが怖くて何もできない気がする。不安から下痢をする。閉所恐怖症で飛行機や地下鉄に乗るのを怖がる。

アルセン・アルブ……P74
非常に不安で落ち着かない。一人になるのが怖く、いつも死に対して恐怖がある。夜に状態が悪くなる。

ドロセラ……P82
不安感が強く心配性で、不信感から落ち着きがない子供に良い。一人になると不安が増し、幽霊を怖がる。

ジェルセミウム……P84
不安とパニックで体がガクガクと震え、力が抜けて、体が思った通りに動かない。何かに支えられたい。

イグナティア……P87
突然の悲しい出来事によるショック。

リコポディウム……P91
心配性で、小さなことをあれこれ心配する。自分に自信がなく憂うつになる。感じやすく、人から感謝されただけで涙ぐむ。

ナト・ムール……P94
批判に対して過敏に反応して傷つく。別れや失望によるショックを押し殺し、そのためにふさぎ込む。

フォスフォラス……P96
神経質でとても過敏。ちょっとしたことにすぐに驚く。落ち着きがなくじっとしていられない。だれかにそばにいて慰めてほしい。

プルサティラ……P97
一人になることや見捨てられることへの恐怖。涙もろく臆病。

スタフィサグリア……P103
屈辱を受けたり、プライドを傷つけられたことからのショック。またはその感情を抑え込んでしまう時。

神経が高ぶり、泣いて、ヒステリー状態になっている。

PART-4 身近な症状に使う

緊張・予期不安・あがり性

テストや面接の前、知らない人に会う時、人前で話す時、大切な公演の前などに、不安になったり緊張してしまう人に。

アルグ・ニット …… P72
試験やイベントなどで人前で話す、飛行機に乗るなどを恐れる予期不安。閉所恐怖、高所恐怖など。

ジェルセミウム …… P84
試験、舞台、面接などの前の緊張やあがり性。足が震え、弱々しく、下痢や頻尿、倦怠感も伴う。

リコポディウム …… P91
自分に自信がなく、人の前に出るのを極度に恐れるが、実際に人前に出ると上手にこなすことができる。

シリカ …… P101
繊細でスタミナに欠けるため自分に自信がなく、試験やイベントの前には、失敗を恐れ緊張してしまう。

不眠

不眠で悩んでいる人は、生活習慣を見直すとともに、適切なレメディを就寝の1時間くらい前に1回、10日間ほど連続して使用してみましょう。

アコナイト …… P70
けがなどの突然の出来事による痛みや恐れ、不安から、神経過敏になって眠れない。悪夢を見る。

イグナティア …… P87
眠れないと恐れながら寝床に入り不安で眠れない。悲しい出来事を思い浮かべて眠れない。悪夢を見る。

ナックス・ボミカ …… P95
寝床で何度も仕事のことを考え、眠っても早朝に目覚めてしまい起床前に眠くなる。不眠でイライラする。

コフェア …… P167
その日の出来事が頭に浮かび、興奮して眠れない。光、匂い、騒音に過敏になる。激しい頭痛を伴うことも。

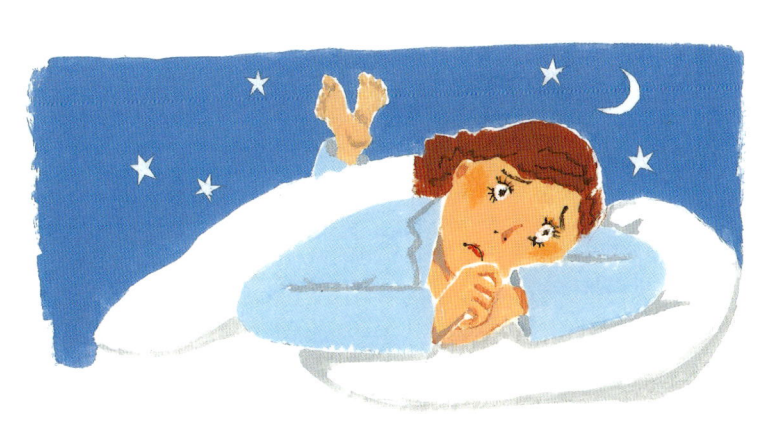

子供の症状

乳幼児、成長期の子供は、大人のようなしっかりした免疫機能が備わっていないため、子供特有のさまざまな不調に突然見舞われます。心配な反面、その不調を乗り越えてこそ、大人の身体が育まれていきます。健全な発育の促進のために、自然治癒力を強化するレメディの力を借りたいものです。

腹痛

乳児の腹痛は、コリックと呼ばれる疝痛であることが多く、腸が痙攣して差しこむような鋭い痛みに襲われます。症状が改善しない場合は、早めに医師を受診しましょう。

カモミラ……P80
イライラして怒って泣き叫ぶ腹痛。赤ちゃんは、抱っこされて動くか揺すられていないと泣きやまない。夜間に、また、暑さ、げっぷで悪化する。

コロキンティス……P81
乳児が、とても機嫌が悪く、お腹の鋭い痛みに耐えかねて、体を折り曲げて膝を胸に引きつけて泣き叫ぶ時、温かくして腹部を強めに押したり、さすったりすると好転する。

マグ・フォス……P92
突然襲うお腹の痛みが、体の鋭い動きと激しい泣き声でわかる。お腹が張っているが、痛みはげっぷでは軽減されない。温かくして、お腹を軽く押したり、さすると好転する。

咳

クループ（偽膜性咽頭炎）は、犬が吠えているようなひどい咳の出る症状で、子供に特有のものです。熱や呼吸困難を伴う咳は医師を受診しましょう。

アコナイト……P70
冷たい風にあたった後に突然出る苦しそうな音の咳。激しい発作で、息ができないほどのクループ。子供は突然の咳への恐怖で落ち着きをなくす。暖かく湿度の高い部屋で好転。

ベラドナ……P75
喉の痛みを伴う苦しい咳が出て、顔が赤く発熱を伴う。喉は乾燥して熱く、扁桃炎があり、特に右の扁桃が腫れることが多い。

カル・カーブ……P77
夜中過ぎから起こる乾いた咳の発作に。主に百日咳。寒気がして、まぶたが腫れている時。神経過敏で、一

喉が痛い。

ドロセラ……P82
人でいることを嫌がり、暗闇や幽霊を怖がり、日常の動作が遅い子供に。深く激しい痙攣性の咳。胸の奥から吠えるような咳。絶え間なく続く咳。主に百日咳。喉は乾燥し、何かがひっかかっているような違和感がある。激しい咳のために、お腹を押さえ、嘔吐することもあり、呼吸困難、鼻血を伴うこともある。

ヘパ・サルファ……P85
乾いた動物が吠えるような咳が、持続して出てなかなか止まらない時。アコナイト、スポンギアでも効かないクループに。吐き気や嘔吐を伴うこともある。胸の中でガラガラと音がして痰がたまっているが、痰は切れにくい。

スポンギア……P169
乾いたよく響く吠えるような咳が出て、胸がいっぱいで窒息しそうな感じがするクループに。アコナイトで効かなかった時。喉頭に炎症があり喉が痛い。

Homeopathy Time 7

子供のいる家庭の必携レメディ、子供のABC

風邪をひいてもなかなか治らない、薬を飲んでも効かない、そんな子供たちが増えています。抗生物質を投与していったんは治っても何度も繰り返す子供の中耳炎が増えているのも、体内に抗生物質への耐性菌ができているからだといいます。抗生物質などの薬の過剰摂取は症状を抑えてはくれますが、体が治ろうとする力を弱めることもあります。体の治癒力に働きかけるホメオパシーのレメディは、免疫力を高め体全体の強化を促します。しかも子供は大人よりレメディの効果が早く現れるので、欧米では子供に身近な症状が出た時は、ホメオパシーを使ってケアする親が増えています。子供に最もよく使われるレメディは、アコナイト、ベラドナ、カモミラです。その頭文字をとって子供のABCと呼びます。

耳痛

耳垢がたまりすぎたり、風邪によって耳内が炎症を起こしたような時に耳痛が起こります。長びいたり、熱を伴う場合は、必ず医師を受診しましょう。

アコナイト ……P70
突然起こる耳痛。寒く冷たい風にさらされた後やショックの後に起こり、とてもおびえている時。風邪のひき始めの耳痛。真夜中前後に悪化する。

ベラドナ ……P75
耳が赤くなるズキズキと脈打つような耳痛。症状は突然起こる。右側の耳に起こることが多い。高熱が出て、寒く、口が渇き、落ち着きがない。目は大きく開き輝いて見える。

カモミラ ……P80
我慢できない耳痛。痛さで機嫌が悪くなり、泣き叫び、抱かれたり揺らされたりすることを望む。腺の腫れとともに起こり、夜に痛みがひどくなる。温めると和らぐ。

フェルム・フォス ……P83
症状は徐々に現れる。熱、ほてり、発汗、喉の乾きがあり、突然の耳痛が現れる。ベラドナが効くはずの症状なのに、ベラドナでは効果がない場合に試してみる。

ヘパ・サルファ ……P85
喉や鼻の炎症が耳まで広がる耳痛。突き刺すような鋭い痛みで、怒りっぽい時。耳から悪臭のある黄緑色の耳垂れを伴うこともある。頭部を包んで温かくしたり温湿布で好転する。

プルサティラ ……P97
耳の中が圧迫されているような痛みに。症状は夜悪化。風邪やインフルエンザによって起こる。喉は乾かず、めそめそと泣き、いつも誰かにそばにいて抱きしめていてもらいたがる。

カリ・ムール ……P168
慢性的な白い鼻水と鼻づまりが中耳にまでおよび、耳痛になった時。耳の周りの腺が腫れて痛み、耳の中で何かはじけているような耳鳴りがして、難聴が現れることもある。

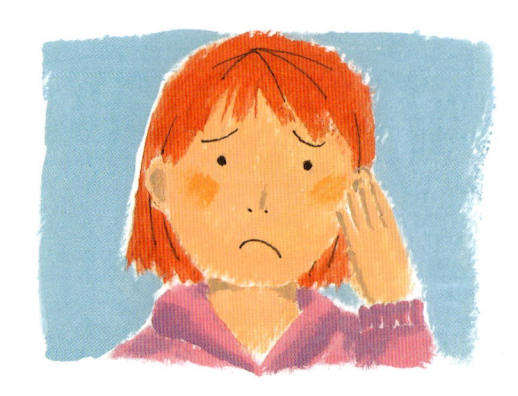

PART-4 身近な症状に使う

高熱

子供はよく熱を出します。薄着をさせる、頭部を冷やすなど、熱を下げる応急処置とともにレメディを使うと効果的です。39度以上の高熱は医師を受診しましょう。

アコナイト……P70
夜間の突然の発熱に。脈が速く、不安で落ち着きがなく、寒気があり、喉が乾き口の中が苦い。汗が出る。顔色も悪く、片方の頬が赤く、もう片方が青白い。

アルセン・アルブ……P74
皮膚は熱いが、体は冷たく、ひどい寒気がある時。不安で落ち着きがなく、少しずつ頻繁に水分を摂りたがる。体中が痛い。鼻水、くしゃみも伴う。頭を冷やし、体を温かくすると改善する。

ベラドナ……P75
突然、夜間に高熱を出し、触れるととても熱い。顔は赤く乾燥し、瞳が大きく開きキラキラと輝いて見える。喉の乾きはなく発汗もない。

プルサティラ……P97
高熱があっても喉が乾かないのが特徴。普段から泣き虫で親のそばを離れず、熱が出るとさらに泣き虫になって甘えたがる子供に。

困った時の体質レメディ

[My Remedy 15]

2歳10カ月の娘が夜に発熱、39度5分だった。顔がほてり、熱がこもったような感じだったので、ベラドナ30Cを1粒与えたが、変化がなかった。いつもはここでころころとレメディを変えるのだが、もう一度ベラドナをリピートしてみた。すると少しずつ熱が下がり始めた。38度5分まで下がったところで、また症状が動かなくなったので、娘の体質・気質のレメディ（P64参照）と思われるリコボディウム30Cを与えると、そのまま眠ってくれて、翌朝は平熱に戻っていた。
（K・S／2歳女児の例）

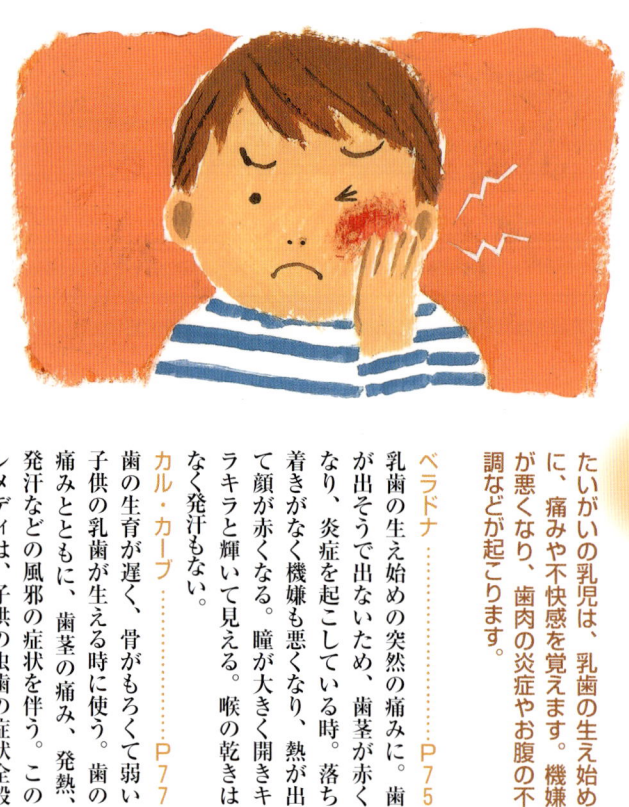

歯の発生

たいがいの乳児は、乳歯の生え始めに、痛みや不快感を覚えます。機嫌が悪くなり、歯肉の炎症やお腹の不調などが起こります。

ベラドナ............P75
乳歯の生え始めの突然の痛みに。歯が出そうで出ないため、歯茎が赤くなり、炎症を起こしている時。落ち着きがなく機嫌も悪くなり、熱が出て顔が赤くなる。瞳が大きく開きキラキラと輝いて見える。喉の乾きはなく発汗もない。

カル・カーブ............P77
歯の生育が遅く、骨がもろくて弱い子供の乳歯が生える時に使う。歯の痛みとともに、歯茎の痛み、発熱、発汗などの風邪の症状を伴う。このレメディは、子供の虫歯の症状全般と、親しらずの生える時にも良い。

カモミラ............P80
乳歯の生え始めの時期に、痛みに耐えかねて怒ったように泣き叫ぶ乳児に。片方の頬が赤くもう片方が青白い。お腹が張って、腐った卵の臭いがあるほうれんそうを刻んだような緑色の下痢を伴う。いつも抱いて揺すっていてもらわないと機嫌が悪い。おもちゃを与えても投げ捨ててしまう乳児に。

プルサティラ............P97
乳歯の生え始めの痛みに、めそめそ泣いて人にくっついて甘える乳児に。カモミラが適応する怒ったような機嫌の悪さとは反対の反応。冷たくて新鮮な空気にあたると楽になる。

シリカ............P101
乳歯の生え始めの痛みに、乳歯の生えるのが遅く、なかなか生えずに痛がる時。食が細くてミルクもあまり飲まず、疲れ切っているように見える乳児に。骨や、爪、歯がもろく、傷がなかなか治らないことが多い。

142

伝染病

水ぼうそう
はしか（麻疹）
おたふく風邪

伝染病が疑われたら医師を受診しましょう。早めに適切なレメディを医療と併用すると、重症化の予防や早期の回復が可能です。

アコナイト ……… P70
突然発熱し、激しい咳と鼻水、目の充血があるはしかに。まだ発疹が出ていない感染初期に使うと特に効果的。突然に耳下腺が腫れ、不安で落ち着かず、喉が乾くおたふく風邪にも良い。

アピス ……… P71
高熱が出て、目が腫れ充血しているはしかに。耳下腺のふくらみが特に目立ち、触るととても痛いおたふく風邪にも。いずれも喉は乾かず、眠れない。

ベラドナ ……… P75
突然の高熱と、赤い顔、大きく見開いた輝く目、喉は乾かないなどの症状がある水ぼうそう、はしか、おたふく風邪では、特に右の耳下腺が大きく腫れる。

ブライオニア ……… P76
発疹が出きらず、乾いた咳の発作があるはしかに。ゆっくりと腫れ、耳下腺に触ると固く痛みがあるおたふく風邪に。いずれも喉が乾き、ほんの少し動いただけでも辛いので、じっとしていたがる。

マーキュリアス ……… P93
発疹から臭い膿が出る水ぼうそうに。睡眠中に臭いよだれを大量にたらし、舌が腫れて黄色っぽくなるおたふく風邪に。いずれも夜に悪化し、喉の乾きが増し、大量の発汗がある。

プルサティラ ……… P97
めそめそ泣いてまとわりついて甘え、高熱が出ているのに喉が乾かず、黄緑色の鼻水と痰が出る子供の水ぼうそう、はしか、おたふく風邪に。どれも新鮮な空気にあたると和らぐ。

ルス・トックス ……… P98
発疹がとてもかゆいため、落ち着きがなくなり眠れない水ぼうそうに。落ち着きがなく、左側の耳下腺から始まったり、左側の頬が大きく腫れ、睾丸が腫れるおたふく風邪に。

おたふく風邪にプルサティラ

My Remedy 16

5歳の息子のおたふく風邪。右耳下腺から始まり左に移り、熱が4日間、腫れは1週間続いた。最初は息子の症状に似たマーキュリアス30Cを1粒試したが変化がないので、20分後プルサティラ30Cを使用。直後に痛みが引き、すぐに眠ってしまった。その後痛みは繰り返したが、プルサティラを合計4回使い、熱と痛みを緩和できた。発症4日目の朝には、下痢し顔色青く衰弱していたので、カルボ・ベジ30Cを1粒。1時間後には、「外で遊ぶ」と言うまでに元気を取り戻した。

（H・T／5歳男児の例）

PART-4 身近な症状に使う

My Homeopathy ⑤

左近さくら先生に師事して…

日本のホメオパシーの先駆者、左近さくら先生

　左近さくら先生は、日本のホメオパシーの先駆者です。宣教師の家に生まれたこともあり、戦後間もなく渡米し、手伝い、アメリカで3年間、その後イギリスの王立ロンドンホメオパシー病院の住み込み医として3年間の研修を経て、都下でホメオパシーのみの診療を始められました。海外のホメオパシー年鑑にもお名前が載りましたので、韓国から患者さんが来院されることもあったそうです。

　私が先生に師事したのは、1996年の冬のことでした。先生は、私が久しぶりの門下生であり、大学の同窓生（東京女子医科大学）だったこともあって、とても可愛がってくださいました。しかし、間もなく先生は、突然に訪れた脳梗塞というご病気のため引退されてしまいました。ホメオパシーの難しさを感じ始めていた私は、どうやって勉強を続けようかと途方にくれたものでした。

　先生は、動物が大好きで、私が勉強に伺うと、ときどき愛猫が「ニャー」といいながら邪魔に入り（私には息抜きで楽しかったのですが）その つど叱られていたのを思い出します。

　アメリカ滞在中にも、近所に棲んでいるタヌキが、ときどき、先生のお住まいに遊びに来ていたそうですが、タヌキと仲良くなった先生は、タヌキの脱毛症を発見。レメディを使ってその脱毛症を見事に治したそうです。きっとタヌキも感謝していることでしょう。

　先生がアメリカで師事された医師は、ケントとともに、『マテリアメディカ講義』（39ページ参照）を編集した高名なホメオパシー医でした。著名な医師が列席するロンドンのホメオパシー国際会議に、先生はそのアメリカ人医師とともに列席されました。日本からただ一人の代表だったそうです。

　先生は、現在が日本のホメオパシーにとって、とても大切な時期だと考えておられ、日本にホメオパシーがダイナミックに浸透することを願っていらっしゃいます。そして引退後も、先生の後に続く後輩の誕生を楽しみにしておられます。

中村裕恵

PART.5

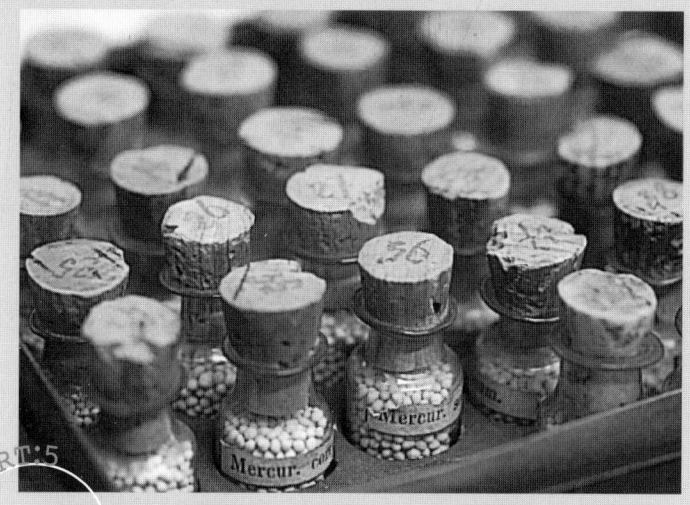

ホメオパシー情報BOX

日本の今のホメオパシー事情は？
レメディはどうやって手に入れたらいい？
ホメオパシーをもっと勉強するには？
ホメオパシーを上手に活用するための
お役立ち情報を満載しました。

Photo｜ハーネマンのレメディ・キット（ドイツ・医学史研究所所蔵）

情報BOX 1

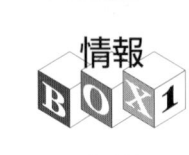

日本のホメオパシー、今——

ハーネマンが200年前に始めたホメオパシーですが、日本ではまだ世が明けたばかり。ホメオパシーに対しては国の保険制度も薬事制度も整備されていないなか、日本の医師やホメオパスは、実際の診療やカウンセリングで、どのようにホメオパシーを導入しているのでしょうか。4人の方に、その現状を伺いました。

日本のホメオパシーⅠ 数々の自然療法を学び実践する内科医
「ホメオパシーの効果はドラマチックです」

ホメオパシーの診察では、患者さんへの問診が中心になる。その分時間もかかるため、通常の診察とは別枠で、予約制で行っている

この本の監修者である中村裕恵医師は、内科医として診療に携わるなかで、現代医療に限界を感じ始め、ここ数年、ホメオパシーをはじめとする自然療法を積極的に診療に取り入れています。ホメオパシーのことは約7年前に知り、左近さくら医師（49、144ページ参照）に師事した後、イギリスの王立ロンドンホメオパシー病院の医師を対象とする1年間の通信教育カリキュラムと2週間の病院研修で学びました。

平成10年には日本ホメオパシー医学会（153ページ参照）が設立され、最近はようやく医師の間にもホメオパシーが認知されつつあります。が、中村さんがホメオパシーを治療に取り入れ始めた頃は、その知名度はほとんどゼロ、まさに手探り状態でのスタートだったといいます。

しかしここ一、二年は、中村さんのホメオパシーで改善した人たちの話が口コミで伝わり、今では西洋医学よりもホメオパシーによる治療を望んで中村さ

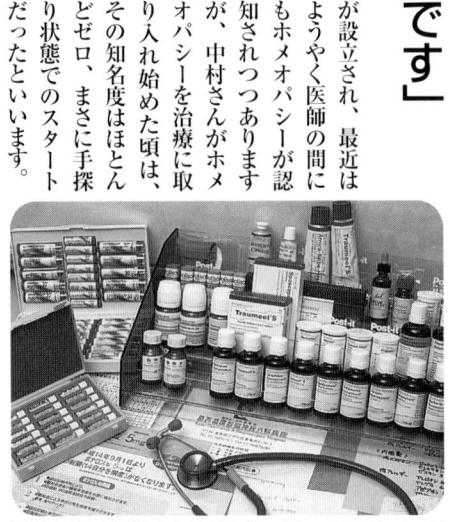

診察室の机の上に置かれた中村さんのレメディ。シングル・レメディ、コンビネーション・レメディ、ティシュソルト、フラワーエッセンスが見える

※アナフィラキシーショック 短時間で起こる激しいアレルギー症状。ただちに医療処置をしないと、呼吸困難を起こすなど生命の危機に関わる。代表例としてペニシリンショックがある。

146

PART-5 ホメオパシー情報BOX1

んを受診する患者さんも増えてきました。

この日、中村さんの診察室を訪れると、立石優卵ちゃん（3歳）がお母さんに連れられて来院していました。優卵ちゃんは生後、間もなく重い慢性湿疹を患いました。毎夜かゆみとの闘いで親子とも眠れない日が続き、薬※のアナフィラキシーショックで生死をさまよったことも数度あったといいます。アレルギー専門医にかかり、塗り薬による治療で湿疹症状はどうにか落ち着いたとはいえ、2歳を過ぎると精神面の発達に悪影響が出てきました。

「とにかく笑わない子で、いつも泣いていました。2歳半を過ぎた頃、外で転んだのをきっかけに家でもまったく歩かなくなり、ハイハイの状態が続いたんです。これは精神面のケアが必要だなと思いました」（お母さん）

中村さんは、知人のアレルギー専門の小児科医からの紹介で

優卵ちゃんを診ることになった時、乳糖のアレルギーもあると知ってぞっとしたといいます。

「乳糖以外のシングル・レメディの常備がなかったので、本当にどうしようかと思いました。また、私は内科医で小児科は専門ではありませんから、知人の小児科医と連携して診ていくという形で優卵ちゃんを引き受けることにしました」

2歳半なのに立とうとせず、触ると冷たくて棒のように細い足。恐怖と不安でコチコチになっている神経過敏な優卵ちゃんを前にして、中村さんは、まずその場で、ホメオパシーよりも効果が穏やかなフラワーエッセンス（花から作ったレメディ）を処方しました。

レメディはアーニカを処方しましたが、乳糖アレルギーを考慮して、500mlの水に一粒だけ溶いた液からスプーン1杯だけをあげるという方法で、1週間に1回、それを4回続けてもら

いました。その間に、優卵ちゃんは、機嫌が良くなってきて、泣かずに穏やかに過ごす時間が多くなってきました。立って歩こうとする意欲も出てきて、4回目のアーニカを服用した直後、優卵ちゃんはお母さんに「もうどこも痛くない。治った」とケロッとした顔で言ったそうです。

また、優卵ちゃんの冷え切った足も気になったので、クリニックに併設しているアロマママッサージを治療に加えると、とても気に入って、足の血行も取り戻しました。

今は診察室を歩き回り、楽しそうにおしゃべりしている優卵ちゃん。中村さんが施したケアは成功だったようです。

優卵ちゃんの例でもわかるように、中村さんは、ホメオパシー以外にも、漢方、フラワーエッセンス、アロマセラピー、メディカルハーブなどの自然療法

※ アレルギーの辛さを乗り越えて

立石真由美さん・優卵ちゃん（3歳）親子

優卵は、ホメオパシーが大好きで中村先生の診察室に行くのを毎回楽しみにしています。かゆみとじん麻疹の症状に対しては、先生が時間をかけてレメディを選び出した結果、アピスが処方されました。週に1回で3回使用したら、それまで一重だと思っていたまぶたが二重だったとわかるほど、顔の腫れがすっかり引いて驚きました。ただアレルギー体質改善にはまだ時間がかかりますので、先生には気長に治療していただくつもりです。

今、お腹に二人目がいるのですが、妊娠を機に自分も元気にならないと子供にも良くないと思い、私も中村先生に診てもらっています。マタニティー用のハーブティーやアロママッサージを処方していただき、精神面も落ち着いてようやく今月臨月を迎えられました。

（※立石さんは無事出産されました）

147

日本のホメオパシーⅡ

「生体のバランスが狂っている動物に効きます」

使いやすさからコンビネーションを選んだ獣医師

を勉強し、それらを積極的に治療に取り入れています。今は中医学とアーユルヴェーダによる治療を修行中でもあります。

「現代医療で治療が難しい場合に代替療法を加え、さまざまな手段をもってそれぞれの患者さんの体質に合った治療のできる医師を目指します」

従来の医療では治せない慢性病がまん延する現代において、中村さんのような医療を実践する医師はさらに増えていくことでしょう。

ホメオパシーは、人間だけではなく動物や植物にも同じように効果があります。欧米では以前から多くの獣医がホメオパシーを使用しており、日本でも最近、代替医療に関心を持つ獣医が診療に取り入れ始めています。

千葉県柏市にある斉藤牧場動物病院の獣医師、斉藤温子さんは、平成9年に鍼治療を導入した後、平成11年からはヘール（10、36ページ参照）のコンビネーション・レメディを使うようになりました。

「ホメオパシーを使っている獣医の間では、クラシカルな方法でシングル・レメディを処方する人のほうが多いと思います。しかし、西洋医学（ドイツ医学）を学んできた私にとってはコンビネーション・レメディのほうが薬の選択がしやすく、また、アンプル剤もあるので効き目も効果的だと思ったのです。それにコンビネーションのほうがアグラベーション（好転反応）が少ないと聞き、獣医にはこちらのほうが使いやすいだろうと導入しました」

巻頭で紹介したドイツのホメオパシー（10ページ参照）にも

ビーグル犬のイッちゃんを診察する斉藤医師
（斉藤牧場動物病院／Tel:04-7172-7937）

タブレット、液体、アンプルの3タイプのレメディを使い分けている

PART-5 ホメオパシー情報BOX1

通常の薬はいやがる子でも、ホメオパシーのレメディは平気で飲んでくれるという。タブレットは水に溶かして飲ませることもできる

製薬会社が制作した医師・獣医向けの処方教則本を参考にして処方する

あるように、レッグヴェグ博士が確立したホモトキシコロジー理論によるヘールのコンビネーション・レメディを使用するには、クラシカルなレメディを使用する時の注意はほとんど当てはまりません。レメディは手で触れてもいいし、食事に混ぜて服用してもOK。液状タイプだったら皮膚にふりかけてもある程度の効果があるといいます。コンビネーション・レメディは、動物にも飲ませやすいという利点もありました。

斉藤さんは、現在、受診動物の1〜2割ぐらいにホメオパシーを使用していますが、それはあくまでも主療法ではなく、補助療法として考えています。

「手術すべきはする。しかし手術できない部位や手術しても悪くなりそうな場合は、内科療法で、鍼治療やホメオパシーなどの代替医療を使って病気と共存して生きていくという選択もあります。治療の選択肢の一つにホメオパシーがあるわけです」

動物にホメオパシーを使う場合も、飼い主へのインフォームドコンセントは欠かせません。

斉藤さんは、飼い主にホメオパシーについての説明書を渡し、服用後、効かなかったり、好転反応が出る場合もあることを説明し、飼い主の同意が得られた場合にのみ使用することを基本にしています。

「慢性病で治らず、どうにかしてほしいという患者さんにすすめることが多いので、抵抗なく受け入れられることが多いですね。皆さん、外国の薬と聞いて高いんじゃないかと思うようですが、それほど高価ではありません。値段の面でも受け入れられやすいようですね」

斉藤さんのこれまでの経験では、肝疾患、癌、腎疾患、糖尿病などの慢性疾患で、他の薬は効かないケースにホメオパシーを使って大変良い効果が得られているといいます。

ペットたちの体も現代人と同様にさまざまな病気にむしばまれている今、動物医療の分野で人間の医療よりも規制が少ない分、意外に早くホメオパシーが広まりそうな気配です。愛すべきペットに、ホメオパシー医療を気軽に受けさせられる時代も近いかもしれません。

斉藤医師による犬の症例

犬（ビーグル・メス・10歳）
血液検査で慢性肝疾患と診断され、アトピー性皮膚炎もあった。慢性病に効果があるというコンビネーション・レメディの「ガリウムヘール」の液状タイプを朝晩5滴ずつ、食事に混ぜて飲ませる。2カ月間続けた後、肝機能の数値が正常になり、アトピーも改善した。3カ月後、休薬したらまた症状が出始めた。

犬（雑種・オス・14歳）
鼻腔内腫瘍で、放射線治療を受けた後、抗癌治療を受けて、免疫不全で白血球値が低下。食欲もなく体力も落ち込んでいたので、抗癌剤と併用して体力を回復できるというコンビネーション・レメディ「トラウメールS」を試した。朝晩錠剤で飲ませたところ、みるみる元気を快復。1年半が経過した現在も生存中。

日本のホメオパシーIII　カナダで学び日本で開業するホメオパス

「ホメオパシーはすべての人に開かれた医療です」

「ホメオパスは、人を診る仕事。常日頃から人間観察は欠かしません」と竹内さん
（相談は要予約　Tel:093-922-7091）

竹内勝美さんは、1994年にカナダのインターナショナル・アカデミー・オブ・オルタナティブ・メディスンを卒業し、カナダのホメオパスの資格を取得しました。平成14年4月に福岡に開校したインターナショナル・アカデミー・オブ・オルタナティブ・メディスン（国際オルタナティブ医科大学）日本校では、カナダの母校から派遣され、竹内さんが副学長を務めています。同校内には、竹内さん自身の相談室も開設されています。

竹内さんは、ハーネマンのクラシカル・ホメオパシーを実践するホメオパスで、ヨーロッパではユニシストと呼ばれるホメオパスの流れを汲んでいます。

「ユニシストは、あれこれレメディを出しません。たった一つのレメディを処方します。それに判断してその人の症状の全体像をとらえ、レメディの全体像と照合して一つのレメディを決定するのです。

コンビネーション・レメディを使うようになると、ホメオパスとしての進歩がなくなってしまうんです。コンビネーションにも良さはありますが、シミリマムの一つのレメディを自信を持って処方できるホメオパスこそが最高だと思います。ただしそれができるホメオパスになるには、相当の経験を積む必要があります」

竹内さんは、初診の人には、2時間から3時間をかけて問診をします。A4、8枚の用紙にびっしりと並んだ質問項目は200以上にもわたり、内容は自分や家族の病歴、生活環境、自分の出生前のことにまでさかのぼります。この問診から総合的に判断してその人の症状の全体像をとらえ、レメディの全体像と照合して一つのレメディを決定するのです。

再診は1週間から10日の間隔をあけ、30分もかからずに終わります。カウンセリング料は、初診が5000円、再診が1000円、レメディも1回が500円ほど。驚くほどの安さです。

「保険がきかないから高いという固定観念があるので、もっと気軽に利用してもらおうとこの料金を設定しているんです。ホメオパシーは元来すべての人に開かれたもので、高額な医療費は出せない貧しい人のためにこそあるべき医療なんですよ」

受診者の相談内容は多岐にわたりますが、特に水虫、ぜん息、肝臓病、腎機能の低下、アトピー、鼻炎の症状については、今

竹内さんが各自の家族構成に合わせて選んでくれる家庭用キット（24種類入り）

PART-5 ホメオパシー情報BOX1

日本のホメオパシーⅣ　伝統的ホメオパシーを教える外国人医師

「ホメオパスになるには10年以上のキャリアが必要です」

のところもどれも竹内さんの処方したレメディで改善しているといいます。

竹内さんのホメオパシーを信頼する固定の受診者には、セルフで使えるレメディキット（24種類）を処方することもあります。もちろんキットのレメディ構成は、竹内さんが各自の家族構成や症状を考慮して、厳選したオリジナルです。このキットを持っていれば、竹内さんに電話で症状を問い合わせるだけでキットの中からレメディをアドバイスしてもらうこともできるというわけです。

こうして日夜、ホメオパシーのカウンセリングと教育活動に情熱を傾ける竹内さんですが、日本のホメオパシーの将来については次のように考えています。

「日本でようやく始まったホメオパシーが、このままブームで終わることがあってはなりません。医療としてしっかり根付かせることが大切です。それには、医師とホメオパスが対立せずに、一緒に長所、欠点を認め合って、ホメオパシーを発展させていかなければなりません。以前にホメオパシーと同じく外国から入った鍼灸がたどったように、もっともっと一般に普及させ、国に保険適用を認めさせるという道筋をたどるのが理想ですね」

竹内さんらの活動が実を結び、日本にもホメオパシーがしっかりと根付くことが期待されます。

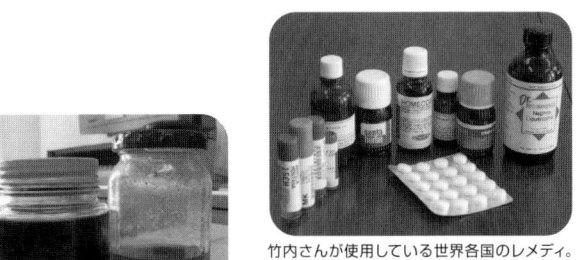

ロバート・ハシンガー医師は、脳外科医としての経験を積んだ後、ホメオパスに転身したキャリアを持ち、イタリアで20年以上にわたってホメオパシーの診察を行っています。世界的に有名なホメオパス、ジョージ・ヴィソルカス教授の愛弟子でもあります。

平成14年春、ヴィソルカス教授が指導するインターナショナル・アカデミー・オブ・クラシカル・ホメオパシー（IACH）日本校の開校とともに、ハシンガー医師は校長に就任。日本校での教育のため来日することも多くなりました。来日中は、日本にホメオパシーを導入するための教育の一環として、ホメオパシーのカウンセリングを行っています。

竹内さんが現在、プルービングを行っている熊笹と赤松のオリジナルレメディ

竹内さんが使用している世界各国のレメディ。FAXやインターネットで注文し、取り寄せている

「ホメオパシーがどういうものかを知るには、ホメオパシーによる治癒を体験することがいちばん良いスタートになります。その前に知識を詰め込んでも、それは単なる知識でしかありません。本当に理解するためには治癒を体験することが大切です」

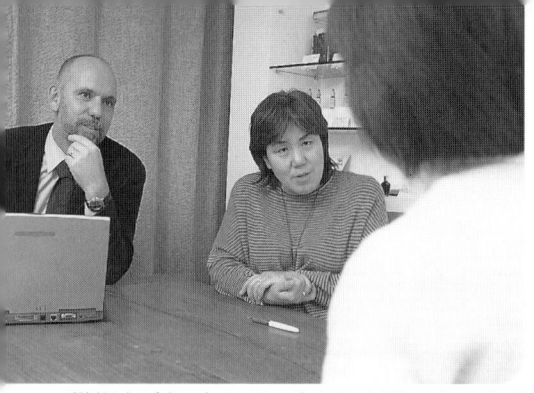

東京・青山でカウンセリング中のハシンガー医師を訪ねました。テーブルをはさんで、受診者と向き合うハシンガーさんの隣には通訳の方が座り、机上にはノートブック型のパソコンを入れる時は1時間半。もちろんすぐにレメディを見つけられれば時間が短くなることもあります。

「このパソコンには、世界で最も進んだホメオパシーのコンピュータ・システムが入っています。ヴィソルカス教授の指導のもとにベルギーの情報技術部が7年かけて作り上げた素晴らしいソフトです。ホメオパスは、クライアントが言っていることを聞き、こちらからも質問し、候補になったレメディを消去法で消去していき、最終的にクライアントに最も類似したシミリマムのレメディに行き着くわけですが、私は基本的にこのコンピュータを使ってその作業をしているのです」

ハシンガー医師が行っている方法は、ハーネマンの教えを忠実に実行するクラシカル・ホメオパシーで、その人に合ったただ一つのシミリマムの処方が基本です。

受診者と向き合うロバート・ハシンガー医師。来日時のカウンセリングは初診90分、再診45分で要予約（Tel:0557-85-1747）

彼のカウンセリングの時間は通常1時間ですが、日本で通訳を入れる時は1時間半。もちろんすぐにレメディを見つけられれば時間が短くなることもあります。

「レメディのポテンシーや飲み方は、各自の体質や、かかえている問題の内容によって決めていきます。1年に1回、1日3回、必ず毎日と、飲む回数もさまざまに、現代医療では見放されてしまう長期の慢性病の治療には、1日3回の服用を2年間続けるといった長期の服用もよく行います」

ハシンガー医師は、ホメオパシーが始まったばかりの日本にはまだホメオパシーは存在しないと同じ状態と考えています。

IACH日本校の校長として、日本に真のホメオパシーを根付かせることが、彼の日本での使命なのです。

「ホメオパシーの世界では、10年以上のキャリアがないとまだ学生だといわれています。一流のホメオパスになるには、たくさん勉強して、たくさん現場の経験を積むことです。これからホメオパシーを勉強しようとする人は、医師も他の職業の人もゼロからのスタートです。これまで教えてきた経験でいうと、伝統的な医学教育にしばられてきた医師よりも、かえって医師でない人のほうがホメオパシーにはすんなり入っていけるようですね」

ホメオパスへの道は、かなり険しそうです。ちなみにIACH日本校の一期生が卒業するのは平成17年秋ということです。

ジョージ・ヴィソルカス教授のマテリアメディカとレパートリーを集成したコンピュータ・システム

医師によるホメオパシー相談窓口

海外ではホメオパシーが健康保険制度に組み込まれ、多くの医師がホメオパシーを従来の治療に取り入れています。日本では、まだレメディは医薬品として厚生労働省に認可されてはいませんが、2000年1月には、帯津良一医師を理事長として日本ホメオパシー医学会（JPSH）が発足し、すでにホメオパシー専門医の育成が始まっています。

JPSHでは、イギリスThe Faculty of Homeopathy（14ページ参照）と提携して医師の研修を行っており、各研修段階終了時の試験に合格した医師に与えられる資格は、'The Faculty of Homeopathy'と同様の認定資格になっています。現在は、医師、獣医師、歯科医師に向けての研修基礎コースが行われており、2002年には、第一期生が、基礎コースを終了し、LFHom（Licensed associate of the Faculty of Homeopathy）の資格を取得、日本ホメオパシー医学会認定医として登録されています。まだその数は少ないとはいえ、MFHom（Members of Faculty of Homeopathy）の資格を取得した日本ホメオパシー医学会専門医の育成が着実に進んでいます。

JPSHでは、ホメオパシーを治療に取り入れている医師、獣医師の診療を受診したいという一般の方々に向けて、日本ホメオパシー医学会の認定医および専門医の中で、診療を受け入れられる医師のリストを提供しています。診療を希望の方はFAX、メールで下記の事務局に問い合わせると、リストを返信してくれるシステムになっています。

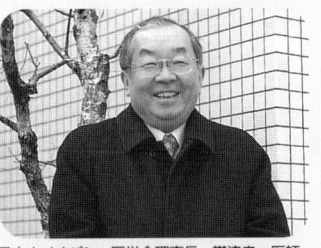

医師への研修基礎コース風景

日本ホメオパシー医学会理事長、帯津良一医師。帯津三敬病院名誉院長。日本のホリスティック医療の第一人者

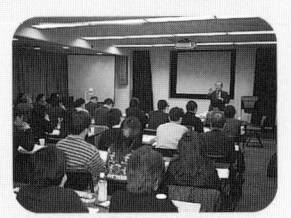

● 日本ホメオパシー医学会　http://www.jps-homeopathy.com　FAX：03-5821-7439　E-mail：jpsh@mbk.nifty.com

情報BOX 2
レメディを購入しよう

日本ではまだレメディの購入先は限られています。36～37ページで紹介したメーカーの製品を中心に、レメディを購入できるショップ、インターネット、メールオーダーの情報を集めました。

エインズワースのレメディ42種をショップで買える
［ニールズヤード レメディーズ］

東京、横浜、大阪にある4つのショップでレメディを販売しています。レメディは店内の棚に並べられているので手に取ってみることができます。購入のためのアドバイスは行っていませんが、"HOMOEOPATHIC REMEDIES —VITAL FORCE—"（P160参照）をはじめとする数種類のホメオパシーの本が備えられており、本を参考にレメディを選ぶことができます。ホメオパシーのレメディの他にはオーガニックの化粧品、エッセンシャルオイル、フラワーエッセンスなどが揃い、見ているだけでも楽しい店内です。本店はロンドンにあります（P15参照）。

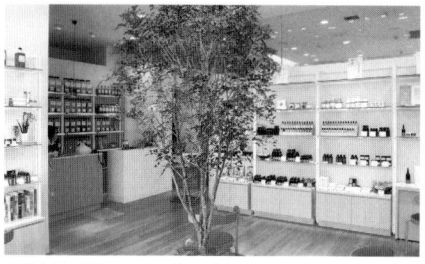

自然療法に関わるさまざまな製品が揃う

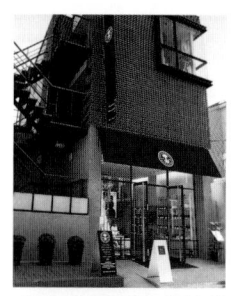

ブティックやカフェが建ち並ぶ表参道にあるショップ

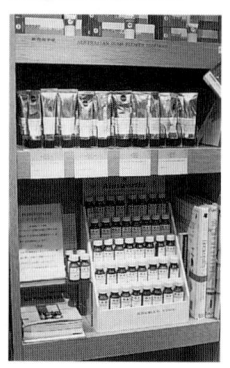

ラクトースとクリームのレメディや参考書が置かれた棚

●購入できるレメディ●
エインズワース
シングル・レメディ×40種、コンビネーション・レメディ×2種（ヘイフィーバー、スリープ）

ニールズヤード レメディーズ
軟膏×5種（アーニカ、カレンデュラ、ハイペリカム＆ウルティカ、コンフリー、ステラリア）

レメディ取扱い店

表参道ショップ　Tel: 03-5778-3706
　　　　　　　　Fax: 03-5778-3760
東京都渋谷区神宮前5-1-17　グリーンビル
営業時間／11:00～20:00　定休日／なし

桜木町ショップ　Tel & Fax: 045-682-2542
神奈川県横浜市西区　みなとみらい2-3-2
クイーンズイースト4F

立川ショップ　Tel & Fax: 042-540-7414
東京都立川市曙町2-5-1　伊勢丹立川店1F

心斎橋ショップ　Tel & Fax: 06-6120-3049
大阪府大阪市中央区南船場3-6-5

http://www.nealsyard.co.jp/

ヴィソルカス教授が推奨する家庭用キットが揃う
［ファム・ドゥ・スリール］

ファム・ドゥ・スリールは、インターナショナル・アカデミー・オブ・クラシカル・ホメオパシー日本校（P162参照）およびハシンガー医師のカウンセリング（P151参照）の窓口です。ヴィソルカス教授が推奨する"Scientific Homeopathy"のレメディの購入は、こちらのホームページを参照してください。家庭で使いやすい32種類のレメディキットを16種類ずつのセットで揃えています。ファム・ドゥ・スリールは青山と熱海にサロンを持ち、ホメオパシー以外ではアロマセラピーによるトリートメントや、カラーセラピー、フラワーセラピーなどを行っています。

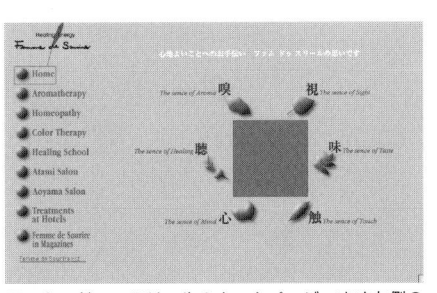

ファム・ドゥ・スリールのホームページ。まず左側の"Homeopathy"をクリックし、レメディキット紹介のページへ

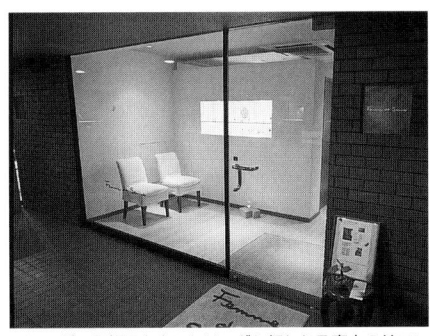

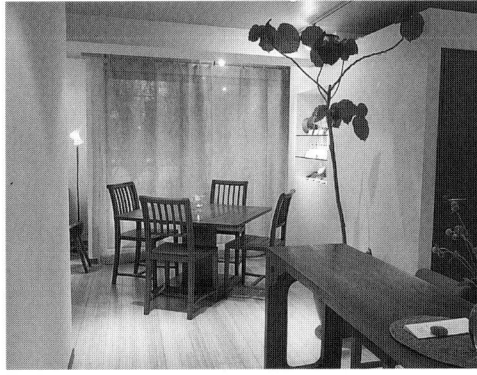

ハシンガー医師のカウンセリングも行われる青山のサロン
Tel:03-3499-4344

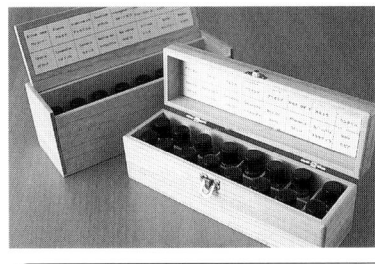

16種類ずつ桐箱に入ったレメディキット

注文・問合せ

インターナショナル・アカデミー・オブ・クラシカル・ホメオパシー日本支部
- 東京都港区南青山5-3-10 フロムファースト2F
- 静岡県熱海市清水町4-16 SJビル2F 株式会社 ファム ドゥ スリール内
  Tel: 0557-85-1747　Fax: 0557-85-1744
  E-mail: mail@femme-de-sourire.co.jp
http://www.femme-de-sourire.co.jp/

●購入できるレメディ●

Scientific Homeopathy
*レメディキットA
アコナイト、アーニカ、アピスなど
16種類のシングル・レメディ
*レメディキットB
イグナティア、シリカ、サルファなど
16種類のシングル・レメディ

コンビネーションを中心に豊富なラインナップ
［ヤーパンヘール］

ドイツ・ヘール製レメディの日本総輸入元ヤーパンヘールから、多種多様なヘール製品を購入できます。ヘールのレメディは、シングル・レメディが約1200種類、ホモトキシコロジーに基づくコンビネーション・レメディ（P11参照）が約200種類あります。オーダーの方法は、初めて注文する場合はホームページ内の「相談の部屋」で相談したい症状について記入し、メールで送ります。その内容はドイツ本社へ送られ、症状に合ったレメディが処方されるシステムです。注文と相談は、電話、ファックス、E-メール、郵便で受け付けており、親身に対応してもらえます。「改善例」のページではレメディ使用者から寄せられたさまざまな声を読むことができます。

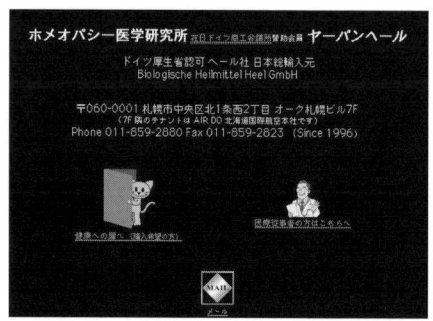

購入する際は、はじめにホームページ「健康への扉へ」をクリック

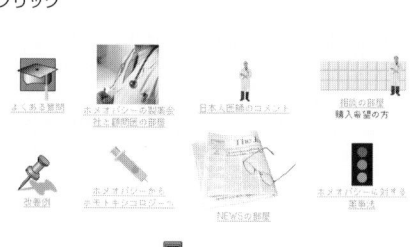

購入希望者は「相談の部屋」へ、使用例を知りたい人は「改善例」へ

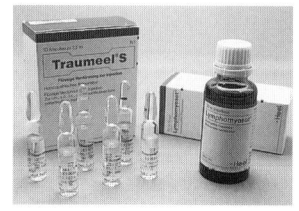

ヘールの代表的なレメディ「トラウメール」のアンプルと「リンフォマイオソート」のドロップ

●購入できるレメディ●

ヘール
タブレット×39種類／ドロップ液（チンキ）×68種／軟膏×7種類／座薬×4種類／鼻スプレー×2種類／目薬×1種類／アンプル×約1300種類

クスターマン医師がすすめる
ホームケア・レメディ10
1 ビブルコル…特に乳幼児の発熱に。
2 ナーボヘール…ストレスによる不安、疲労感、不眠、うつなどに。
3 トラウメール…けが、炎症全般に。
4 ジール…関節痛に。
5 ベルティゴヘール…めまいに。
6 クラロニン…心臓や循環器系の不調（胸痛、動悸、不整脈など）に。
7 ヘペール…肝臓や消化器系の不調と消化器系の浄化に。
8 リネールN…腎臓や泌尿器系の不調と、泌尿器系の浄化に。
9 リンフォマイオソートN…むくみ全般の改善とリンパ系の浄化に。
10 ナックス ボミカ ホマコード…胃腸や肝臓の不調と、その浄化に。

＊クスターマン医師はヘール社の顧問医を務めるホメオパシー専門医です（P11参照）。

注文・問合せ

ヤーパンヘール
（代表・工藤晋一郎）
〒060-0001 札幌市中央区北1条西2丁目
オーク札幌ビル7F
Tel: 011-859-2880　Fax: 011-859-2823
E-mail: sirius1@nifty.com

http://www.japan-heel.com/

南ドイツから届く日本人向けレメディと可愛いキット
［マリエン薬局］

南ドイツにある製薬所、マリエン薬局が製造する手作りのレメディを、日本語ホームページから購入できます。子供の舌下でも溶けやすい、けし粒大の小さなレメディで、日本の子育て支援サイト「子育てワハハ」と共同開発した製品もあります。コンビネーションの「レメディウム」は、風邪や免疫力対策などの使いやすいラインナップ。キットは低ポテンシーで初心者にも扱いやすく、レザーケース入り携帯キットやCDケースサイズの病気用キットなど、デザイン性も優れています。

●購入できるレメディ●
マリエン薬局
プチセット（7種のレメディ＋カレンデュラチンキ）／病気用セット（23種のレメディで14病66症状に対応）／けが用セット（10種のレメディ＋カレンデュラチンキ）／レメディウム・コンビネーションキット（風邪用、のど・呼吸器用、鼻用、免疫力対策）／レメディウム「シェイプアップ」
＊キットのレメディはすべて単品で購入可。現地薬局では日本人向けレメディは販売していません。

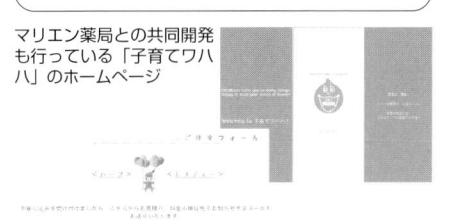

注文・問合せ
http://order.wahaha.de/
インフォメーション
http://homeopathy.wahaha.de/

マリエン薬局との共同開発も行っている「子育てワハハ」のホームページ

注文ページは可愛らしい小人が案内役

大手3メーカーのレメディをオーダーできる
［クリーンライフ］

世界最大手のボワロン、1935年からフランスでシングル・レメディを中心に製造するドリソス、アメリカのコンビネーション・レメディ専門メーカー、ナトラバイオのレメディを購入できます。クリーンライフは1996年、米国ロサンゼルスに設立された健康食品販売会社。ホメオパシー以外ではオーガニック製品、化粧品、漢方、アロマセラピー、アーユルヴェーダ等の製品を扱い、「何でも相談室」で健康や商品の購入相談ができます。

●購入できるレメディ●
ボワロン／ドリソス／ナトラバイオ
シングルレメディ×72種
コンビネーション・レメディ×13種
ボワロン製キット
レキット（シングル・レメディ×35、チンキ×2、軟膏×2）、トラベルキット（シングル・レメディ×22、オシロコシナム×16）、ミニキット子供用（シングル・レメディ×6）、ミニキット救急箱（シングル・レメディ×6）
＊その他に軟膏などもあります。詳しくはお問い合わせください

注文・問合せ
Clean Life P. O. Box 476 Redondo Beach, CA 90277-0476   Tel: 310-372-0832（日本語ライン）
Fax: 310- 372-8265
E-mail: mail@cleanlife.com
http://www.cleanlife.com/

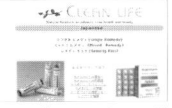

レメディはまずシングル、ミックス（コンビネーション）、キットの分類で選ぶ

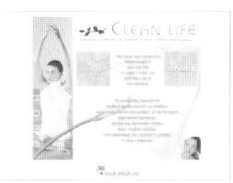

ホームページは入口で英語と日本語に分かれる

ペットの健康を考えたドイツのレメディを厳選
［どうぶつたちのオーガニックショップもみじ］

ペットのためのレメディが満載されたホームページです。紹介されているのは使いやすいスプレー式のもの。まず症状を見て選び、次に大きな犬、小さな犬・猫、小さなげっ歯類、鳥、は虫類といった分類から使い方がわかるようになっています。「もみじ」はドイツ国内の多数のレメディ・メーカーと提携しており、メールで相談すればさまざまなレメディのアドバイスを受けることができます。

●購入できるレメディ●
BioKanol
REGULシリーズのRegu-cornar（筋緊張亢進、高血圧など）、Regu-Enteral（自律神経、疝痛など）、Regu-gastrin（神経痛、胃痛など）他

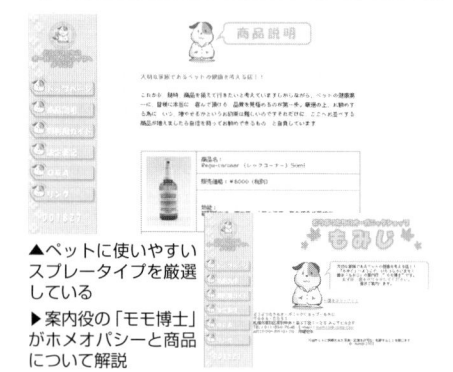

▲ペットに使いやすいスプレータイプを厳選している
▶案内役の「モモ博士」がホメオパシーと商品について解説

注文・問合せ
どうぶつたちのオーガニックショップもみじ
（代表・高橋敏文）
〒004-0051 札幌市厚別区厚別中央1条3丁目1-25 ACTビル
Tel:011-894-7648 E-mail:momiji@cside.com
http://momiji.cside.com/

ヘリオスのレメディを日本語解説つきで輸入
［London ホメオパシー プラクティス］

ロンドン在住の日本人ホメオパスが運営するクリニックのホームページです。London ホメオパシー プラクティスは、学生ホメオパスによるクリニックとして2000年にスタートし、ホメオパシー相談や、レメディを使ったファーストエイドのセミナーを行っています。このクリニックを通してイギリスの大手メーカー、ヘリオスのレメディを個人輸入することができ、日本語解説書も添付されます。

●購入できるレメディ●
ヘリオス
36レメディキットなど

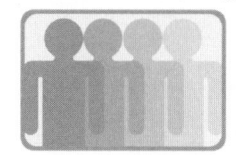

▲ロンドン在住の日本人ホメオパスによるホームページ
▶ヘリオスのレメディを中心に扱っている

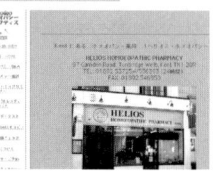

注文・問合せ
E-mail: londonhp@tiscali.co.uk
Tel&Fax: 020-8442-0257
＊電話での受付は日本時間の平日18:00～21:00です
http://myweb.tiscali.co.uk/londonhp

PART-5 ホメオパシー情報BOX2

3500種のレメディをメーカーから直接購入
［エインズワース］

イギリス国内最大の売上げを誇るエインズワースのレメディを、ホームページを通して個人輸入できます。すべて英語ですが、オーダーの仕方はとてもわかりやすくなっています。シングルを中心に約3500種類が揃うレメディをアルファベットで検索し、ポテンシー、容量、形状（タブレット、ピル、グラニュール、液体など）を選びます。他に、レザーケースや木箱、書籍なども注文できます。

●購入できるレメディ●
エインズワース
約3500種類

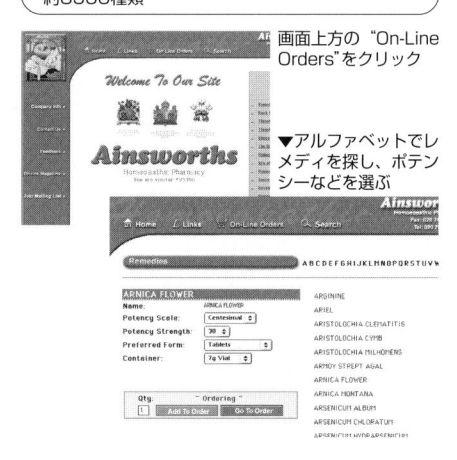

画面上方の"On-Line Orders"をクリック

▼アルファベットでレメディを探し、ポテンシーなどを選ぶ

注文・問合せ
Ainsworths Homeopathic Pharmacy
36 New Cavendish Street, London W1M 7LH
Tel: 020-7935-5330 Fax: 020-7486-4313
http://www.ainsworths.com/

その他のレメディおよびシュスラー塩（P167参照）の購入先です。

［ネルソンズ］Nelsons
（メールオーダー）
73 Duke Street, Grosvernor Square, London W1M 6BY　Tel:020-7495-2404

［レーニン］Lehning
（メールオーダー）
1-3, rue du Petit Marais
F57640 SAINTE-BARBE
Tel: 03-87767224　Fax: 03-87768252

［ロカール］Homeopathie Rocal
（メールオーダー）
15 rue Jean-Baptiste Berlier, 75013 Paris
Tel: 01-45838802　Fax:01-45835544

［ハーブスわきやま］
ホームページを通じて「ホメオパシークラブ」に入会すると、オンラインでボワロン製シングル・レメディとティシュソルトを購入できます。
入会金、会費は無料です。
http://member.nifty.ne.jp/herbswakiyama

［Weleda Fan］
ヴェレーダの製品と会社のコンセプトに惹かれた人たちよって作られたメーリングリストのサイトです。メンバーの好意により、共同購入や情報交換を行っています。
http://weledafan.milkcafe.to/

［i-making］
P167で紹介したアリス・ワン製ティシュソルトをショップとホームページで購入できます。
●i-making表参道店　東京都渋谷区神宮前5-2-7
　OSAKI BLDG B1　Tel: 03-5778-2886
●i-making大阪店　大阪市北区梅田1丁目13-13
　阪神百貨店内　Tel: 06-6346-4888　http://www.i-making.co.jp/

情報BOX3

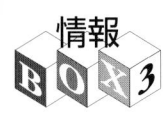

ホメオパシーを学ぼう

ホメオパシーをもっと勉強したい人のための、専門書やスクール情報を集めました。

専門書で独学

日本でも、ここ数年、ホメオパシー解説の翻訳本や書き下ろし本が次々と出版されています。次に主なホメオパシー関連書籍をご紹介しましょう。

＊価格は平成15年6月現在の本体価格です。

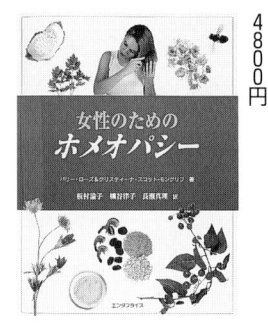

ホメオパシー大百科事典
アンドルー・ロッキー著／大槻真一郎 日本語版監修／産調出版発行　7800円

写真とイラストを豊富に使用してホメオパシーを解説する大判の書籍。320以上のマテリアメディカを取り上げ、軽い病気に使うレメディのセルフケアを紹介している。

女性のためのホメオパシー
バリー・ローズ＆クリスティーナ・スコット・モンクリフ著／板村論子・細谷律子・長瀬真理訳／エンタプライズ発行　4800円

乳房・生殖器・泌尿器・妊娠・出産と分娩後の問題、閉経など女性の症状に対するホメオパシー療法を解説。イギリスの2人のベテランホメオパシー医が執筆している。

新世紀の医学 ホメオパシー
ジョージ・ヴィソルカス著／白勢京子訳／国際語学社発行　2000円

医療部門の第2のノーベル賞といわれるRight livelihoodを受賞し、現代ホメオパシー界の最高峰ともいわれる、ギリシアのジョージ・ヴィソルカスが綴った最新の入門書。

HOMOEOPATHIC REMEDIES—VITAL FORCE— ホメオパシーへの手引き バイタル・フォース
スーザン・カーティス著／THE AOYAMA SCHOOL OF NATURAL MEDICINE発行　1000円

イギリスの女性ホメオパス、カーティス女史が、日本の読者のために書き下ろしたレメディ・ガイド。レパートリーとマテリアメディカがコンパクトにまとまっていて便利。

160

ホメオパシー療法入門

ミシェル・ザラ著
高橋信子・長瀬真理訳
文園社発行
1524円

フランスのオルレアンで専門クリニックを開業するザラ医師によるホメオパシー治療の案内書。ホメオパシーの概要とともに、専門医による診断方法の実際がよくわかる。

ホメオパシーハンドブック

アンドリュー・ロッキー著
大槻真一郎 日本語版監修
メディックメディア発行
950円

イギリスで長年にわたってホメオパシー治療を行っているロッキー医師が綴ったホメオパシーの入門書。写真を多用したコンパクトサイズのオールカラーガイドブック。

ホメオパシー治療薬

ロビン・ヘイフィールド著
金子寛子訳
産調出版発行
3500円

ホメオパシーとは何か、体質別の子供ための処方、身近な病気の手当て、ホメオパシー治療薬などをわかりやすく解説した、家庭でセルフでホメオパシーを使うための本。

癒しのホメオパシー

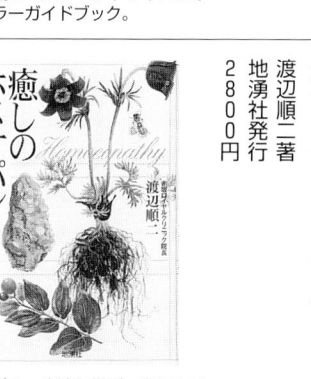

渡辺順二著
地湧社発行
2800円

ホメオパシー療法を学び、専門クリニックを開設する日本人医師が書き下ろした解説書。医師ならではの斬新な視点で、ホメオパシーの奥深い考え方が描かれている。

ドイツ「素人医師」団

服部伸著
講談社発行 (講談社選書メチエ113)
1456円

18世紀にドイツで生まれた「西洋の漢方」ホメオパシーが、ドイツで素人医師運動を軸に近代医学とぶつかりながら、発展し、現代に再び見直されるまでの歴史を綴っている。

ホメオパシー医学への招待

松本丈二著
フレグランスジャーナル社発行
2600円

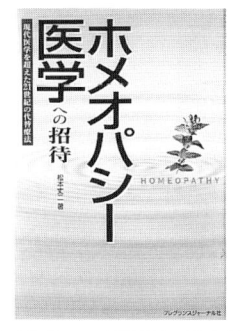

ホメオパシーの基礎概念、対症療法との比較、科学との接点などを著者自らの言葉で記した書。最新のホメオパシー研究やセルフケアの実際が紹介されている。

スクールで学ぶ

2002〜03年に新しく開校した本格的なホメオパシーの学校と、通信講座と短期セミナーによる基礎講座を行っているスクールをご紹介します

世界的ホメオパスの経験と症例から学ぶ
インターナショナル・アカデミー・オブ・クラシカル・ホメオパシー(IACH)日本校

世界的なホメオパス、ジョージ・ヴィソルカス教授の愛弟子であるロバート・ハシンガー医師を校長として開校。講義はヴィソルカス教授のビデオをもとにハシンガー医師が講師を務め、4年間で約200種類のレメディをマスターします。ビデオにはヴィソルカス教授の40年間にわたる実践と経験、そして2万5000の症例が収められています。IACHは日本校を含め各国に全10校。日本にホメオパシーを根付かせるため、優秀なホメオパスの育成を目指しています。

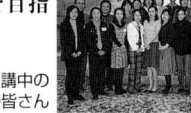

【申込先】
インターナショナル・アカデミー・オブ・クラシカル・ホメオパシー日本支部
(熱海) 〒413-0021　静岡県熱海市清水町4-16 SJビル2F
Tel : 0557-85-1747　Fax : 0557-85-1744
(東京) 〒107-0062　東京都港区南青山5-3-10 フロムファースト2F
Tel : 03-3499-4344　Fax : 03-3499-4644
(問合先) Tel : 0557-85-1747
E-mail: mail@femme-de-sourire.co.jp
【受講会場】東京
【日程】年4回 (12日間) ×4年間・350時間
【学費】入学金185000円、受講費 750000円×4年間 (税別・ギリシャでの受講費含む)
※4年次はギリシャ本校で講義と最終試験を実施。渡航費は別途必要。
【取得資格】IACH修業証明書を授与。最終試験合格者はアカデミーからディプロマ (卒業証書) を授与される

熱海で受講中の1期生の皆さん

ホメオパシーを職業とするための教育を実践
国際オルタナティブ医科大学(IAAM)日本校

カナダのIAAMとフランスのIHSの日本校として開校(P164参照)。4年の課程を修了し、カナダのホメオパシー医学博士の資格を取得すると、ホメオパスとして活動できます。また、日本の医師免許を持つ人は、フランス・ホメオパシー医学部を修了するとフランス国家医師免許を取得できます。卒業後に進む道は個人での開業、当校での講師、レメディ販売の代理店、分校の経営など個々の希望や特性によって選びます。2004年夏にタイのバンコクに分校を開校予定。

【申込先】
〒803-0853　福岡県北九州市小倉北区高尾1-16-16
Tel: 093-922-7091
(国際オルタナティブ医科大学日本事務局)
【教室】
北九州黄金教室　北九州市小倉北区黄金 2-9-16
福岡教室　小郡市希が丘 4-2-6
京都教室　京都市北区大宮南山の前町 11-1
宝塚教室　川西市栄町 25-1 アステ川西 B-1-018
【学部／修業年限・取得資格／学費】
●カナダ・ホメオパシー医学部／4年・ホメオパシー医学博士 (Doctor of Homeopathic Medicine) ／入学金60万円、授業料前・後期各60万円
●フランス・ホメオパシー医学部／4年・ホメオパシー医学博士／入学金60万円、授業料前・後期各70万円
＊カナダ・フランスで3〜4週間の研修あり
●通信教育学部／3年・ホメオパシー医学士 (Bachelor of Homeopathic Medicine)、4年 (医師免許取得者は3年)・ホメオパシー医学博士／入学金15万円、授業料前・後期各45万円

北九州市小倉、福岡、京都、宝塚に同時オープンした国際オルタナティブ医科大学

School Interview

IACH日本校で1期生として受講中の青木裕さん、小林和子さんのお二人に、ホメオパシーの勉強を始めた動機、生活の中でどのように扱っているか、卒業後にどう生かしていきたいかを伺いました。

◆青木裕さん

銀行員としてイギリス勤務などを経て退職。ロンドン駐在中に出会ったホメオパシーを本格的に学び、人のために役立てたいと思い入学した。

私ははじめに中国医学に興味を持ったのですが、勉強しているうちに現代医学でない医療をいろいろ学びたい気持ちが育ってきました。やがてホメオパシーのことを知りましたが、はじめは手をつけたら大変そうだと思って近づかないようにしていたんです。そしてバッチフラワーセラピーの勉強を始め、それだけでは治せない領域があると感じて、結局、行き着いたのがホメオパシーでした。普段はぎっくり腰や花粉症などに使っています。勉強は想像どおり難しいのですが、将来はカイロプラクティックやヒプノセラピー（催眠療法）などを総合して生かしていくことを考えています。

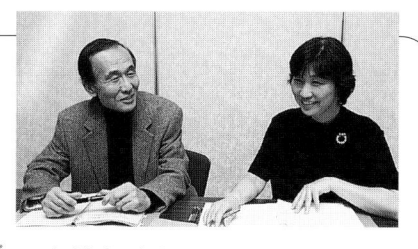

◆小林和子さん

御主人と2人の子供の健康を管理する主婦。アロマセラピーやバッチフラワーセラピーを学び、現在、バッチフラワーによるカウンセリングも行っている。

私自身、20代後半に生死をさまよう経験をしたことや、9年前の父の死などをきっかけに、心身ともに健康で幸せに生きることについて深く考えるようになりました。アロマセラピーやバッチフラワーの勉強から、体だけでなく感情を癒す療法があることを知りました。ホメオパシーは私を含め、夫やもうすぐ受験を迎える2人の子供たち、そして飼い猫にも、精神的、肉体的なあらゆる場面に活用しています。今、ホメオパシーの勉強を本格的に始めたところですが、人に優しく心と体、すべてに働きかけるホメオパシーをしっかり身につけて、人々の役に立てるようになることが目標です。

セルフケアで使うための基礎を身につける
ニールズヤード レメディーズ主催
LCCHホミオパシー通信講座・ホミオパシー基礎講座

イギリスのホメオパシー専門大学「ロンドン・カレッジ・オブ・クラシカル・ホミオパシー（LCCH）」の基礎コースに基づいた通信講座と、通学による基礎講座です。どちらの講座もホメオパシーの歴史から、約30種のレメディをセルフケアで使いこなすまでの基礎を学びます。通信コースは4カ月から1年を目安に、自分のペースで学習できます。通学コースは、イギリスLCCHで学んだホメオパス、伊藤美保さん（ニールズヤード レメディーズ薬剤師）による全8時間の講義です。

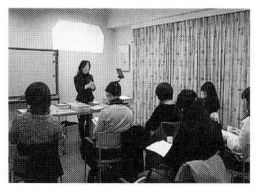

【問合せ・申込先】
ニールズヤード レメディーズ スクール事業部
〒150-0011
東京都渋谷区神宮前5-1-17 グリーンビル
Tel:03-5778-3652 Fax:03-5778-3634
http://www.nealsyard.co.jp

● 通信コース
【期間】4カ月～1年間（申込随時、無料オープンセミナー有り）
【受講料】63000円（テキスト一式・エインズワース社製レメディ10種・レザーケース、レザーケース無しは42000円、レメディを付けない受講も可能）

● 通学コース
【日程】年1～2回、（全8時間）
【受講料】31500円（教材費含む）

通学コースでは講師の伊藤さんがユーモアをまじえてわかりやすく講義。レメディ作りの実習も行う

留学して学ぶ

イギリス、カナダ、フランス、アメリカの一般向けおよび医師向けの留学情報です。
いずれも入学には十分な語学力と医学の基礎知識を持っていることが望ましいでしょう。

School Interview

イギリスのホメオパシー専門大学LCCHへ留学、3年間半の厳しい課程を修了してホメオパス資格を取得した伊藤美保さんに、本場の専門校での授業内容や、留学して学ぶ意義についてお聞きしました。

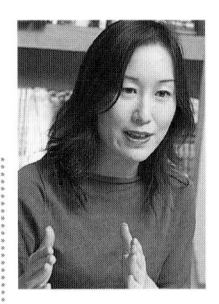

◆伊藤美保さん
ニールズヤード レメディーズの専属薬剤師、ホメオパス。1997～2001年にLCCHで学び、イギリス最大のホメオパス団体The Society of Homoeopaths からホメオパス資格を取得する。帰国後は「ホミオパシー基礎講座」を開講するなど、一般の人がセルフケアで使えるホメオパシーの普及に努める。

初めて私がホメオパシーを学んだのは、ニールズヤード レメディーズが日本でのレメディ販売を開始する時で、イギリスからホメオパスのスーザン・カーティスさんを招き、スタッフ一同が教育を受けました。しかし、ホメオパシーを一般に普及させていくためには、レメディの販売だけでなく、ホメオパシーを教えられる人間が必要だと考え、薬剤師である私が留学することになったのです。
カレッジでは、生理学、解剖学をはじめとする専門課程と、臨床の勉強をします。もちろん講義も臨床もすべて英語で行いますが、私は薬剤師としての知識がある以外には英語が特に得意だったわけではありません。講義をテープに録り、わからないことはクラスメートに聞きました。学生は国籍も年齢もさまざまで、お互いに助け合って勉強しています。

臨床で患者さんから話を聞く時には知らない俗語も出てきますので、テレビドラマなどで日常の言葉を学ぶようにしました。
留学して学んだ最大のメリットは、ホメオパシー治療でいちばん重要な「カウンセリング」のノウハウを、経験豊かなホメオパスからじかに学べたということです。ホメオパスとして診療を行うことは考えていませんが、ホメオパシーが日本の家庭で広く使われていくよう、知識を伝えていくことが私の役割だと思っています。

International Academy of Alternative Medicine(IAAM)
（国際オルタナティブ医科大学カナダ本校）

カナダのモントリオールにあるホメオパシー専門大学。TOEFL試験で250点以上の英語力と、同程度のフランス語力が必要です。修了するとホメオパシー医学博士号を取得し、ホメオパスとして活動できます。

住所
910 Rue Belanger Bureau 214 Montreal, Quebec H2S 3P4 Canada

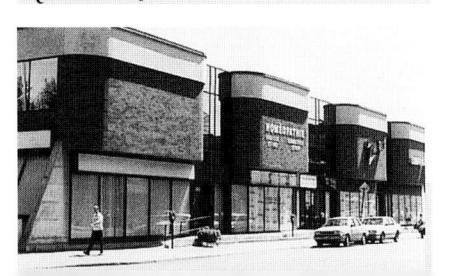

Institut Homeopathique Scientifique(IHS)
（国際オルタナティブ医科大学フランス本校）

パリにあるホメオパシー専門大学で、医師のみを対象としています。授業はすべてフランス語で行われます。修了するとホメオパシー医学博士号を取得し、ホメオパシー医師として活動できます。

住所
18 Av. Victor Hugo 75116　Paris, France

＊国際オルタナティブ医科大学カナダ本校、フランス本校についての詳細は日本校（P162）までお問い合わせください

ロンドン・カレッジ・オブ・クラシカル・ホミオパシー(LCCH)

ロンドンにあるホメオパシー専門大学。主要コースは3年間（パートタイムの場合は4年）の課程で、医学の専門課程と臨床を学びます。修了するとThe Society of Homoeopathsからホメオパスの資格を授与されます。

住所・問合せ

The London College of Classical Homoeopathy
Hahnemann House, 32 Welbeck Street
London W1M 7PG
E-mail: lcch@msn.com

王立ロンドンホメオパシー病院

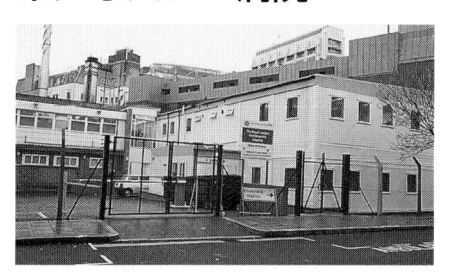

ロンドンのホメオパシー病院で、医師、看護師、歯科医師、薬剤師など医療従事者を対象とした3～7日間のコースを設けています。受講料は1日£125です。2004年までは改築のため下記住所の仮設建物になります。

住所・問合せ

The Royal London Homoeopathic Hospital
Greenwell Street, London W1W 5BP
Tel:020-7391-8833 Fax: 020-7391-8829

American University of Complementary Medicine

米国カリフォルニア州ロサンゼルスにある自然療法の医科大学。ホメオパス資格取得コース（240時間・$2654）、ホメオパシー修士コース（$15093）、ホメオパシー博士コース（$20448）があります。

住所・問合せ

11543 Olympic Blvd, Los Angeles,CA 90064
Tel: 310-914-4116　Fax: 310-479-3376
http://www.aucm.org/

Samuel Hahnemann School of Homoeopathy Medicine

米国カリフォルニア州アービンにある、Los Angeles International University 付属のホメオパシー専門校。ホメオパシー修士コースがあります。

住所・問合せ

18818 Teller Ave, Suite 170, Irvine CA 92715
Tel:949-852-9038 Fax: 949-852-1353
http://www.laiu.org/

The Centre for Homeopathic Education

ロンドンにあるホメオパシー専門校で、クリニックを併設しています。4年間のパートタイムコース（9月～6月の土・日曜、月1回）のみからなり、学生数は現在1～4年生合わせて約160人です。

住所・問合せ

1st Floor, 243 Upper Street London N1 1RU
Tel&Fax:020-7359-7424
E-mail: homeopathy@london.com
http://www.homeopathycollege.org/

知っていると便利！
その他のレメディ・ガイド 33

カルク・フルオル
カルク・サルファ
カルク・フォス

レメディの呼称(略称)・学名	その他の呼称(物質分類)	適応する症状
アリウム・ケパ ALLIUM CEPA (All-c.) *Allium cepa*	赤たまねぎ (植物)	タマネギの刺激のように目や鼻が焼けるような痛み、灼熱感のある鼻汁や涙が流れ出る。激しいくしゃみ。ヒリヒリした喉の痛みと声がれ。咳と風邪。花粉症やアレルギー性鼻炎。
アント・タルト ANT. TART. (Ant-t.) *Antimonium tartaricum*	吐酒石 (鉱物)	喉の渇きはなく、大量の冷たい汗が出る脱力感と眠気。痰とゴロゴロという音を伴う慢性気管支炎、百日咳、ぜん息。吐き気、嘔吐。頭痛。水ぼうそうや、はしか。
アウルム AURUM (Aur.) *Aurum metallicum*	金 (鉱物)	抑うつ、悲嘆、失敗への恐れからくる絶望感、自殺願望。嗅覚、味覚、聴覚などの感覚の過敏症。動悸、息切れ、狭心症。月経痛、子宮筋腫。リウマチのような骨の痛み、関節痛。
ベリス BELLIS (Bell-p.) *Bellis perennis*	コモン・ディジー (植物)	筋違い、捻挫、打撲。妊娠中や流産後の子宮の痛み。外科手術後の痛み、負傷後の長く続く痛み。古傷の箇所にできる腫瘍。肉体労働が原因の静脈瘤、静脈のうっ血。不眠症。
ベルベリス BERBERIS (Berb.) *Berberis vulgaris*	バーベリー (植物)	腎臓、胆嚢部の鋭い痛み。切られるように痛い膀胱炎。関節痛や痛風。胆石による激痛。脇腹に激痛が走る背中の痛み。どの痛みも放射状に広がり体中を移動する。
カルク・フルオル CALC. FLUOR. (Calc-f.) *Calcium fluoratum*	フッ化カルシウム (鉱物)	骨や筋肉の障害に。骨の栄養失調、変形。関節のひび、ずれ、腫れ、炎症。もろくて割れやすい歯。静脈の拡張や静脈瘤。12種類の組織塩「ティシュソルト」の一つ（P167コラム参照）。
カルク・フォス CALC. PHOS. (Calc-p.) *Calcium phosphoricum*	リン酸カルシウム (鉱物)	骨の強化を助ける。骨や歯の痛みや不調。背中や首の痛みや、関節の痛み。乳歯の生え始め。思春期の月経痛、成長期の骨のトラブル。12種類の組織塩「ティシュソルト」の一つ。
カルク・サルファ CALC. SULPH. (Calc-s.) *Calcium sulphuricum*	硫酸カルシウム (鉱物)	濃い黄色の粘着性のある鼻汁や痰があり、咳を伴う。深い傷口やひどい湿疹で化膿したところから黄色い膿が出る。12種類の組織塩「ティシュソルト」の一つ。

その他のレメディ・ガイド 33

レメディの呼称(略称)・学名	その他の呼称(物質分類)	適応する症状
カウロフィルム CAULOPHYLLUM (Caul.) *Caulophyllum thalictroides*	ブルー・コホッシュ (植物)	女性の症状のみに使用。子宮筋の不調、激しい不正出血。月経や子宮の不調と同時に起こる、手足の指、足首など局所の関節炎。極度の疲労、不安、不眠を伴う。
カウスティクム CAUSTICUM (Caust.) *Causticum Hahnemanni*	水酸化カリウム (鉱物)	重いやけど。おねしょ、尿失禁、頻尿、膀胱炎などの泌尿器の不調。ヒリヒリと痛み、声がれがある咽頭炎。いぼ、おでき、湿疹などの皮膚症状。体力の低下。顔面の神経痛や麻痺、リウマチ。
ケリドニウム CHELIDOINIUM (Chel.) *Chelidonium majus*	クサノオウ (植物)	肝炎や胆石などの肝臓と胆嚢の不調。症状は体の右側に現れる。右側の重い頭痛。右肩甲骨の痛み。右肺を主とする肺炎。熱い飲み物により気分が良くなる。攻撃的で支配欲が強い人に。
キナ CHINA (Chin.) *Cinchona officinalis*	ペルーヴィアン・バーグ (植物)	寒気と大量の汗が出る発熱。消化器系の障害、下痢、嘔吐、膨満感と鼓腸。汗、下痢、嘔吐などによる脱水症状後の衰弱、極度の脱力感。繰り返す頭痛。貧血、めまい、失神。
コクルス COCCULUS (Cocc.) *Anamirta cocculus*	インディアンコクル (植物)	船、車などによる乗り物酔いや、二日酔いの症状で、吐き気、嘔吐、めまい、悪心など。長期にわたる肉親の看病などによる神経性ストレス。睡眠不足からくる疲労、ストレス。
コフェア COFFEA (Coff.) *Coffea cruda*	コーヒー (植物)	頭がさえて、なかなか寝つけない不眠症。頭の片側にくぎを刺されたように痛む頭痛。歯から指先へ痛みが走るような歯痛。痛みに対し過敏で、落ち着きがなく神経質な時。
ドゥルカマラ DULCAMARA (Dulc.) *Solanum dulcamara*	ビタースイート (植物)	喉が痛み、目と鼻から黄色い粘液が出る風邪。花粉症、咳、気管支炎、ぜん息。副鼻腔炎を伴う頭痛。湿気の多い場所での湿疹や下痢。湿気によって悪化する関節痛や腰痛。

✹ Remedy Memo I シュスラー塩「ティシュソルト」

ハーネマンの死後30年を経て、ウィルヘルム・ハインリッヒ・シュスラーというドイツ人医師が、「ホメオパシー治療概論」という論文を書きました。彼は、論文の中で、健全な細胞が機能するためには、細胞内のミネラル塩(無機物)が適正な量で機能していなければならないという理論に到達しました。12種類の最も重要なミネラル塩「ティシュソルト」として結論づけられたこの体系は、「バイオケミストリー(生化学)」と名付けられました。バイオケミストリーには大きな関心が集まりましたが、ホメオパシー医師からは、ハーネマンの理論に疑問を投げかけるものだという批判の声もあがりました。シュスラーの理論は、ハーネマンの偉業を受け継ぎつつも、体系を異にし別の道を歩み始めました。シュスラーの死後、今日までバイオケミストリーは、ドイツを中心に、オーストラリア、南アフリカなど世界中に広がり発展をとげています。12種類のティシュソルトおよびそのコンビネーション・レメディは、日常よく起こる病気のケアから慢性病の治療の支援まで幅広く活用されています。レメディは3X、6X、12Xの3種類が製造され、6Xの使用が最も普及しています。症状にあわせてレメディを短い間隔で継続使用するのが一般的です。

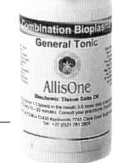

アリス・ワン製「コンビネーション・バイオプラズマ」
(購入方法はP159参照)

レメディの呼称(略称)・学名	その他の呼称(物質分類)	適応する症状
ユーパトリウム EUPATORIUM (Eup-p.) *Eupatorium perfoliatum*	ボーンセット (植物)	インフルエンザや、インフルエンザの時のような諸症状に。特に骨の奥の痛み、骨を砕くような鋭い痛み。悪寒、喉の渇き、発熱、発汗、痛みを伴う咳。胆汁の嘔吐。胸、背中、手足の筋肉の激しい痛み。
ユーフラシア EUPHRASIA (Euphr.) *Euphrasia officinalis*	アイブライト (植物)	目の症状すべてに。涙が出る、焼けるような、刺すような目の炎症。花粉症、風邪、結膜炎などの目と鼻のアレルギー症状。特に目がかゆく、充血し、涙が出る症状。
グラファイト GRAPHITES (Graph.) *Graphites*	黒鉛 (鉱物)	アトピー性皮膚炎のように、厚く、ひび割れて、擦りむけたような湿疹、発疹。空腹時に痛みと吐き気を伴う胃痛や便秘などの消化器の不調。不規則で痛みのある月経。
ハマメリス HAMAMELIS (Ham.) *Hamamelis virginiana*	ヴァージニアン・ウィッチヘーゼル (植物)	特に妊娠中に現れる痔疾と静脈瘤に。血管の壁が弱り、炎症、出血がある症状。月経が激しく、鼻血が出るなど。出血が止まりにくい。失血による衰弱。打撲の痛みに。
カリ・カーブ KALI. CARB. (Kali-c.) *Kalium carbonicum*	炭酸カリウム (鉱物)	再発する熱、風邪、咳、ぜん息などの呼吸器系の不調。突き刺すような鋭い痛みが走る関節痛。寝ていられないほど痛い腰痛や背痛。午前2時〜4時に目が覚める不眠症。
カリ・ムール KALI. MUR. (Kali-m.) *Kalium chloratum*	塩化カリウム (鉱物)	主症状は、白い鼻汁と鼻血を伴う鼻づまり。耳痛や耳鳴り、難聴を伴うこともある。扁桃や、喉の腫れや痛み、咳。消化不良や胸のむかつき。12種類の組織塩「ティシュソルト」の一つ（P167コラム参照）。
カリ・フォス KALI. PHOS. (Kali-p.) *Kalium phosphoricum*	リン酸カリウム (鉱物)	寒気と神経過敏を伴う、極度の心身の慢性疲労。発汗過多による疲労。打ち身のような痛みの背痛。腟、膀胱、肺から膿状の黄橙色の分泌物が出る分泌異常。12種類の組織塩「ティシュソルト」の一つ。
カリ・サルファ KALI. SULPH. (Kali-s.) *Kalium sulphuricum*	硫酸カリウム (鉱物)	皮膚と呼吸器系の症状に。湿疹や乾癬などが原因で皮膚がむけ、水っぽい黄色の分泌物がある場合も。慢性の鼻づまり。気管支や耳、喉頭からの粘液の分泌。12種類の組織塩「ティシュソルト」の一つ。
ナト・フォス NAT. PHOS. (Nat-p.) *Natrum phosphoricum*	リン酸ナトリウム (鉱物)	胃酸過多、二日酔いなどの消化器系の失調に。酸性の分泌物が特徴で、嘔吐や酸っぱいげっぷを伴う。授乳期の子供の発育不良にも。12種類の組織塩「ティシュソルト」の一つ。
ナト・サルファ NAT. SULPH. (Nat-s.) *Natrum sulphuricum*	硫酸ナトリウム (鉱物)	ぜん息のような、呼吸がしにくい発作。特に湿気の多い気候が原因のぜん息発作。頭部のけがの後遺症による頭痛や抑うつなど。苦いげっぷや腹部の差しこみ痛、下痢を伴う肝炎や胆石、二日酔い。
オピウム OPIUM (Op.) *Papaver somniferum*	アヘン／ オピウム・ポピー (植物)	疲れているのに眠れない不眠症や、我慢できない眠気に襲われる睡眠発作。何事にも無関心で痛みに鈍感なのに、過敏で眠れないという両面の症状を持つのが特徴。脳卒中後の麻痺や、ショックの後。

レメディの呼称(略称)・学名	その他の呼称(物質分類)	適応する症状
フォスフォリック・アック PHOS. AC. (Ph-ac.) *Acidum phosphoricum*	リン酸 (鉱物)	深い悲しみやストレス。悲嘆が原因で起こった病気に。深刻な疲労、衰弱。消化不良や水っぽい下痢。頭痛。多汗と寒気があり果物や水分を欲する。子供の成長痛。試験時等の緊張。不眠症。
フィトラカ PHYTOLACCA (Phyt.) *Phytolacca americana*	ヴァージニアン・ポークルート (植物)	喉の痛みと扁桃炎。おたふく風邪。喉に熱いかたまりのような痛みがあり、ものを飲み込むのが辛い。両耳に痛みがあり、ものを飲み込むとひどく痛い。乳腺炎や乳首のひび割れにも。
スポンギア SPONGIA (Spong.) *Euspongia officinalis*	コモン・スポンジ (植物)	吠えるような、木をのこぎりで切るような音がする空咳、発作的な咳。子供の咳(クループ)にも良い。喉がいがらっぽく、渇き、締めつけられるような感じ。動悸や心臓の違和感。
シンフィトゥム SYMPHYTUM (Symph.) *Symphytum officinale*	コンフリー (植物)	捻挫や骨折の回復促進や、不完全な骨の接合に。必ず骨折した箇所が固定され、ひびが小さくなってから使うこと。硬いものが当たった後など痛みの強い目の外傷にも。
タバクム TABACUM (Tab.) *Nicotiana tabacum*	タバコ・プラント (植物)	乗り物酔いや急性の胃腸の不調に。顔が死人のように青白く、寒気を感じ、我慢できない吐き気、嘔吐に襲われ、頭痛もある。大量の汗をかく。急性の下痢、または慢性的な便秘。
トゥヤ THUJA (Thuj.) *Thuja occidentalis*	アルボル・ウイタエ (植物)	いぼ、ポリープ、脂性肌などの皮膚症状や爪の異常。尿失禁、尿道の炎症などの泌尿器系の不調。ストレス性の頭痛。緑または黄色の悪臭がする鼻汁がある副鼻腔炎。稀少月経。
ウェラトルム・アルブ VERATRUM ALB. (Verat.) *Veratrum album*	ホワイト・ヘルボア (植物)	胃腸炎などの消化器疾患による、吐き気を伴う激しい下痢。下痢による脱水、虚脱症状。四肢の冷えと顔面蒼白。妊娠時、月経時の虚弱状態。情緒障害、子供の多動。嘔吐と冷や汗を伴うめまい、失神。

✴ Remedy Memo Ⅱ　病気の組織から作る「ノソ」

ハーネマンは、長年にわたるホメオパシーの研究と臨床の中で、適正なポテンシーの正しいレメディを投与しても効果が得られなかったり、一度は改善した患者に元の症状が再発したり、別の症状が発生するケースを経験しました。彼は研究を重ね、こういったケースは、体質的、遺伝的な深いレベルに問題があるという結論に達し、これを「マヤズム（汚染の意味）」(P27参照)と名付けました。マヤズムとは、何らかの病気の作用が抑圧された形で先祖から受け継がれているという考え方です。

ハーネマンは、治癒の経過を妨げるこのマヤズムに対処するために、病気にかかっている組織や細菌で作ったレメディを開発しました。これが「ノソ」(Nosodes)です。たとえば、プソリヌムは疥癬虫（ヒゼンダニ）にかかった組織を、カルシノシンは癌細胞を原材料としています。もちろんすべて、ごくごく薄く希釈されていますから、ノソに毒性の問題はありません。フラワーエッセンスの創始者であるエドワード・バッチ博士も、ホメオパシー医師として働きながら細菌学の研究を進めている時に、私たちの身体に住む腸内細菌のノソを作りました。バッチ博士のノソは、今でもホメオパシーの専門家に用いられています。数あるレメディの中には、健康な動物の組織から作られる「サルコード (Sarcode)」に属するものもあります。

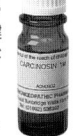

ヘリオス製カルシノシン

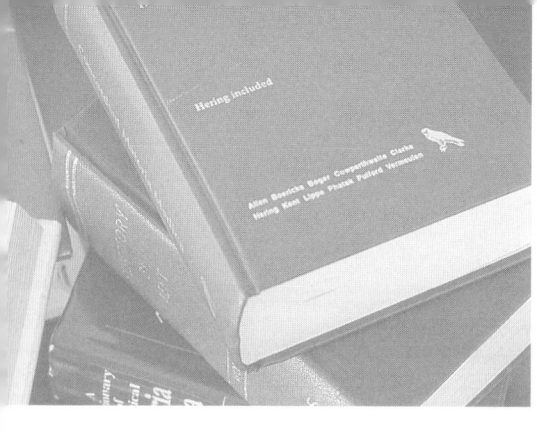

【用語解説】

＊アロパシー
ハーネマンがホメオパシーと対比するために当時の医療を呼んだ言葉。症状と逆の効果を持つ薬を投与して病気を治す対症療法を指し、現代医療の多くもアロパシーといえる。

＊希釈（ダイルーション）
レメディ製造の工程で、マザーティンクチャー（レメディの原料となる物質を浸して作った母液）を、アルコールと蒸留水の混合液で薄めること。

＊クラシカル・ホメオパシー
ハーネマンによって確立された伝統的なホメオパシーの方法。症状の全体像に最も類似したただ一つのシングル・レメディ（シミリマム）を使用する。

＊好転反応（アグラベーション）
レメディがバイタルフォースに働きかけた時に、場合によっては現れる反応やけで、症状の悪化や古い症状の再発が起こる。これは治癒の過程における一時的な悪化で、間もなく治まる。

＊コンビネーション・レメディ
さまざまな病気やけがなどに対処するために、各症状に有効とされる数種類の低ポテンシーのシングル・レメディを複合して1剤にしたもの。インフルエンザ、花粉症などよく起こる症状に合わせて作られたものも多い。

＊コンプレックス・ホメオパシー
低ポテンシーのレメディを数種類複合して1剤にしたコンビネーション・レメディを使用する方法。症状に合わせて一度に複数のシングル・レメディを使用する方法もこの範ちゅうに入る。

＊サーカッション（振とう）
レメディ製造の工程で、希釈液を強く振ること。伝統的な方法では、本や手のひらなどに、一定のリズムでガラス管を強く叩きつけて振る。

＊シミリマム
「最も類似した」の意で、患者を治す可能性の高いただ一つのレメディのこと。

＊シングル・レメディ
1種類の物質を希釈、振とうして作った単一のレメディ。コンビネーション・レメディと対比して使われる言葉。

＊代替療法（オルタナティブ・メディスン）
現代医療の代わりに用いる治療手段の総称。ホメオパシーもその一つ。

170

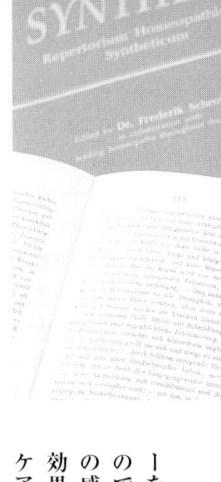

用語解説

＊ティシュソルト
ドイツ人医師、ウィルヘルム・シュスラーによって定義づけられた、健全な細胞が機能するために必要な12種類の組織塩のレメディ。シュスラー塩とも呼ばれる。

＊バイタルフォース
生命と健康を支配するエネルギー。ホメオパシーのレメディは、乱れたバイタルフォースに働きかけ、自然治癒力を促進して不調を改善すると考えられている。

＊フラワーエッセンス
花のエネルギーを伝えた水から作ったレメディ。イギリスのバッチ博士が、ホメオパシーをヒントにして開発したもので、精神不安定やマイナスの感情に働き心の安定を保つ効果がある。欧米ではセルフケアで広く使われている。

＊プルービング
健康人にレメディを投与して、どんな症状が出るかを観察し、レメディがどのように働くか、その治療効果を調べる方法。今もレメディの効果を調べる唯一の方法となっている。

＊ヘリングの治癒の法則
的確なレメディを使用した後には、症状が心から体へ、上から下へ、内側から外側へ移動して緩和されていく。米国のヘリング医師が経験に基づいて確立したホメオパシーの法則。

＊ポテンシー
希釈方法と希釈回数によって表されるレメディの効力。X、C、M、LM、Kなどの単位がある。

＊ポテンタイゼーション
原材料のマザーティンクチャー（母液）を、段階的に希釈・振とうし、それを繰り返すことによって、物質の持つ潜在的な治療効果を引き出し、ダイナミックなレメディにする行程。ポテンタイゼーションの方法は、ハーネマニアン希釈法とコルサコフィアン希釈法に分けられる（P16参照）。

＊ホモトキシコロジー
1952年にドイツのレックヴェグ医師が提唱した、コンビネーション・レメディの考え方をさらに進めたホメオパシー理論。

＊ホリスティック医学
一人の人間を、部分的ではなく、全体的（ホリスティック）に診る医学や治療法の総称。

＊マテリアメディカ
薬物辞典。ホメオパシーのマテリアメディカにはレメディが詳細に記されているので、症状が詳細に記されているので、レメディの全体像を知るために不可欠な書物。

＊レパートリー
患者の症状からレメディを選ぶことができるようにまとめられた書物。マテリアメディカの逆引き辞典。

＊レメディ
サミュエル・ハーネマンによって編み出されたホメオパシーの薬。多量に用いれば病気の症状を生む物質を、極微量で用いることによって同じ症状を和らげるという「類似の法則」に基づいて作られている。

結膜炎	72, 74, **127**		**107, 141**
下痢	72, 74, 76, 78, 80, 81, 87, 93, 95, 96, 97, 102, **113**	捻挫	73, 76, 98, 99, **129**
		喉の痛み	70, 71, 75, 83〜85, 87, 89, 91, 93, 96, **109**
口唇ヘルペス	94		
口内炎	74, 93	乗り物酔い	95, **133**
更年期障害	75, 77, 89, 97, 100, 102, **118**	背痛（背中の痛み）	98, 99, **130**
鼓腸	72, 77, 78, 81, 85, 91, 95, **112**	吐き気	74, 76, 78, 81, 88, 91, 95, 96, 97, 100, **114**
骨折	73, 76, **129**		
こむらがえり	92	はしか	70, 71, 75, 76, 97, **143**
刺し傷	86, 90, **131**	鼻血	73, 83, 89, 96, **131**
坐骨神経痛	81, 98, **125**	鼻づまり	74, 85, 97, **110**
痔	73, 74, 86, 95, 100, 102, **115**	鼻水	74, 85, 94, 97, **110**
時差ボケ	73	パニック	70, 84, **136**
歯痛	70, 73, 75, 77, 80, 83, 86, 92, 93, 96, 101, 103, **128**	歯の発生	75, 77, 80, 97, 101, **142**
		皮膚炎	98, **121**
耳痛	70, 75, 80, 83, 85, 92, 93, 97, 101, **140**	皮膚のかゆみ	100
		百日咳	82, **108, 139**
湿疹・軽い湿疹	94, 102, **121**	日焼け	79, 86, 103, **132**
失神	78	疲労	74, 78, 100
手術後	73, 78, 83, 86	貧血	83
出血	70, 73, 96	不安	72, 74, 77, 82, 84, 91, 96, **136**
出産後	73	腹痛（子供）	80, 81, 92, **138**
消化不良	72, 74, 77, 78, 83, 91, 95, 97, 100〜102, **111**	副鼻腔炎	85, 88, 93, 97, 101, **110**
		二日酔い	95, **133**
静脈瘤	89	不眠	70, 77, 80, 87, 95, **137**
食あたり	74	ヘルペス	98, 102
ショック	70, 73, 86, 87, 94, 103, **136**	扁桃炎	85, 93, 101, **109**
神経痛	83, 86, 88, 92, **125**	便秘	76, 87, 91, 95, 100, 101, 102, **115**
陣痛	80	膀胱炎	71, 79, 95, 97, 103, **119**
じん麻疹	71, 74, 94, 102, 103, **121**	発疹	90
筋違い	73, 98, 99, **129**	骨の成長痛	77
頭痛	70, 75, 76, 77, 81, 84, 87, 88, 89, 91, 92, 94, 95, 97, 99, 100, 103, **124**	水ぼうそう	75, 93, 97, 98, **143**
		むくみ	71
擦り傷	79, **123**	無月経	87
咳	70, 75, 76, 82, 85, 88, 96, 97, 101, 102, **108**	虫刺され	71, 73, 79, 86, 90, 103, **131**
		目の炎症	70, 71, 75, 97, **127**
咳（子供）	77, **139**	目のけが	73, 90, **126**
背の痛み→背痛		目の疲れ	94, 99, **126**
ぜん息	74, 78, 82, 88, 96, 97, **122**	ものもらい	71, 85, 97, 103, **127**
前立腺肥大	91	やけど	71, 73, 79, 86, 103, **132**
ただれ	79	腰痛	73, 77, 86, 98, 99, **130**
打撲傷	90, **123**	予期不安	72, 84, 91, **137**
痛風	90	リウマチ	98
つわり	95, 100		
テニス肘	99, **130**		
伝染病（子供）	**143**		
日射病	75		
熱・高熱（子供）	70, 71, 74, 75, 83, 84, 93, 97,		

＊索引はP174から始まります。

INDEX

キナ	112, 113, **167**	ハマメリス	**168**
グラファイト	121, **168**	フィトラカ	**169**
ケリドニウム	**167**	フェルム・フォス	83, 106, 107, 109, 125, 128, 131, 132,140
コクルス	133, **167**		
コフェア	137, **167**	フォスフォラス	96, 108, 113, 114, 128, 131, 136
コロキンティス	**81**, 112, 113, 116, 134, 138	フォスフォリック・アック	**169**
サルファ	**102**, 108, 111, 113, 115, 118, 121, 134	ブライオニア	**76**, 108, 113〜115, 124, 129, 134, 143
ジェルセミウム	**84**, 106, 107, 109, 124, 136, 137	プルサティラ	**97**, 106〜108, 110, 111, 113, 114, 116〜119, 122, 124, 127, 135, 136, 140〜143
シリカ	**101**, 109, 110, 115, 128, 132, 137, 142		
シンフィトゥム	129, **169**	ヘパ・サルファ	**85**, 108〜110, 127, 132, 134, 139, 140
スタフィサグリア	**103**, 119, 127, 128, 130, 134〜136		
スポンギア	108, 139, **169**	ベラドナ	**75**, 107〜109, 116, 118, 124, 127, 128, 132, 139〜143
セピア	**100**, 114〜118		
タバクム	133, **169**	ベリス	130, **166**
トゥヤ	**169**	ベルベリス	**166**
ドゥルカマラ	**167**	マーキュリアス	**93**, 107, 109, 110, 113, 143
ドロセラ	**82**, 108, 122, 136, 139	マグ・フォス	**92**, 116, 125, 128, 138
ナックス・ボミカ	**95**,111,112, 114, 115, 119, 124, 133, 134, 137	ユーパトリウム	**168**
		ユーフラシア	120, 126, 127, **168**
ナト・サルファ	122, 133, **168**	ラケシス	**89**, 109, 117, 118, 124, 131, 134
ナト・フォス	133, **168**	リーダム	**90**, 123, 126, 129, 131
ナト・ムール	**94**, 110, 116, 117, 121, 124, 126, 135, 136	リコポディウム	**91**, 111, 112, 136, 137
		ルス・トックス	**98**, 106, 121, 125, 129, 130, 143
ハイペリカム	**86**, 123, 125, 128〜 132	ルタ	**99**, 126, 129, 130

症状索引

※太字はPART4「身近な症状で使う」で取り上げているページです

PMS→月経前症候群		悲しみ	87, 94, 97, 103, **135**
あがり性	72, 84, 101, **137**	過敏性大腸症候群	72
アレルギー	71	かぶれ	103, **121**
アレルギー性鼻炎	**120**	花粉症	74, **120**
胃炎	95	噛み傷	71, 73, 89, 90, 103, **131**
怒り	76, 80, 81, 85, 89, 95, 102, 103,**134**	ガングリオン	99
胃痛	81	カンジダ症	77, **117**
イライラ	76, 80, 81, 85, 89, 91, 95, 102, **134**	かんしゃく	80
インフルエンザ	70, 74, 76, 84, 85, 95, 97, 98, **106**	関節痛	76, 77, 90, 98
打ち身	73, 86, 90, 99, **129**	顔面神経痛	81
嘔吐	74, 76, 81, 88, 91, 95〜97, 100, 114	恐怖	70, 72, 74, 77, 84, 96, 97, **136**
おたふく風邪	70, 71, 75, 76, 93, 97, 98, **143**	虚脱	78
落ち着きがない	82, **136**	切り傷	73, 79, 86, **123**
おむつかぶれ	98, 102, **121**	緊張	72, 101, **137**
おでき	73, 75, 83, 85, 101, 102, **132**	筋肉痛	73, 92, 98, **130**
外傷	70	月経痛	75, 77, 80, 81, 92, 94, 95, 97,100, 102, **116**
風邪	70, 74, 76, 83〜85, 94, 95, 97, **106**		
過多月経	83, 88, 100	月経の遅れ	91
肩凝り	**130**	月経前症候群（PMS）	77, 89, 94, 95, 97, 100, 102, **117**

173

【索引】 INDEX

用語・人名索引

C	15, 17〜19, 23, 32, 33, 42, 57	トリチュレーション	16, 30
K	16, 17, 33	乳糖	13, 28, 30, 34
LM	33, 57	ノゾ	61, 169
M	33, 57	ハーネマン, サミュエル	8, 19, 22, 24, 26, 32, 38, 64, 169
MK	17	バイタルフォース	26, 41, 52, 54, 56, 60
X	9, 11, 33, 42, 57	バッチ, エドワード	61, 169
XMK	17	バニール, レオン	64
アグラベーション	41	パラケルスス	24
(一時的な)悪化	41, 55, 56	ヒポクラテス	24
アロパシー	23, 26, 52	微量投与の法則	22, 61
希釈	13, 16, 23, 28, 30, 32	フラワーエッセンス	61, 147
クラシカル・ホメオパシー	45, 47	プルービング	38, 39, 43, 53, 55, 59
ケント, ジェームス・タイラー	25, 39, 40, 64	プルラリスト	45
好転反応	41	ヘリング, コンスタンチン	25, 41
コルサコフィアン希釈	16, 17	ヘリングの治癒の法則→治癒の法則	
コンビネーション・レメディ	29, 45, 122, 135, 148	母液	13, 28, 30, 32
コンプレクシスト	45	ポテンシー	13, 16, 23, 30, 32, 42, 57
コンプレックス・ホメオパシー	45	ポテンタイゼーション	28, 32
サーカッション	12, 13, 16, 23, 28, 32	ホモトキシコロジー(理論)	10, 11, 36, 149
シェローン, フレデリック	40	ホリスティック医療	22, 25, 47, 53
シミリマム	23, 29, 40, 45	マザーティンクチャー	12, 13, 16, 17, 28, 30, 32
シュスラー塩→ティシュソルト		マテリアメディカ	25, 39, 40
シングル・レメディ	43, 45	マヤズム	27, 54, 64, 169
振とう	12, 13, 16, 23, 28, 30, 32	類似の法則	22, 24, 61
代替医療	46	ユニシスト	18, 45, 47
ダイルーション	23, 28, 32	ラクトース	13, 29, 30, 34, 43
治癒の法則	25, 41, 56	レパートリー	25, 40
ティシュソルト	83, 92, 94, 101, 166〜168	レメディ	23, 30, 32, 34, 36, 42, 57〜60

レメディ索引

※太字はPART3「よく使われるレメディ・ガイド」「その他のレメディ・ガイド33」(P166〜169)で取り上げているページです

アーニカ	**73**, 114, 115, 123, 126, 128〜132	カウスティクム	**167**
アウルム	**166**	カウロフィルム	**167**
アコナイト	**70**, 106〜109, 114, 124, 127, 128, 136, 137, 139〜141, 143	カモミラ	**80**, 116, 128, 134, 138〜140, 142
		カリ・カーブ	130, **168**
アピス	**71**, 119, 121, 127, 131, 143	カリ・サルファ	**168**
アリウム・ケパ	120, **166**	カリ・ビク	**88**, 110, 124, 125
アルグ・ニット	**72**, 111〜113, 136, 137	カリ・フォス	130, **168**
アルセン・アルブ	**74**, 106, 107, 110, 111, 113〜115, 120〜122, 136, 141	カリ・ムール	109, 110, 140, **168**
		カル・カーブ	**77**, 116〜118, 139, 142
アント・タルト	**166**	カルク・サルファ	**166**
イグナティア	**87**, 135〜137	カルク・フォス	117, 125, **166**
イペカック	**88**, 108, 114, 122	カルク・フルオル	**166**
ウェラトルム・アルブ	**169**	カルボ・ベジ	**78**, 111, 112, 122
ウルティカ	**103**, 121, 131, 132	カレンデュラ	**79**, 123, 130, 132
オピウム	**168**	カンサリス	**79**, 119, 131, 132

174

参考文献

『ホメオパシー大百科事典』アンドルー・ロッキー著、大槻真一郎監修、産調出版／『女性のためのホメオパシー』バリー・ローズ＆クリスティーナ・スコット・モンクリフ著、板村論子・細谷律子・長瀬真理訳、エンタプライズ／『新世紀の医学 ホメオパシー』ジョージ・ヴィソルカス著、白楚京子訳、国際語学社／『ホメオパシー療法入門』ミシェル・ザラ著、高橋信子・長瀬真理訳、文園社／『HOMOEOPATHIC REMEDIES—VITAL FORCE— ホメオパシーへの手引き バイタル・フォース』スーザン・カーティス著、THE AOYAMA SCHOOL OF NATURAL MEDICINE／『ホメオパシーハンドブック』アンドリュー・ロッキー著、大槻真一郎監修、メディックメディア／『ホメオパシー治療薬』、ロビン・ヘイフィールド著、金子寛子訳、産調出版／『癒しのホメオパシー』渡辺順二著、地湧社／『ドイツ「素人医師」団』服部伸著、講談社／『ホメオパシー医学への招待』松本丈二著、フレグランスジャーナル社／「LCCHホミオパシー通信講座」テキスト The Complete Guide to Homeopathy, Andrew Lockie & Nicola Gedes, Dorling Kindersley／Synoptic Materia Medica, Frans Vermeulen, Merlijn Publishers／A Synoptic Key of the Materia Medica, C.M.Boger, Swaran Publishing House／Allen's Key Notes & Characteristics of the Materia Medica with Nosodes, H.C.Allen, B. Jain Publishers Pvt. Ltd.

資料提供

玉川大学ミツバチ科学研究施設　吉田忠晴教授
P21（ミツバチ）
トレジャー TEL 042-732-1514
P51・94（ナト・ムール）、P72（アルグ・ニット）、P85・102（サルファ）、P101（シリカ）、P166（カルク・フルオル、カルク・フォス、カルク・サルファ）
スノードロップ TEL 03-3448-8741
P2・39・63・91（リコポディウム）

本書作成にあたり、多くの方々にご協力をいただきました。

ドイツ取材では、医学史研究のマーチン・ディングス博士、マルチナ・ブルスさん、クラウス・クスターマン医師、ヘールのゲード・プロブストさん。イギリス取材では、レイチェル・カーターさん、エインズワースのトニー・ピンカス社長、ホメオパスのスーザン・カーティスさん、ブライアン・カプラン医師。フランス取材では、高橋信子さん、パトリック・テリーさん、ロカールのアルバート・ケムーン社長、シャンタル・シェムラ医師。日本では、国際オルタナティブ医科大学学長・竹内勝美さん、ホメオパシー医学会の帯津良一医師、板村論子医師、岡田学医師、同志社大学の服部伸助教授、ヤーパンヘール代表の工藤晋一郎さん、ニールズ・ヤード・レメディーズの伊藤美保さん、ファム・ドゥ・スリール代表の中山久留美さん、子育てワハハの栗原美幸さん。また、クリーンライフの豊田晃子さん、Londonホメオパシープラクティスの畠山三千代さん、そしてセルフケアの体験談をいただいた皆様をはじめ、たくさんの方々のご助力、ご支援をいただきました。ここに心から深く感謝いたします。ありがとうございました。

写真提供

ヘール／P46（レメディの製造）、P73（アーニカ）、P75（ベラドナ）、P76（ブライオニア）、P79（カレンデュラ）、P80（カモミラ）、P97（プルサティラ）、P98（ルス・トクス）　エインズワース／P90（アコナイト）、P91（アピス）、P86（ハイペリカム）、P88（カリ・ビク）、P90（リーダム）、P99（ルタ）　ニールズヤード レメディーズ／P154（表参道ショップ）

企画・執筆／山本和歌子
編集／エディトルーム・カノン
（川島晶子　島もとこ）
本文デザイン／エムニー（勝田眞黄）
撮影／森カズシゲ
イラスト／織 晴美

● 監修者紹介

中村裕恵（なかむら・ひろえ）

平成4年、東京女子医科大学卒業。同付属病院消化器病センター消化器内科、国立病院東京医療センター総合診療科を経て、東京都内の上田クリニック、きむらクリニックにて地域医療（プライマリーケアおよび在宅高齢者医療と在宅ホスピス医療）を実施するようになる。地域かかりつけ医へ変更する時に統合医療の道を目指し、ホメオパシー、ハーブ医学、中医学、アーユルヴェーダを国内外で学び始める。平成10年より「LCCHホミオパシー基礎講座」講師。平成15年7月より統合医療ビレッジ内のクリニック副院長に就任。日本内科学会認定内科専門医、日本ホメオパシー医学会会員、イギリスFaculty of Homeopathy会員（LFHom）、ドイツInternational Academy of Homotoxicology会員。

統合医療ビレッジ

〒102-0085
東京都千代田区六番町6-6六番町アンドロイドビル
TEL：03-3222-1055

ホメオパシー セルフケアBOOK

監修者	中村 裕恵
発行者	富永 靖弘
印刷所	公和印刷株式会社

発行所　東京都台東区台東4丁目7　株式会社 新星出版社
〒110-0016 ☎03(3831)0743 振替00140-1-72233
URL http://www.shin-sei.co.jp/

©SHINSEI Publishing Co.,Ltd.　　　Printed in Japan

ISBN4-405-09098-X